新世纪全国高等医药院校规划教材

医学生物学

（供中西医结合、中医药、针灸推拿、
护理、临床医学、药学等专业用）

主　编　王望九（安徽中医学院）
副主编　税青林（泸州医学院）
王米渠（成都中医药大学）
徐　莉（长春中医药大学）
吴勃岩（黑龙江中医药大学）
赵　刚（湖北中医学院）

中国中医药出版社
·北　京·

图书在版编目（CIP）数据

医学生物学/王望九主编．—北京：中国中医药出版社，2008.11（2016.5重印）

ISBN 978-7-80231-447-4

Ⅰ．医…　Ⅱ．王…　Ⅲ．医学：生物学-医学院校-教材　Ⅳ．R318

中国版本图书馆CIP数据核字（2008）第115461号

中国中医药出版社出版
北京市朝阳区北三环东路28号易亨大厦16层
邮政编码 100013
传真 010-64405750
河北欣航测绘院印刷厂印刷
各地新华书店经销

*

开本 850×1168　1/16　印张 16.25　彩插 1　字数 392千字
2008年11月第1版　2016年5月第9次印刷
书　号　ISBN 978-7-80231-447-4

*

定价 26.00元
网址　www.cptcm.com

社长热线　010 64405720
读者服务部电话 010 64065415　010 84042153
书店网址 csln.net/qksd/

全国高等中医药教材建设
专家指导委员会

新世纪全国高等医药院校规划教材

《医学生物学》编委会

前言

中西医结合是我国医药卫生事业的重要组成部分，是我国特有的一门医学学科。通过中西医的优势互补，许多疾病，尤其是一些疑难疾病的诊治取得了突破性进展，已成为我国乃至世界临床医学中不可取代的重要力量。人们越来越认识到中西医结合治疗的优势，越来越倾向于中西医结合诊疗疾病，由此中西医结合的队伍越来越壮大，不少高等医药院校（包括高等中医药院校和高等医学院校）适应社会需求，及时开设了中西医结合临床医学专业（或称中西医结合专业），甚至成立了中西医结合系、中西医结合学院，使中西医结合高等教育迅速在全国展开，有些院校的中西医结合专业还被省、市、地区评为当地“热门专业”、“特色专业”。但中西医结合专业教材却明显滞后于中西医结合专业教育的发展，各院校使用的多是自编或几个院校协编的教材，缺乏公认性、权威性。教材的问题已成为中西医结合专业亟待解决的大问题。为此，国家中医药管理局委托中国中西医结合学会、全国中医药高等教育学会规划、组织编写了高等医药院校中西医结合专业第一版本科教材，即“新世纪全国高等医药院校中西医结合专业规划教材”。

本套教材在国家中医药管理局的指导下，中国中西医结合学会、全国中医药高等教育学会及全国高等中医药教材建设研究会通过大量调研工作，根据目前中西医结合专业“两个基础、一个临床”的教学模式（两个基础：中医基础、西医基础；一个临床：中西医结合临床）以及中西医结合学科发展的现状，实行先临床后基础的分步实施方案，首先重点系统规划了急需的中西医结合临床教材和部分专业引导性教材共16部（分别为：《中外医学史》《中西医结合医学导论》《中西医结合内科学》《中西医结合外科学》《中西医结合妇产科学》《中西医结合儿科学》《中西医结合眼科学》《中西医结合耳鼻咽喉科学》《中西医结合骨伤科学》《中西医结合危重病学》《中西医结合皮肤性病学》《中西医结合精神病学》《中西医结合肿瘤病学》《中西医结合传染病学》《中西医结合口腔科学》《中西医结合肛肠病学》），组织全国开设中西医结合专业或中西医结合培养方向的78所高等中医药院校、高等医学院校的专家编写，于2005年正式出版发行并投入教学使用。

上述教材在教学使用过程中，得到师生的普遍好评，也被列为国家中西医结合执业医师考试的蓝本教材。为确保中西医结合专业教材的系统性，满足教学的需要，进一步编纂该专业的基础课程教材，成为许多学者关注的问题。为此，中国中西医结合学会、全国中医药高等教育学会先后在北京、长沙、广州等地组织了多次专家论证会，统一了思想，决定启动中西医结合基础课程的教材建设工作，认为基础课程教材的建设应遵守以下原则：①保持中西医基础课程的系统性与完整性，充分体现专业基础教材的科学性，突出“三基”，构筑中西医结合临床课程的专业基础，能支撑中西医结合临床课程的专业学习；②体现中西医结合学科学术发展的现状，保持教材的先进性、实用性和启发性；③突出中西医结合临床医学专业的专业基础特点，立足于本科教学层次的需要，把握适当的深度与广度。

根据上述原则与思路，中西医结合专业基础课程教材分为三个模块：

①西医基础课程：《系统解剖学》《局部解剖学》《组织学与胚胎学》《生理学》《生物化学》《免疫学与病原生物学》《病理学》《病理生理学》《医学生物学》《药理学》《诊断学》。

②中医基础课程：《中医基础理论》《中药学》《方剂学》《中医诊断学》《针灸推拿学》《中医经典选读》。

③中西医结合基础改革教材：《中西医结合生理学》《中西医结合病理学》《中西医结合免疫学》《中西医结合诊断学》《中西医结合药理学》《中西医结合思路与方法》。

为确保教材的科学性、先进性、权威性、教学适应性，确保教材质量，本套教材的编写仍然采用了“政府指导，学会主办，院校联办，出版社协办”的运作机制，这个“运作机制”有机地结合了各方面的力量，有效地调动了各方面的积极性，畅通了教材编写出版的各个环节，保证了本套教材按时、按要求、按计划出版。

全国78所高等中医药院校、医药院校专家学者参加了本套教材的编写工作，本套教材的出版，解决了中西医结合专业教育中迫切需要解决的教材问题，对我国中西医结合学科建设、中西医结合人才培养也将会起到应有的积极作用。

由于是首次编写中西医结合基础课程的高等教育规划教材，在组织、编写、出版等方面，都可能会有不尽如人意的地方，敬请各院校教学人员在使用本套教材过程中多提宝贵意见，以便重印或再版时予以修改和提高，使教材质量不断提高，逐步完善，更好地适应新世纪中西医结合人才培养的需要。

中国中西医结合学会

全国高等中医药教材建设研究会

2008年1月

编写说明

自1990年人类基因组计划正式启动以来，生命科学蓬勃发展。现代生命科学对疾病本质的认识及其对治疗技术的推进在医学的发展中至关重要。21世纪已成为以生命科学为标志的世纪。

在全国高等中医药教材建设研究会的指导下，我们组织十余所中西医高等院校编写新世纪全国高等医药院校中西医结合基础规划教材之一——《医学生物学》。考虑到其他专业尚未编写《医学生物学》规划教材，因此，本教材在编写过程中兼顾了各专业的要求，适合高等医药院校各专业，包括中西医结合、中医药、针灸、推拿、骨伤、临床医学、护理、药学、生物技术等专业使用，也可作为高等医药院校教师和从事中医药研究的科研人员的参考书。

本教材按四大部分编写，共20章。第一篇医学细胞生物学，用7章的篇幅介绍细胞学的基础知识以及细胞增殖、干细胞、细胞工程等。第二篇医学遗传学，用8章的篇幅介绍基因及基因突变、人类疾病的遗传机制及遗传病、各类疾病的遗传规律及各种具体的遗传病。为了突出中西医结合的特色，我们首次将中医遗传学引入医学生物学教材。第三篇生物多样性与生物技术，用2章的篇幅介绍生物多样性与中药资源、生物技术与中医药。第四篇生命与环境，用2章的篇幅介绍生物和环境、人类和环境，以及生物环境与中药资源。本教材的重点是第一篇和第二篇，即医学细胞生物学和医学遗传学。每章后附思考题。

本教材特色：

1. 以医学细胞生物学、医学遗传学为主，插入生物多样性与生物技术、生命与环境。

2. 首次将中医遗传学引入医学生物学教材，并在其他章节中力求突出中西医结合的特色，突出与中医药的关系。

3. 首次在医学生物学教材中采用铜版印刷彩色光镜照片和电镜照片，图像清晰，便于学生学习。

本教材在编写过程中参考了左伋、傅松滨、杨抚华、李璞、王米渠、赵宗江、税青林、徐莉、吴勃岩、赵刚、王望九等专家学者的教材、著作。他们渊博的知识和严谨的科学态度，为学科建设做出了卓越的贡献，并为本教材奠定良好的基础，在此谨向他们表示感谢。

本教材编委会共有编委18名，皆从事教学多年，分别来自于全国华东、华中、华北、东北、西北、西南6大区16所中、西医高等院校。编委会成员在地区分布、教学体制、课程设置上具有一定的代表性。

本教材的编写分工如下：王望九第一、二、九章，余荣娇第三章，顾海第四章，吴勃岩第五章，米丽华第六章，王晓玲第七章，汪涛第八章，李士怡第十章，吴静第十一章，赵刚第十二章，赵丕文第十三章，税青林第十四章，李军第十五章，王米渠、李炜弘第十六章，徐莉第十七、十八章，文礼湘第十九章，廖峥嵘第二十章。边晓燕提供电镜图1、4、5、6，赵丕文提供电镜图2、3、7、8、9。米丽华提供彩图6－3，汪涛提供彩图8－1，贾雪梅提供彩图13－5、13－6、13－7，其余彩图由王望九提供。余荣娇老师对本书稿件组织、编排、校对做了大量的工作，在此对他们的辛勤劳动和大力支持表示衷心感谢。

本教材的编写得到安徽中医学院领导、教务处、中西医结合临床学院，以及各参编单位领导的大力支持，在此一并致谢。

医学生物学是一个不断发展的学科，高等医药院校医学生物学的教学内容、教学模式仍需不断探讨，本教材的不足之处，亟待各位专家学者及广大师生给予批评指正。

编委会

2008年9月

目 录

第一篇 医学细胞生物学

第二篇 医学遗传学

第三篇　生物的多样性与生物技术

第四篇 生命与环境

第一章 绪论

生物学（biology）是研究生命现象和本质并探讨生物发生和发展规律的一门科学。生物的生命现象是指生物体建立在新陈代谢基础上的生长、发育、分化、遗传、变异、衰老、死亡、生殖和进化等过程。由于生物学是研究生命的科学，所以也称生命科学（life science）。

生物学是近年来发展最迅速的科学，20 世纪后期它在自然科学领域中的地位不断提高，成为一门综合性的大学科即生命科学。随着自然科学的迅速发展，生命科学的研究进展更是日新月异。例如，分子生物学的诞生、遗传密码的破译、蛋白质的人工合成，基因工程和克隆技术的发展、人类基因组 DNA 序列的测定和后基因组计划（功能基因组研究、进化基因组研究等）的启动等。生命科学必将成为 21 世纪自然科学中最有活力的主导学科。

生物学研究范围的广泛性，研究方法的先进性，研究方向的多样性，是任何一个学科所不及的。从宏观生态学上探讨各种环境因子对生物体的影响，到微观的分子生物学对人类基因组碱基排列顺序的揭示和基因的确认，无不显示出生命科学取得的辉煌成就。

第一节 生物学的形成和发展

一、19 世纪以前生命科学的发展概况

1628 年，英国生物学家 Harvey 发现了血液循环。英国物理学家 Hooke 设计制造了首架光学显微镜，首次发现了植物的细胞，并于 1665 年出版了《显微图像》，从而揭开了微观世界的神秘面纱，使细胞成为当时研究的热门。1735 年，瑞典植物学家 Linnaeus 对植物种类进行了系统的分类，整理出版了《自然系统》，创立了生物分类的等级和“双名法”，奠定了生物分类学基础，被生物科学界一直沿用至今。

综上所述，到 18 世纪末，生命科学的发展大体上是由对生命现象的描述发展到以实验观察为依据，对生命现象进行分析和推理，从而逐步建立起比较严密的生命科学体系。

二、19 世纪生命科学的蓬勃发展

19 世纪对各种生命现象的研究，已经从观察、描述深入到分析、综合，而做出理论概括的阶段。

1838 年～1839 年 Schleiden 和 Schwann 综合了有关细胞方面的知识，创立了细胞学说，指出细胞是一切生物体构造和功能上的基本单位，整个机体是由细胞和细胞的产物所组成。1859 年，达尔文（Darwin）完成了他的巨著《物种起源》，他综合了当时生物学方面的研究

成就并结合他自己对世界各地生物的观察，提出了进化论，使进化的观点成为生命科学的指导思想，证明了整个有机自然界，都是在漫长的历史发展过程中进化而来的，极其有力地打击了形而上学的自然观。1865 年孟德尔以豌豆为材料进行了杂交实验，揭示生物遗传的基本规律。1900 年，孟德尔的分离定律（law of segregation）及自由组合定律（law of independent assortment）被重新发现，被认为是奠定了现代遗传学的基础。

三、20 世纪生命科学的崭新面貌

20 世纪以来，随着生物化学、生物物理学等分科的建立与发展，以及一些新技术的引入，又促进了细胞生物学、分子生物学的建立与发展。

1953 年，美国人 Watson 和英国人 Crick 在科学杂志 Nature 上发表了《核酸的分子结构》一文，阐明了 DNA 的双螺旋结构，这是生命科学发展中新的里程碑。1958 年，Crick 又提出了信息流传递的中心法则。1961 年，Monod 和 Jacob 提出乳糖操纵子模型用以探讨基因调控原理。1965 年，中国科学院生物化学研究所和北京大学的科研人员在世界上首次合成了具有生物活性的，由两个亚基 51 个氨基酸残基构成的牛胰岛素，标志着在人类探索生命的奥秘中迈出了重要的一步。1966 年生物界通用的 64 个遗传密码的破译，更使人类在解开生命之谜的征途中取得了重大突破，并从分子水平上证实了生物界各类型间的发展联系，为基因工程的发展提供了理论基础。1979 年 6 月，美国哈佛大学一研究组，将小鼠胰岛素基因引入大肠杆菌，得到表达并合成胰岛素。1981 年 Brinster 和 Palmiter 将构建好的基因注射到正常的小鼠受精卵中，得到了 6 只带外源基因的、比原来的小鼠大一倍左右的转基因巨鼠，这展示了基因注射的潜力。1981 年底，中国科学院上海生物化学研究所、上海细胞生物学研究所和北京大学等单位首次人工合成了酵母丙氨酸转移核糖核酸。

1997 年，英国生物学家 Wilmut 用一只雌性绵羊的乳腺细胞的细胞核移植到另一只雌性绵羊的去核卵细胞中，从而成功地克隆出世界上第一只哺乳动物——名为 Dolly 的小羊，成为震撼世界的生命科学领域的重大突破。其后，克隆牛、克隆鼠、克隆猴等纷纷诞生。生命科学领域的克隆技术对人类社会带来了巨大影响。1999 年底，生物学家发现，只需 300 个左右的基因即可构成一个最简单的生命。这意味着在可以预见的将来，人类也许可以在实验室中设计并创造出人造生命体。深入探究生命本质问题，按照人类的意愿有计划地改造生物已经成为这个时期生命科学研究的显著特征。

1986 年，美国诺贝尔奖获得者 Dulbecco 首先提出了对人类基因组进行全长测序的主张，即人类基因组计划（human genome project，HGP）。HGP 被誉为 20 世纪科学史上三个里程碑之一。1990 年美国政府批准该计划，后来，英、日、法、德、中五国的科学家正式加入该计划。2000 年 6 月，人类基因组框架已经测序完成。2001 年 2 月，美国 Celera 公司在 Science 及国际人类基因组织在 Nature 上分别发表了人类基因组测序的数据。该计划的顺利实施，将使人类首先在分子层次上全面认识自我，对深入研究人类本身乃至推动整个生命科学的发展具有极其重要的意义。

由于生命科学的研究涉及不同的层次和较多的领域，其复杂程度是可想而知的，因此，很多问题有待进一步探索解决。在深入探索生命奥秘的过程中，将可能出现自然科学重大突破。

国际上普遍认为，21 世纪将是生命科学的世纪，生物学则将成为自然科学的带头学科。

第二节 生物学的分科

生命科学研究的对象复杂，内容非常广泛。在生命科学的发展史中，不断出现一些新的分支学科。所以，当今的生物学是包含有众多分支学科的综合科学。

1. 根据所研究的具体对象和类群的不同，生物学可划分为以下分支学科。

植物学（botany）：研究植物的形态构造、分类、生理、生态、分布、发生、遗传和进化的科学。

动物学（zoology）：研究动物的形态构造、分类、生理、生态、分布、发生、遗传和进化的科学。

微生物学（microbiology）：研究微生物的形态构造、分类、生理、生态、分布、发生、遗传和进化的科学。

人类学（anthropology）：研究人类的体质特征、类型及其变化规律的科学。

2. 根据研究生命现象角度不同，生物学主要划分为以下学科。

形态学（morphology）：是研究生物形态结构的特点、形态形成的规律以及形态与周围环境条件的关系。

分类学（taxonomy）：研究生物的种类及其亲缘关系，阐明生物界自然系统的科学。

胚胎学（embryology）：研究生物个体发生和发育规律的科学。

生态学（ecology）：研究生命系统与环境系统之间相互关系的科学。

古生物学（paleontology）：研究保存在地层中的各种古代生物遗体或遗迹的科学。

遗传学（genetics）：研究生物遗传物质的结构与功能、遗传信息的传递与表达以及遗传和变异的科学。

生理学（physiology）：研究生命机能的科学，研究生物体内生命活动的各种过程以及这些过程在有机体个体发育和系统发育中因生活条件不同而发生变化的规律性。

生物化学（biochemistry）：研究生物体的化学组成和生命活动的化学机制的科学。

生物物理学（biophysics）：运用物理学的理论和方法研究生命体系的科学。

生物数学（biomathematics）：用于生命科学研究中的数学理论和方法的一门科学，包括生物统计学、生态系统分析、生物控制等。

3. 根据对生物体不同结构层次的研究，生物学主要划分以下学科。

生态系统生物学（ecosystem biology）：综合研究在自然界一定空间范围内，各种生物与非生物环境彼此之间关系的科学。

群体生物学（population biology）：研究生命现象在生物群体内发生变化规律的科学，如群体遗传学、植物群落学等。

个体生物学（individual biology）：在个体层次上研究生命现象与活动规律的科学，如行为生物学、人体测量学等。

器官生物学（organography biology）：按照器官系统研究生物体的结构和功能的科学。

细胞生物学（cell biology）：运用物理、化学和分子生物学技术，从细胞、亚细胞及分子3个水平研究细胞的结构、功能以及各种生命活动本质和基本规律的科学，如细胞化学、细胞遗传学等。

分子生物学（molecular biology）：从分子层次研究生命现象的物质基础的科学，主要是蛋白质与核酸的结构与功能。

量子生物学（quantum biology）：从电子层次研究生命现象的科学。

第三节　生命的基本特征

一、生物大分子是生命的物质基础

生命是物质的。而生命的物质基础就是蛋白质、核酸等大分子，生物体的绝大多数生命活动，最终直接地体现为核酸、蛋白质等生命大分子的特殊功能运动和相互作用。构成生命大分子物质的全部化学元素，都是在自然界广泛存在的。这不仅说明了生命物质世界的同一性，也充分地说明了整个自然物质世界的统一性。因此，它必然受到物理学和化学的一些法则的制约，也遵循它们的一般规律。我们要深入掌握生命科学的一般规律，就必须具备这些自然科学的基本理论和基本知识。

二、细胞是生物体结构功能的基本单位

在千姿百态的有机自然界中，分布着成千上万种生物。这些形态各异的动物和植物，其基本结构是相同的，即它们都是由细胞构成的。细胞（cell）既是动植物有机体结构的基本单位，又是生命活动的基本单位，因而各种生物的基本构造和生命过程具有共同性。另外，细胞有其发生发展过程，因此各种生物的发育规律也具有共同性。即便是以病毒（virus）、类病毒（viroid）和朊病毒（prion）等前细胞形态形式存在的生命类型，也唯有借助于其宿主细胞，才能进行它们的生命活动，完成它们的生活史。

细胞学说的创立，无可辩驳地说明了有机自然界的统一性，明确了光怪陆离、复杂多样的有机自然界是有共同的结构和功能基础的。

三、新陈代谢是生命的基本运动形式

新陈代谢（metabolism）：组成生命的各种物质无时无刻不在与其周围环境进行着物质交换，同时也伴随着能量的转换，使生命不断得以自我更新，这是生命所特有的运动形式。

新陈代谢包括同化作用和异化作用两个方面。同化作用（assimilation）指生命有机体从外界环境摄取营养物质以构建自身的能量储存过程，又称为合成代谢（anabolism）；异化作用（disassimilation）则是伴之以能量释放的自身物质分解过程，又称为分解代谢（catabolism）。这不仅是生物有机界高度一致的生命基本运动形式，而且也是其区别于非生命自然

界的根本标志。

四、生长发育是生物体由量变到质变的表现形式

生长（growth）：生物体或者细胞从小到大的过程。在新陈代谢过程中，当同化作用大于异化作用时，生物体或者细胞的重量和体积的增加，包括细胞分裂、细胞数目增多、生物体积增大，这就是生长。例如，新生婴儿其细胞数目仅有约 2×10^{12} 个，但到成年时细胞数可达 6×10^{13} 个左右。

发育（development）：生物体在其生活过程中，其细胞要逐渐分化，形成不同的结构，执行不同的生理机能，这一系列结构上和功能上的转化过程，称为发育。如高等动物的发育从受精卵开始，以后逐渐分化，由同质的细胞分化出异质的细胞，再分别组成不同的组织和器官，最后形成一个完整的个体，并经过幼年、成年和老年等几个不同的阶段性变化，进入衰老和死亡，这就是有机体的个体发育（ontogenesis）。

如果把生长看作一种“量变”的积累，那么，个体发育则可相应地理解成一种“质变”的必然。生长和发育是存在于整个生物界的最普遍的共同生命现象。

五、生殖是生命现象无限延续的根本途径

生殖（reproduction）：生物体通过特定的方式产生子代个体，从而使生命得以延续的过程，称为生殖。生殖是一切生物体最重要的属性之一。

生殖方式有两种，即无性生殖和有性生殖。

无性生殖（asexual reproduction）：以原先的细胞或生物个体作为模板，复制出多个与原来模板完全相同的细胞或生物个体的生殖方式。其主要特点是：在生殖中通常没有遗传物质重组的发生，子代继承的遗传信息与亲代基本相同。由同一个祖先无性生殖繁衍而成、在遗传上基本相同的后裔个体群，称为无性繁殖系或克隆。

有性生殖（sexual reproduction）：是两个亲体的生殖细胞结合成一个细胞，然后由它发育成新个体的生殖方式。在有性生殖过程中，由于生殖细胞的结合及其遗传物质的重组，这样所产生的后代个体，在遗传上就会有一定的差异。

六、遗传和变异是决定和影响生命现象的中枢

遗传（heredity）：生命有机体在生殖过程中所表现出来的亲子代之间的相似现象。遗传是高度稳定的，但这种稳定性只是相对的。亲子之间仅仅是相似，而不会完全相同。这是由于亲代遗传物质的重新组合、环境变化的影响或者遗传物质本身的突变而形成的。世界上没有绝对相同的两个个体，这种同种生物世代之间或同代不同个体之间性状差异的现象，称为变异（variation）。

遗传变异的规律是生命科学中的一个基本规律，因而在探讨生长、发育、分类、进化，甚至生理或生态时，都会涉及遗传变异的某些原理，也都借助遗传变异的一些理论去阐明有关的问题。

七、生物与环境的统一是自然界的基本法则

自然进化史表明，生物是自然环境的产物，也是环境的一部分；生物一方面适应环境，另一方面又改造环境，从而构成了环境（environment）。生物界尽管形形色色、多种多样，但是每种生物都是在一定环境条件下生活，每种生物的个体或群体都和它们周围的环境紧密联系着，与环境构成一个统一整体。如果我们破坏这个统一，就将给人类带来难以估量的严重后果，并贻害子孙后代。生物与生存环境的相互作用和协调统一，是生命自然界的基本法则。

八、生物进化是生命活动的全部历史

“进化”一词来源于拉丁文*evolutio*，原意为“展开”，一般用以指事物的逐渐变化、发展，由一种状态过渡到另一种状态。1762 年，瑞士学者邦尼特最先将此词应用于生物学中。

生物进化：生命现象是地球物质运动的特殊形式，表现生命现象的所有生物是生命历史长期演化的结果，生命从无到有、从少到多、从简单到复杂、从低级到高级的发展过程就是生物进化（evolution），亦即生命活动的全部历史。

生物进化可分为两个阶段：即化学进化和有机进化。

化学进化是在原始地球的物理化学条件下，由无机物转化成较为复杂的有机物，进而积聚成生物大分子；当这些生物大分子物质形成一个系统，获得了复制和传递遗传信息的属性时，就最终出现了原始生命，这就是生命的起源。

有机进化是指从最简单的生命形态，经过由原核生物（prokaryotes）到真核生物（eukaryotes），直到发展为人类的过程，同时人类也还在不断地进化。这期间包括：从非细胞到细胞——细胞的起源；从异养型生物到自养型生物和从厌氧型生物到需氧型生物——光合作用的出现；从原核细胞到真核细胞；从无性生殖到有性生殖；从单细胞生物到多细胞生物；从水生生物到陆生生物；从猿到人——人类的起源和发展。

第四节　生物学与医学的关系

医学生物学（medical biology）：研究人类生命现象和本质的科学，研究生物学中与医学有密切关系的基本理论和基础知识的科学。研究生命的基本结构、功能、发生、发展及其探索生命的奥秘，研究一般生命现象和规律的同时，特别注意联系与医学有关的生物学问题，因此有别于普通生物学（general biology）。

医学生物学是一门综合性很强的科学，它建立在生命科学的主要成就之上，而它又是基础医学和临床医学各学科的主要基础，当然它也是整个医学科学的主要基础。

从自然科学的发展历程来看，医学的发展一直是遵循着“生物学模式”，随着生命科学的进展而不断发展的。首先，生物学理论概念的建立对医学发展起着重要的推动作用。例如：了解生物膜的结构和功能，对于掌握膜抗原、膜受体等是必需的，甚至对于认识癌变机理也是有价值的；对溶酶体的研究使人们认识了溶酶体贮积病；通对于人体细胞染色体的检查，不仅可

以据此作为人类染色体病的准确诊断，而且可用于产前诊断，作为计划生育、优生的一种可靠的检查技术；关于细胞周期的研究和认识，对解决临床医学面临的一些问题，特别是对于肿瘤的防治问题具有重要实践意义；分子遗传学的研究更使人类找到基因诊断（包括植入前的基因诊断）、基因治疗和根治遗传病的途径；特别是在生物学研究中阐明的一些生命本质，如生长和发育、分化、生殖、遗传与变异等，正不断地影响和推动着医学的发展。

一、生长发育与医学

生长和发育是生物体从幼小到成熟、衰老直至死亡的演变过程，是生命的基本特征之一。生物体的生长是在新陈代谢自我更新基础上，生物体与“环境－基因－神经－免疫－内分泌调节”的结果。认识这一生命现象及其本质，有助于了解临床上侏儒症的发病机制，探讨有效的治疗措施。某些两性畸形，以及衰老特别是早老性痴呆的发生机制，促进临床医学上抗衰老的研究，以满足人们“延年益寿”的愿望。

生物体发育过程中，死亡既是积极的、主动的，也是消极的、被动的。过去科学家比较侧重于死亡的消极面，近年来对死亡的研究则较多地侧重于它的积极意义，并将其应用于临床实践中。例如在胚胎发育过程中一些细胞的主动死亡机制失控就会导致发育畸形；而通过启动肿瘤细胞的“主动”死亡机制可以杀死肿瘤细胞，从而达到治疗的目的。

二、分化与医学

分化（differentiation）：是生物发育过程中，由受精卵产生的同质的细胞逐渐形成在形态、结构和功能等方面差异显著的异质细胞，进而形成具有不同结构、执行不同功能的组织、器官的过程。细胞从低分化状态到高分化状态是一个连续的过程，但在每一个过程中，许多组织都保留了一些分化程度较低的干细胞（stem cell）暂时处于静止状态，必要时干细胞可通过分裂分化为高分化细胞。肿瘤的发生是由于控制分化的调控基因的结构与功能发生变异，导致组织细胞去分化（分化障碍或分化异常）的结果。通过对分化机制的认识，不仅有助于了解肿瘤的发生机理，还有助于设计治疗肿瘤的药物。而疾病状态下，组织的变性、坏死，使细胞数量减少，功能下降，可以通过诱导干细胞分化、分裂补充组织细胞以达到治疗的目的。

三、干细胞与医学

干细胞是指一类尚未分化，但具有无限或较长期自我更新潜能的细胞，在一定条件下，干细胞可通过细胞分化、分裂产生一种以上类型的特化细胞。因此，干细胞的研究与应用将使临床医学不断取得新的突破。在再生医学中，可望利用成体干细胞用于创伤修复、疾病的细胞治疗。利用干细胞可在体外高度增殖和多向分化的潜能，人们可在体外定向培植具有正常功能的特定的组织、器官，以替换、修复受损组织或器官，将使严重危害人类神经系统和心血管系统的疾病、恶性肿瘤、糖尿病及自身免疫性疾病的临床治疗取得突破性进展。

四、基因组医学

2003 年 4 月 14 日科学家们在华盛顿宣布，通过美、英、日、法、德和中国科学家 13 年的共同努力，人类基因组的排序工作已经绘制完成，标志着被誉为 20 世纪科学史上三个里程碑之一的“人类基因组计划”的结束，完成了人类 23 对染色体上的 32 亿碱基对的测序，构建了人类基因组详细的遗传图、物理图、转录图和序列图，确定了人类 DNA 的全部核苷酸序列并定位了已知的全部基因，为“后基因组计划”——疾病基因组学、比较基因组学、药物基因组学、环境基因组学等的研究和应用，并为人类揭示疾病的发生、发展规律，寻找有效治疗和预防措施等奠定了坚实的基础。

五、生殖与医学

生命现象的基本特征之一就是生物能通过生殖产生新的后代，使生命得以延续，以维持其种族的存在和发展。在人类，生殖是通过两性的精卵结合而实现的。任何阻断精子和卵子的形成、成熟、结合和受精卵发育的步骤都可以使生殖过程受阻。借助于这些机制的了解，可以实施避孕，也可以治疗不孕、不育的患者。

六、生物学与中药学

目前，生命科学的新理论和新技术在中药学的研究中得到广泛应用。例如在中药材鉴定中应用 DNA 分子标记技术、基因芯片技术、生物免疫——蛋白质免疫技术等，在中药药理学和中药毒理学研究中常用核酸分子杂交技术、聚合酶链反应、DNA 克隆技术、转基因技术、细胞培养技术、单克隆抗体技术等。

七、生物学与中西医结合医学

对中医理论的认识，国内外也有不少学者，也引入现代生命科学的一些基本理论和基本知识，试图从分子生物学角度来探求中西医结合理论的基本点。在这个方面一个有影响的研究是探讨中医理论与细胞中的环状单核苷酸（cAMP 和 cGMP）的关系。早在 20 世纪 70 年代，国外学者 Goldberg 提出了生物控制的阴阳学说（The Yin Yang hypothesis），认为环磷酸腺苷（cAMP）与环磷酸鸟苷（cGMP）是人体内两种对立的调节系统，可能是中医阴阳理论的物质基础，提出 cAMP 为阴，cGMP 为阳。有人从 cAMP 与 cGMP、血栓素与前列腺素等成对的物质所具有的相互为根、相互制约、互相维系的特点，发现两者发生发展有广泛的生物学依存效应，认为这些物质可能构成了中医阴阳学说的分子基础。

思 考 题

1. 什么是生物学？什么是医学生物学？
2. 生物学的主要分支学科有哪些？
3. 生命具有哪些重要的基本特征？
4. 试述生物学与医学的关系。

第一篇　医学细胞生物学

第二章　医学细胞生物学概论

第一节　医学细胞生物学及其研究内容

细胞生物学（cell biology）是运用物理、化学和分子生物学技术，从细胞、亚细胞及分子3个水平研究细胞的结构、功能以及各种生命活动本质和基本规律的科学。细胞生物学是现代四大前沿生命学科之一，其发展迅速并取得优异成果，使医学上许多基本问题和临床疑难疾病得到理论的确认和实验上的证明。

细胞生物学的研究内容和范围非常广泛，一般认为它的基本研究内容有以下几个方面：①细胞的形态结构和化学组成，包括细胞的整体结构、亚显微结构、细胞之间的连接结构及细胞结构的分子组成和细胞内的化学成分等。②细胞及细胞器的功能，如细胞的物质运输、信号识别和转导、能量转换、遗传信息的表达及细胞的消化等功能。③细胞的增殖与分化，包括细胞的增殖方式、增殖调节、分化途径和分化调节等。④细胞的衰老和死亡，包括细胞衰老的机制及细胞死亡的方式等。另外，细胞识别、细胞免疫及细胞工程等是近年来细胞生物学新发展起来的领域，是细胞分子生物学研究的重要内容，而细胞分子生物学则是当前细胞生物学发展的主要方向。

医学细胞生物学（medical cell biology）是研究人体细胞的结构、功能以及各种生命活动本质和基本规律的科学。医学细胞生物学主要研究内容是人体细胞的结构与功能、发生与发展、衰老和死亡等生命活动规律。医学细胞生物学的研究对象是人体细胞，其目的就是从细胞水平、亚细胞水平和分子水平揭示人体的奥秘。在形态方面，应用光学显微镜、电子显微镜和生物化学实验技术和手段，观察和分析细胞内各部分的显微结构、超微结构和分子结构；在功能方面，将细胞的化学组成和代谢活动与形态结构紧密结合起来，探索和揭示生命活动的具体反应过程，真正了解人体的生、老、病、死等各种生命现象，尤其是对危害人类身体健康重大疾病的研究。例如，肿瘤细胞的生物学特性、发生机制及如何使其逆转成正常细胞，正是医学细胞生物学研究的重要课题。可见，医学细胞生物学是细胞生物学与医学的有机结合，二者密切相关。

第二节 医学细胞生物学研究方法

哺乳类动物的细胞微小而结构复杂，因而对细胞、细胞内部的结构、细胞成分的功能及其相互关系的了解程度主要取决于所使用的研究手段和方法。新技术新方法不仅能从细胞、亚细胞水平，更能够从分子水平去分析、研究细胞内的蛋白质、DNA 与 RNA 的结构与功能，从而使我们对细胞以及整个生命现象有了空前深刻的理解。本节简单介绍细胞生物学的三种研究方法。

一、显微镜技术

显微镜是观察细胞的主要工具。根据光源不同，可分为光学显微镜和电子显微镜两大类。前者以可见光（紫外线显微镜以紫外光）为光源，后者则以电子束为光源。

（一）光学显微镜

光学显微镜(light microscope)是利用光线照明,将微小物体形成放大影像的仪器。它主要分为三个系统:①光学放大系统:为两组玻璃透镜,目镜与物镜。②照明系统:包括光源、反光镜、聚光镜及各种滤光片。③机械和支架系统:包括底座、载物台、镜臂、粗细调节螺旋。

显微镜或人眼在 25cm 的明视距离处，能分辨被检物体微细结构最小间隔的能力称为分辨率（resolution)。

普通的光学显微镜的分辨率（R）可以通过下列公式计算：

$$R = 0.61\lambda / n \cdot \sin\theta$$

n = 聚光镜和物镜之间介质的折射率，空气为 1，油为 1.5。

θ = 标本对物镜镜口张角的半角，sinθ 的最大值为 1。

λ = 照明光源的波长，白光为 0.5μm。

代入公式：$R = 0.61 \times 0.5\mu m / 1.5 = 0.2\mu m$

普通光学显微镜油镜下，最高分辨率为 0.2μm。光学显微镜样品制备简单，一般经过固定剂（乙醇、甲醛等），再包埋到包埋剂（石蜡），然后切成薄片，根据所要观察细胞的组分，选择不同的染料染色后即可观察。

通常将光镜下所见物体结构称作显微结构（microscopic structure)。

（二）电子显微镜

在光学显微镜下无法看清小于 0.2μm 的细微结构，这些结构称为亚显微结构（submicroscopic structure）或超微结构（ultramicroscopic structure)。要想看清这些结构，就必须选择波长更短的光源，以提高显微镜的分辨率。

1. **透射电子显微镜** 1932 年 Ruska 发明了以电子束为光源的透射电子显微镜（trans-

mission electron microscope，TEM)，电子束的波长要比可见光和紫外光短得多。目前 TEM 的最高分辨率可达 0.2nm，最高放大倍数可达近百万倍。

电子显微镜与光学显微镜的成像原理基本一样，所不同的是前者用电子枪发射的电子束作光源，用电磁场作透镜。电子显微镜由电子照明系统、电磁透镜成像系统、真空系统、记录系统、电源系统等 5 部分构成（图 2－1)。

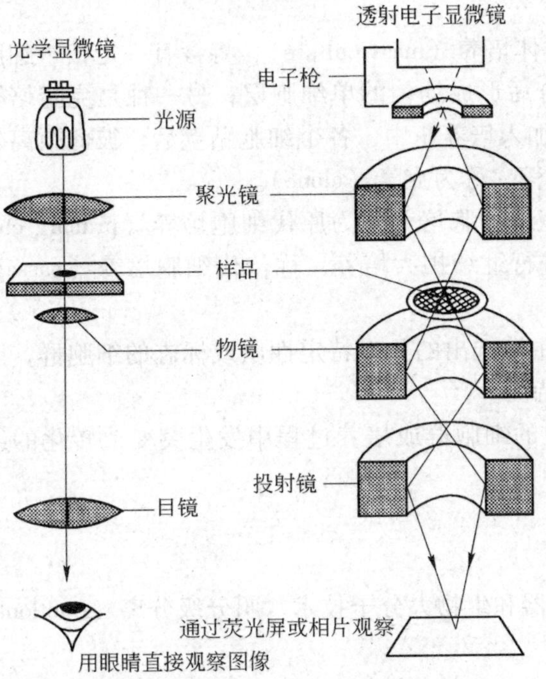

图 2－1　光学显微镜和透射电子显微镜比较

由于电子束的穿透力很弱，因此用于电镜的标本须制成厚度约 50nm 左右的超薄切片。这种切片需要用超薄切片机（ultramicrotome）制作。

透射电子显微镜主要用于观察和研究细胞内部微细结构。

2. **扫描电子显微镜**（scanning electron microscope，SEM)　于 20 世纪 60 年代问世，用来观察细胞或组织的表面结构。其工作原理是用一束极细的电子束（一次电子）扫描样品，在样品表面激发出二次电子，二次电子的多少与电子束入射角有关，也就是说与样品的表面结构有关。二次电子信号被收集、转换、放大，在电视荧光屏上同步扫描成像。图像为立体形象，反映了标本的表面结构。为了使标本表面发射出二次电子，标本在固定、脱水后，要喷涂上一层重金属微粒，重金属在电子束的轰击下发出二次电子信号。

目前扫描电镜的分辨率为 3～10nm，人眼能够区别荧光屏上两个相距 0.2mm 的光点，因此扫描电镜的最大有效放大倍率为 0.2×10^6nm/10nm＝20000 倍。

二、细胞的分离和培养技术

1. **制备单个细胞悬液**　从多种细胞的组织中分离出某一种细胞，主要是通过破坏细胞外基质和细胞间连接获得。经典的方法是用蛋白水解酶（胰蛋白酶或胶原酶）消化细胞间结合物质，或用金属离子螯合剂如乙二胺四乙酸（EDTA)，除去细胞互相黏着所依赖的 Ca^{2+}，然后用轻微的机械方法即可将组织分离成单个细胞的混悬液。

2. **分离不同类型细胞**　从多种细胞的混悬液中分离出不同类型的细胞主要有以下几种方法。

（1）利用细胞的不同物理性质，通过不同方法及不同转速离心沉降，可将大小、形状和密度不同的细胞分开。

（2）利用一些细胞对玻璃或塑料具有较强的黏附力，将之与其他细胞分开。如将抗体耦联在塑料、胶原或多糖小珠的表面，形成亲和表面，带有和抗体结合抗原的那种细胞才能黏附在亲和表面，被黏附的细胞可用轻微振荡或用酶（如胶原酶）将基质消化后回收。

（3）利用流式细胞术对单个细胞进行快速定量分析与分选。

3. **细胞培养** 细胞培养（cell culture）就是选用各种细胞的最佳生存条件，对活细胞进行培养和研究的技术。将组织或细胞从机体中取出，分散成单个细胞，让其在培养瓶中或培养基上继续生长增殖与传代。

细胞培养方式大致可分为两种：一种是群体培养（mass culture），将含有一定数量细胞的悬液置于培养瓶中，让细胞贴壁生长，汇合后形成均匀的单细胞层；另一种是克隆培养（clonal culture），将高度稀释的游离细胞悬液加入培养瓶中，各个细胞贴壁后，彼此距离较远，经过生长增殖每一个细胞形成一个细胞集落，称为克隆（clone）。

在细胞培养中，将直接取材于有机体组织的细胞培养称为原代细胞培养（primary culture cell）；将从原代细胞培养中取出的细胞进行继续扩大培养，称传代细胞培养（passage culture cell）。

细胞株（cell strain）：从原代培养细胞群中筛选出的具有特定性质或标志的细胞群，能够繁殖50代左右，在培养过程中始终保持其特征。

细胞系（cell line）：从肿瘤组织培养建立的细胞群或培养过程中发生突变或转化的细胞，在培养条件下可无限传代。

三、细胞组分的分级分离技术

将细胞进行裂解，获得各种有功能的细胞器和生物大分子技术，叫分级分离（fractionation）。

1. **离心技术** 利用细胞内各种颗粒成分大小、形状和密度的不同，采用不同的离心力将之分离。离心是研究如细胞核、线粒体、高尔基体、溶酶体和微体，以及各种大分子的基本手段。一般认为，转速为10000～25000r/min的离心机称为高速离心机；转速超过25000r/min，离心力大于89000g者称为超速离心机。目前超速离心机的最高转速可达100000r/min，离心力超过500000g。

差速离心法（differential centrifugation）：是分离细胞核和细胞器常用的方法。在密度均一的介质中由低速到高速逐级离心，用于分离不同大小的细胞和细胞器。差速离心只用于分离大小悬殊的细胞，更多用于分离细胞器，通过差速离心可将细胞器初步分离，常需进一步通过密度梯度离心再行分离纯化。

密度梯度离心（density gradient centrifugation）：用一定的介质在离心管内形成一连续或不连续的密度梯度，将细胞混悬液或匀浆置于介质的顶部，通过重力或离心力场的作用使细胞分层、分离。

2. **非细胞体系** 非细胞体系（cell free system）：从分级分离得到的具有生物功能的细胞抽提物，如各种细胞器和分子蛋白及酶类。它广泛应用于细胞生物学研究中，能将某个生物过程与细胞中其他复杂的反应分隔开来，从而研究其详细的分子机制。

四、流式细胞技术

流式细胞技术（flow cytometry，FCM），是用流式细胞仪（flow cytometer）对单个细胞进行高速定量分析和分类的新技术。而流式细胞仪是集合了电子技术、激光技术、电脑技术、流体力学和细胞生物学等多个方面知识的高技术仪器，在细胞测量和分离方面具有快速、准确、灵敏等多种优点，能对游离状态的各种细胞进行大小、体积、DNA、RNA、总蛋白含量、细胞生长状态、细胞周期等多种指标进行测量。具有分离装置的流式细胞仪还能对多种细胞的混合物（如血液）进行有效分选，获取所需的某种细胞；甚至还能对一种细胞中的不同染色体进行分选。流式细胞仪还能实现对活细胞的精确分选和收集。近 20 年来，流式细胞技术已广泛应用于细胞生物学、体细胞遗传学、免疫学和基础医学研究的多个领域。同时，该技术也在临床诊断领域获得了重要的应用，例如淋巴细胞亚群分析、白血病分型和免疫功能的测定等。

在细胞生物学研究中还有许多实验研究方法，尤其是近年分子生物学的飞速发展，更使细胞生物学的研究向纵深前进。

思 考 题

1. 什么是细胞生物学？它的研究内容有哪些？
2. 什么是医学细胞生物学？它的研究内容是什么？
3. 细胞生物学的主要研究技术有哪些？这些技术分别有哪些用途？

第三章 细胞的概述

细胞是生物体的结构和功能的基本单位，组成生物体的细胞，在外观形态上虽然千差万别，但是构成细胞的生命物质是相似的，统称为原生质（protoplasm）。

分析各种细胞原生质的化学组成，发现原生质含有1000多种不同的分子，如此大量的分子皆是由C、H、O、N等50多种元素组成的，其中C、H、O、N等4种化学元素约占细胞全重的90%，其次为S、P、Na、K、Ca、Cl、Fe、Mg等8种元素，上述12种元素共约占细胞全重的99.9%以上，称为常量元素，而其他的元素却只占极少部分，如Cu、Zn、Mn等，称之为微量元素。由这些元素再构成水、无机盐、糖、脂肪酸、氨基酸、核苷酸等化合物，化合物又分为无机化合物和有机化合物两大类。

第一节 无机化合物

细胞中的无机化合物主要包括水和无机盐。

一、水

细胞中的水约占细胞总重量的60%～90%，在不同种类的生物中，甚至同种生物的不同发育阶段以及不同器官，细胞中的水含量是不同的。

细胞中的水以游离水和结合水两种形式存在，其中游离水占95%，游离水是活细胞存在的环境条件，是细胞内的良好溶剂，细胞内的各种代谢都要在水中进行；结合水是以氢键结合于蛋白质分子中的水分子，是构成细胞结构的重要组成部分。

二、无机盐

无机盐在细胞中都是以离子形式存在。含量较多的阳离子有Na^+、K^+、Ca^{2+}、Fe^{2+}、Mg^{2+}等，阴离子有Cl^-、SO_4^{2-}、PO_4^{3-}、HCO_3^-等，它们约占细胞总重量的1%左右，但在维持细胞内渗透压和酸碱平衡中起着重要作用，保障细胞的正常生理活动。如各类磷酸盐能起缓冲作用，以稳定细胞内的pH值。很多无机离子直接与蛋白质或类脂结合，如Fe^{2+}是血红蛋白的重要组成成分，血红蛋白是血液中运输氧气和二氧化碳的工具。

第二节 有机化合物

有机化合物是组成细胞的基本成分，根据分子的大小分为有机小分子和生物大分子。有机小分子通常游离在细胞基质中，是生物大分子的基本组成成分，同时也是细胞代谢过程中的中间产物，重要的有机小分子有单糖、脂肪酸、氨基酸和核苷酸等；生物大分子主要有蛋白质、核酸和酶等。其中核酸和蛋白质相对分子质量巨大，分子结构复杂，具有生物学活性，故称之为生命大分子。

一、有机小分子

（一）单糖

糖类主要由碳、氢、氧三种元素组成，又称碳水化合物，是机体细胞活动的主要能源之一。最简单的糖是单糖，所有的糖含有羟基和醛基或酮基，一个单糖的羟基可与另一个单糖的醛基或酮基结合，脱水形成双糖，进一步形成低聚糖，以至几千个单糖组成的多糖分子。

细胞内的单糖以戊糖和己糖为最重要。戊糖中的核糖和脱氧核糖是核酸的组成成分。葡萄糖是细胞内的主要能源物质，通过一系列的氧化反应，释放能量用以合成 ATP，供生命活动的需要。

由许多葡萄糖可组成单纯的多糖，在动物细胞内主要为糖原，主要存在于肌细胞和肝细胞中；在植物细胞内主要为淀粉，它们皆是细胞储存的营养物质。

（二）脂肪酸

脂肪酸是直链脂肪烃有机酸，脂肪酸的碳氢链是疏水性的，无化学活性；羟基基团在溶液中电离，是亲水性的，易形成酯和酰胺。细胞内所有的脂肪酸分子皆可以通过它们的羧基和其他分子共价连接。各种脂肪酸的碳氢链长度及其所含碳－碳双键的数目和位置不同，决定了他们的化学特性。

脂肪酸是能够直接被利用的能源物质，脂肪酸是组成脂肪、磷脂、胆固醇等脂类化合物的组成成分，磷脂和胆固醇是细胞膜的主要组成成分。脂肪酸最重要的功能是构成细胞膜。

（三）氨基酸

氨基酸是组成蛋白质的基本单位。细胞内常见的氨基酸有 20 种，皆含有一个羧基和一个氨基，与羧基相邻的碳原子上还常结合一条侧链（－R）。其通式为：

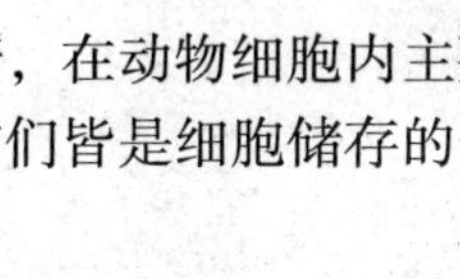

它们的差别主要决定于R侧链。各种不同的氨基酸，通过一个氨基酸的羧基与下一个氨基酸的氨基之间形成的肽键而相互连接，构成多肽链。多肽链的一端具有游离的氨基，称为氨基端，另一端具有游离的羧基，称羧基端。由于组成多肽链的氨基酸的种类、数量和排列顺序的不同，从而形成了各种复杂功能的蛋白质。

（四）核苷酸

核苷酸是组成核酸的基本单位。核苷酸由1分子含氮碱基、1分子戊糖和1分子磷酸组成。碱基和戊糖通过糖苷键相连形成的化合物称为核苷，核苷中戊糖5碳位上的羟基和磷酸上的氢脱水结合形成的化合物，称为核苷酸，其连接键为磷酸酯键。其结构简式如图3-1。

核苷酸中的戊糖为五碳糖，有核糖和脱氧核糖两种。碱基有嘌呤和嘧啶两类。嘌呤包括腺嘌呤（adenine，A）和鸟嘌呤（guanine，G）；嘧啶有胞嘧啶（cytosine，C）、胸腺嘧啶（thymine，T）和尿嘧啶（uracil，U）。

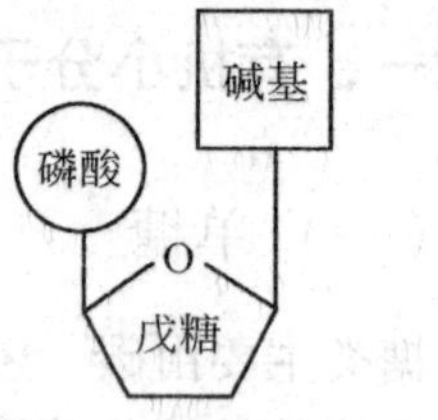

图3-1 核苷酸的结构简式

根据戊糖和碱基的不同，核苷酸可以分为核苷酸和脱氧核苷酸，分别为核糖核酸（ribonucleic acid，RNA）和脱氧核糖核酸（deoxyribonucleic acid，DNA）的基本组成单位，RNA的戊糖是核糖，DNA的则是脱氧核糖。RNA的碱基是腺嘌呤、鸟嘌呤、胞嘧啶和尿嘧啶，DNA的则是腺嘌呤、鸟嘌呤、胞嘧啶和胸腺嘧啶。

二、生物大分子

（一）蛋白质

蛋白质是生命的基础物质，是构成生物体的基本成分，约占细胞干重的50%以上。蛋白质不仅决定细胞的形态和结构，而且有多种生物学功能。

1. 蛋白质的结构 多肽链一般经过组装、折叠，形成具有生物学活性的蛋白质分子。通常将蛋白质的分子结构分为四级，即蛋白质的一级结构、二级结构、三级结构和四级结构。

（1）一级结构 蛋白质分子是由许多个氨基酸分子通过肽键依次缩合而形成的多肽链。肽键是一个氨基酸分子上的羧基与另一氨基酸分子上的氨基经脱水缩合而成的化学键（图3-2），氨基酸通过肽键而连接成的化合物叫肽（peptide），由两个氨基酸连接而成的称为二肽，三个氨基酸连接而成的称为三肽，由10个以上氨基酸连接而成的称为多肽或多肽链。

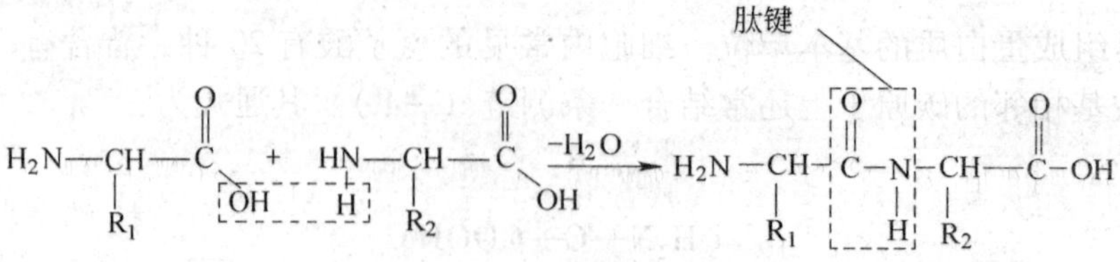

图3-2 肽键

蛋白质的一级结构是指蛋白质多肽链中氨基酸的种类、数目及排列顺序。1953 年Sanger等人首先测定出蛋白质的一级结构——人胰岛素分子，为51 个氨基酸的序列（图3－3）。

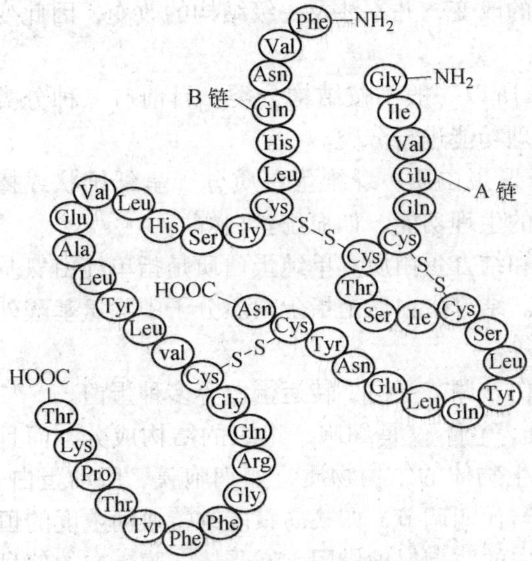

图3－3 人胰岛素分子的一级结构

一级结构是蛋白质功能的基础，如果氨基酸的排列顺序发生变化，将会形成异常的蛋白质分子。例如，在人体的血红蛋白中，其β链上的第六位谷氨酸如果被缬氨酸替代，则形成异常血红蛋白，失去输送氧的功能，产生镰刀形红细胞贫血。

虽然组成蛋白质的氨基酸只有20 种，但由于组成蛋白质的氨基酸种类、数量和排列顺序不同，可以形成无数种不同的多肽链。

（2）二级结构 二级结构是在蛋白质的一级结构基础之上形成的，是由于肽链主链内的氨基酸残基之间有规则地形成氢键相互作用的结果。主要有α－螺旋（α－helix）和β－折叠（β－pleated sheet）两种形式（图3－4）。

α－螺旋是以右手螺旋的形式盘绕而成的中空性管状结构，主要存在于球状蛋白质中，如血红蛋白分子中有70%是α－螺旋；β－折叠是一条多肽链回折而成的平行排列构象，主要存在于纤维状蛋白质中，如α－角蛋白；在大多数蛋白质中这两种结构同时存在。

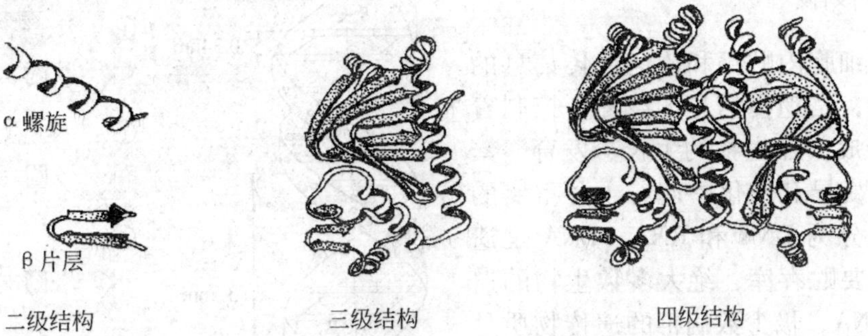

图3－4 蛋白质的高级结构

（3）三级结构 多肽链在二级结构的基础之上进一步折叠，形成蛋白质的三级结构（图3－4）。三级结构是由不同侧链间相互作用形成的，相互作用的方式有氢键、离子键和疏水键等。只有1 条多肽链的蛋白质具有三级结构即可表现生物学活性。

（4）四级结构 蛋白质四级结构是在三级结构基础之上形成的，是由两条或两条以上的肽链在各自三级结构的基础之上形成蛋白质分子的结构亚基，各亚基之间通过氢键等非共价键的相互作用，即形成了更为复杂的空间结构（图3－4）。独立的亚基没有生物学活性，只有亚基集结在一起形成四级结构后才显示出蛋白质的生物学活性，机体中的大部分酶类在发挥作用时即表现为四级结构。

当某些物理和化学的因素改变时，会使蛋白质的空间构象发生变化，而导致其生物学功能改变。这种变构现象一般指蛋白质的空间结构的改变，并不涉及一级结构的改变，因此变构多为可逆的。

2. **蛋白质的分类** 由于蛋白质的结构复杂，所以一般不按结构分类。目前有三种分类方法，即根据蛋白质的分子形状、组成成分和生理功能进行分类。

根据蛋白质的分子形状，可分为纤维状和球形蛋白质。纤维蛋白质分子呈纤维状或棒状。球形蛋白质分子呈球状，在细胞中担负重要的生理功能，如血红蛋白等。

根据蛋白质的组成成分，可分为单纯蛋白质和结合蛋白质。单纯蛋白质是指单纯由氨基酸组成的蛋白质，如白蛋白、球蛋白、组蛋白等。结合蛋白质是指蛋白质分子中除氨基酸外还有非蛋白质辅基，如核蛋白、磷蛋白、脂蛋白等。

根据蛋白质的生理功能分为结构蛋白、酶蛋白、调节蛋白、转运蛋白等多种蛋白。

3. **蛋白质的功能** 蛋白质是生命的物质基础，它不仅是细胞、组织的结构成分，而且参与机体的一切生命活动。包括：①构成细胞和生物体的结构物质，如细胞膜、肌动蛋白、角蛋白等；②酶蛋白的催化功能；③肽类激素参与代谢调节，如胰岛素能维持血糖浓度的恒定；④胶原蛋白的保护和支持作用；⑤免疫球蛋白的防御保护作用；⑥受体、膜蛋白的信息传递作用；⑦与体内物质的转运和储存有关，如血红蛋白运输 O_2 和 CO_2；⑧染色质的主要成分是核蛋白，包括核酸和蛋白质，这些蛋白质成分与细胞的生长、分化、遗传与变异的调控有一定的关系。

（二）核酸

核酸是细胞内贮存和传递遗传信息的大分子物质，是遗传信息的载体，控制着蛋白质的合成，在生物的生长、发育、繁殖、遗传、变异和进化中起着十分重要的作用。可以分为 DNA 和 RNA。DNA 是遗传信息的主要贮存库，绝大多数生物的遗传物质是 DNA，极少数病毒的遗传物质是 RNA。

1. **DNA 的结构** 1953 年 Watson 和 Crick 提出了 DNA 分子的双螺旋结构模型（图3－5），该模型认为 DNA 分子由两条相互平行而且方向相反的多核苷酸链组成，即一条链中磷酸二酯键连接的核苷酸方向是 5′→3′，另一条是 3′→5′，两条链围绕着同一个中心轴以右手方向盘绕成双螺旋结构。这两条链依靠彼此的碱基在双

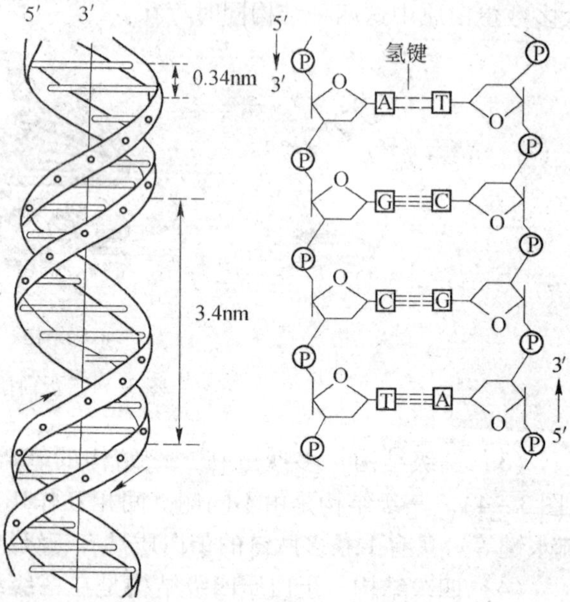

图 3－5 DNA 分子的结构

左：DNA 的双螺旋模型；右：DNA 分子结构的平面示意图

螺旋内侧形成氢键而连接在一起，即一条链上的 A 通过两个氢键与另一条链的 T 相连，一条链上的 G 通过三个氢键与另一条链上的 C 相连，或者说 A 总是与 T 配对，G 总是与 C 配对，这种碱基间的配对方式称为碱基互补原则。脱氧核糖和磷酸构成链的骨架，位于双螺旋的外侧，双螺旋的内侧由碱基构成，螺旋内每一对碱基均位于同一平面上，并且垂直于螺旋纵轴，相邻碱基对之间距离为 0.34nm，每螺旋一圈有 10 碱基对，故双螺旋的螺距 3.4nm。构成 DNA 的两条链称为互补链，由于组成 DNA 的两条链是互补的，即 A＝T，C≡G，因此，如果知道一条链中的碱基排列顺序，依据碱基互补原则，便可知道另一条链上的碱基排列顺序。

在组成 DNA 分子的线性核苷酸序列中蕴藏着遗传信息，虽然 DNA 分子中只有四种核苷酸，但 DNA 分子巨大，含有很多的核苷酸，而且核苷酸排列顺序是随机的，这就决定了 DNA 分子的复杂性和多样性。核苷酸数愈多，排列组合的方式也愈多，如果一个 DNA 分子含有 100 个碱基对，则其可能的排列顺序为 4^{100}，如此多的排列顺序展示了遗传信息的多样性，典型的动物细胞约含有 3×10^9 核苷酸，其含有的遗传信息可达天文数字之多。因而 DNA 分子中碱基对的排列组合是无穷无尽的，这就构成了 DNA 分子的多样性，也是生物多样性的物质基础。

DNA 分子中所携带的遗传信息传递给后代细胞靠 DNA 复制来实现。DNA 的复制是以 DNA 分子中的每一条单链为模板，以细胞中游离的 4 种脱氧核糖核苷酸为原料，在 DNA 聚合酶作用下按照碱基互补配对的原则，将脱氧核糖核苷酸加在 DNA 链的 3′端，从而产生了与模板链序列互补的 DNA 子链，如此，可将遗传信息全盘复制出来，最终形成完整的 DNA 分子。

DNA 分子还可以转录成 RNA 分子，即以解旋的 DNA 分子中的一条单链的特定部分为模板合成一条互补的 RNA 链，由于 RNA 分子中没有碱基 T，而有碱基 U，因此在合成 RNA 分子时，以 U 代替 T 与 A 配对。在 RNA 合成之后，DNA 重新形成双螺旋结构，并释放 RNA 分子。

2. RNA 分子的结构和功能 RNA 分子一般较 DNA 分子小，大多数 RNA 是单链，但由于分子内部碱基配对形成局部回折，可以形成环状、发夹状、局部双链或局部螺旋等空间结构，根据结构和功能的不同，RNA 可以分为信使 RNA（mRNA）、转运 RNA（tRNA）和核糖体 RNA（rRNA）3 种，都和蛋白质的合成密切相关；此外，近年还发现具有酶活性的 RNA，称为核酶。核酶具有高度的专一性，作用底物为 RNA，核酶的发现对酶的本质就是蛋白质这一传统概念提出了新的挑战，同时也对生命起源问题提出新的见解。

（1）mRNA 约占细胞内总 RNA 的 1%～5%。其含量虽少，但种类甚多而且极不均一，例如原核细胞与真核细胞的 mRNA 不同，比如，原核细胞没有真核细胞 mRNA 所特有的 5′端 7－甲基三磷酸鸟苷（mG，PPP）帽子结构，也没有 3′端的由 30～300 个腺苷酸组成的多聚腺苷酸尾巴结构。mRNA 在遗传信息流向过程中起重要作用，即携带着来源于 DNA 遗传信息的 mRNA 与核糖体结合，作为合成蛋白质的模板。

（2）tRNA tRNA 是氨基酸的转运工具，其含量约占细胞总 RNA 的 10%～15%，其分子较小，由 70～90 个核苷酸组成。tRNA 分子为单链结构，但有部分折叠成假双链结构，以至整个分子结构呈三叶草形，靠近柄部的一端，即游离的3′端有CCA三个碱基，它能以共价键与特定氨基酸结合；与柄部相对应的另一端呈球形，称为反密码环，反密码环上的三个碱基组成反密码子（anticodon），反密码子能够与mRNA上密码子互补结合，每种tRNA只能转运一种特定的氨基酸，参与蛋白质合成。

（3）rRNA　rRNA约占细胞中总RNA的80%～90%，其分子量大，一般用沉降系数S表示大小。rRNA通常也呈单链结构，其主要功能是参与核糖体（ribosome）的形成。核糖体是合成蛋白质的机器。原核细胞的rRNA分子有3种，为16S、5S、23S；真核细胞的rRNA分子有4种，分别为18S、28S、5.8S、5S。

第三节　细胞的形态和类型

一、细胞的大小和形态

构成不同生物体的细胞以及同一生物体内行使不同功能的细胞，它们在大小和形态上均有差异，但往往与它们所行使的功能相适应。卵细胞由于要储存胚胎发育所需要的营养物质，故一般都较大。鸟类的卵细胞是最大的细胞，如鸵鸟卵细胞的直径可达12～15cm。人和动物的卵细胞直径一般在10～100μm之间（彩图3－1）。支原体是最小的细胞，直径仅0.1μm。

细胞的形态也多种多样，常与细胞所处的部位及行使的功能相适应。凡是游离的细胞大多数呈球形或椭圆形，如人的血细胞（彩图3－2）、卵细胞。神经细胞（神经元）直径约100μm，突起一般多个，而轴突可长达数厘米，最长可达1m，这与神经细胞的传导功能相适应（彩图3－3）。组织细胞受相邻细胞的制约，常呈扁平形（彩图3－4）、立方形（彩图3－5）、圆柱状（彩图3－6）、长圆柱状（彩图3－7）、扁平多突起（彩图3－8）、蝌蚪状（彩图3－9）、长梭形、星形等（图3－6）。

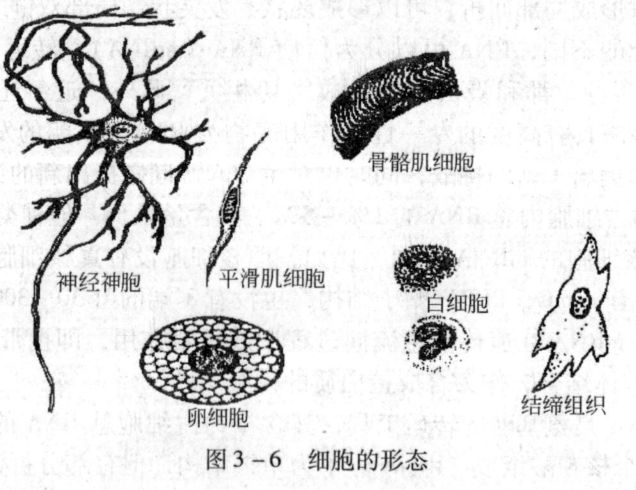

图3－6　细胞的形态

二、原核细胞和真核细胞

在种类繁多的细胞世界中，根据是否存在核的结构，可以把细胞划分为原核细胞（prokaryotic cell）与真核细胞（eukaryotic cell）两大类。

（一）原核细胞

原核细胞因没有典型的核结构而得名。原核生物包括支原体、细菌和蓝绿藻等。支原体是目前已知最小的具有细胞形态的生物。原核细胞较真核细胞结构简单，外有细胞膜包被，膜的结构与化学组成和真核细胞膜没有很大差别（图3-7）。

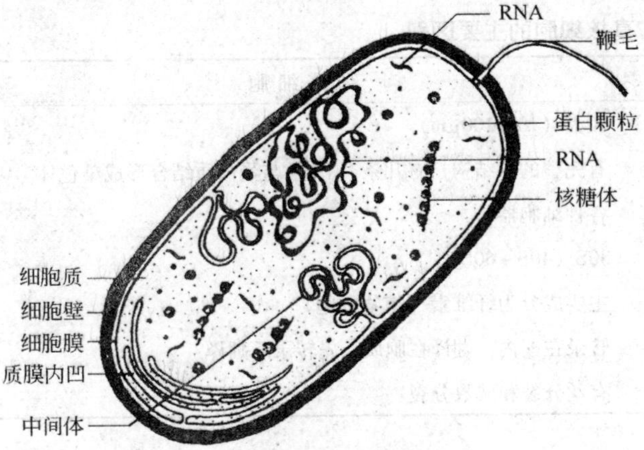

图3-7　细菌结构模式图

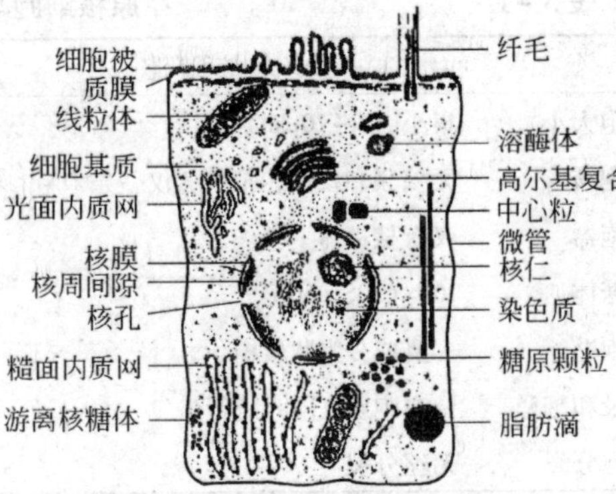

图3-8　真核细胞模式图

原核细胞质中没有膜性细胞器，但胞质中含有大量核糖体。

原核细胞没有核膜包被的细胞核，也没有核仁。DNA位于细胞中央的核区，称为拟核。原核细胞DNA分子比较长且反复折叠，且只有单条染色体。很多细菌除了基因组DNA外还有一些小的环状DNA分子，称为质粒。质粒在胞质中能进行自我复制，其编码的蛋白质具有对抗抗生素等作用。由于质粒的这种特性，它是遗传工程实验中DNA片段的主要载体。

（二）真核细胞

真核细胞比原核细胞要复杂得多，虽然细胞的形态、大小与功能差异很大，但具有共同的基本结构特点。

光学显微镜下观察细胞（动物细胞）的结构，分为三部分，即细胞膜、细胞质和细胞核，在细胞质中可以观察到一些比较大的细胞内结构。电子显微镜下可观察到细胞内各种更微细结构，将其分为两大类：膜相结构和非膜相结构（图3-8）。

膜相结构有细胞膜、线粒体、内质网、高尔基复合体、溶酶体、过氧化物酶体和核膜等（植物细胞中还有叶绿体）。

非膜相结构包括核糖体、核仁、染色质，另外还包括中心体、细胞质基质、核基质、微管、微丝及中间纤维等。

（三）原核细胞与真核细胞的区别

原核细胞与真核细胞的基本特征相同，但结构和功能都存在显著的差异。相同表现在都有细胞膜、遗传物质、核糖体。差异表现为：原核细胞没有典型的核结构而真核细胞有完整的核结构并且 DNA 量远高于原核细胞；真核细胞的 DNA 复制、RNA 转录在核内，蛋白质合成在胞质中，且先转录后翻译；而原核细胞的 DNA 复制、RNA 转录和蛋白质的合成皆在胞质中同时连续进行；真核细胞胞质中有各种细胞器和细胞骨架体系而原核细胞无，原核细胞与真核细胞的主要区别见表 3－1。

表 3－1　原核细胞与真核细胞的主要区别

	原核细胞	真核细胞
细胞大小	很小（1～10μm）	较大（10～100μm）
细胞核	无核膜和核仁，拟核，仅一条 DNA	有完整的核结构，有几条 DNA 且与蛋白质结合形成染色体
细胞器	仅有核糖体	各种细胞器
核糖体	70S（30S＋50S）	80S（40S＋60S）
细胞壁	主要成分为肽聚糖	主要成分为纤维素（植物细胞）
转录和翻译	皆在胞质且同时进行	转录在核内，翻译在胞质且先转录后翻译
细胞分裂	无丝分裂	有丝分裂和减数分裂

思考题

1. 描述 DNA 双螺旋结构模型的主要内容。
2. 试述 RNA 的种类和生物学功能。
3. 试述原核细胞和真核细胞的异同。

第四章 细胞膜

细胞膜是组成细胞的基本结构之一。细胞膜最基本的作用是维持细胞内微环境的相对稳定，并与外界环境不断地进行物质交换，能量和信息的传递。细胞膜的出现是由非细胞形态的生物进化成细胞形态的生物的重要标志之一。

通常所讲的细胞膜（cell membrane），亦称细胞质膜（plasma membrane）（电镜图 1），是指包绕在细胞最外层，主要由类脂、蛋白质和糖类等三种有机类物质以复合物的形式构成的结构。

真核细胞除具有细胞质膜外，在其内部还有构成各种细胞器的膜，称为细胞内膜。所以，在真核细胞中，细胞质膜和细胞内膜统称为生物膜。生物膜都具有相似的化学组成和基本结构，其在电子显微镜下观察的结果都是一种具有“暗 - 明 - 暗”三层结构的膜，称为单位膜（unit membrane）。

第一节　细胞膜的化学组成

在各种不同类型的细胞中，细胞膜的化学组成基本相同。其主要化学成分是类脂、蛋白质和糖类等三类有机物，并且三种物质常以复合物的形式存在（图 4 - 1），但在各种不同种类细胞的膜中、同一细胞不同细胞器以及同一细胞器的不同膜层中，其比例相差很大。除有机类物质外，在膜的内、外两侧还含有水和金属离子等无机物。

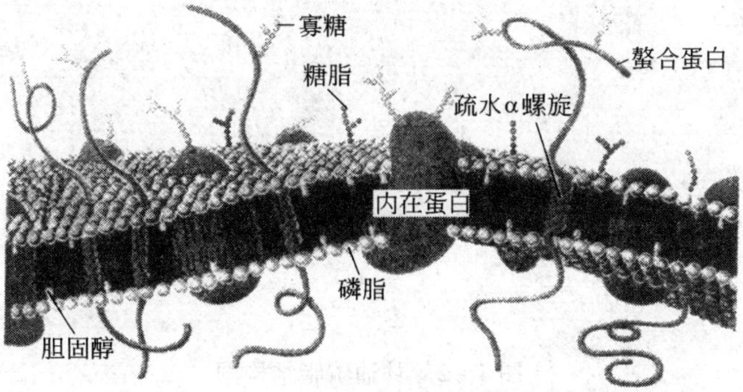

图 4 - 1　细胞膜的化学组成

一、细胞膜类脂

细胞膜上类脂是脂肪的衍生物，简称膜脂，是生物膜的基本组成成分，每个动物细胞每平方微米的质膜上约有 5×10^6 个脂质分子，约占整个细胞膜干重的50%。

（一）组成

细胞膜上的类脂主要包括磷脂、糖脂和胆固醇三种类型。

1. **磷脂（phospholipids）** 磷脂是膜脂的主体，约占整个膜脂含量的70%左右，是一种兼性或双性分子，一端亲水，一端疏水，这种结构使得磷脂分子在水溶液中能自动排成脂质的双分子层或球型。在细胞膜中，其形成脂双层结构，构成了整个细胞膜的结构基础。磷脂是一种含有磷酸基团的类脂，其基本结构包括脂肪酸、醇、磷酸和一种碱基。根据构成磷脂的醇的种类不同，可将构成细胞膜的磷脂分为甘油磷脂和鞘醇磷脂两类。

（1）种类 甘油磷脂是一类组成中含有甘油（丙三醇）的磷脂。其基本组成都包括脂肪酸、甘油、磷酸和一种碱基。根据组成中碱基的不同，常见的磷脂有卵磷脂（磷脂酰胆碱，PC）、脑磷脂（磷脂酰乙醇胺，PE）、磷脂酰肌醇（PI）和磷脂酰丝胺酸（PS）。通常，膜含量最高的是磷脂酰胆碱，其次是磷脂酰乙醇胺。各种甘油磷脂的结构见图4－2。

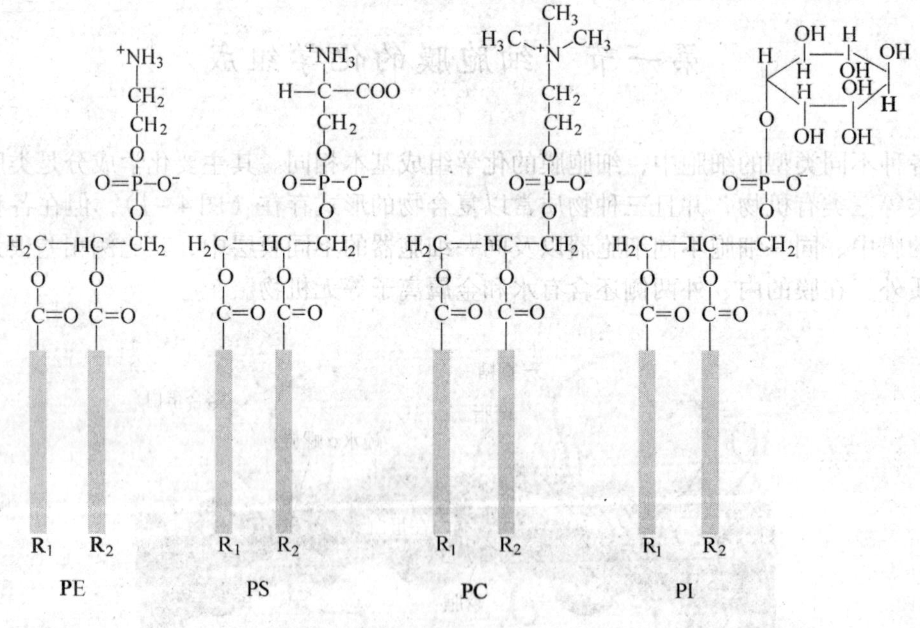

图4－2 甘油磷脂结构图

从左向右依次为：脑磷脂（磷脂酰乙醇胺，PE）、磷脂酰丝胺酸（PS）、

卵磷脂（磷脂酰胆碱，PC）和磷脂酰肌醇（PI）

图中 R_1、R_2 表示疏水脂肪酸链

鞘醇磷脂，简称鞘磷脂，因其在脑和神经细胞膜中特别丰富，故又称神经醇磷脂（SM）。它是以鞘胺醇（sphingoine）为骨架，取代了甘油磷脂当中的甘油，与一条脂肪酸链组成疏水尾部，亲水头部也含胆碱与磷酸结合。其只存在于动物细胞中，原核细胞和植物细胞中没有鞘磷脂。

（2）结构　以甘油磷脂为例。磷脂的结构可简单分为“头”和“尾”两部分。“头”部（head group）含碱基、磷酸和甘油基团，是亲水的部分，带不同电荷，在生理 pH 条件下，PS 和 PI 的头部基团总体带负电，而 PC 和 PE 的头部基团呈中性。各种磷脂头部基团的大小、形状、电荷的不同与磷脂和蛋白质的相互作用有关；磷脂分子的疏水端是两条长短不一的烃链，称为“尾”部，一般含有 16 ~ 20 个偶数碳原子。其中一条烃链常含有一个或数个双键，双键的存在造成这条不饱和链有一定角度的扭转。磷脂烃链的长度和不饱和度的不同可以影响磷脂的相互位置，进而影响膜的流动性。

在水溶液中，亲水的“头”部分别朝向细胞的内外表面，而疏水的“尾”部则埋藏在双分子层中。磷脂分子一般都具有两条“尾”部，而存在于线粒体内膜上的心磷脂则含有四条“尾”部。

2. 胆固醇（cholesterol）　是一种固醇类的脂类，也是一种两性分子。其仅存在于真核细胞膜上，含量一般不超过膜脂的 1/3。在某些动物细胞质膜中，其含量可占膜脂的 50%，而植物细胞膜中含量较少，酵母细胞膜中是麦角固醇。

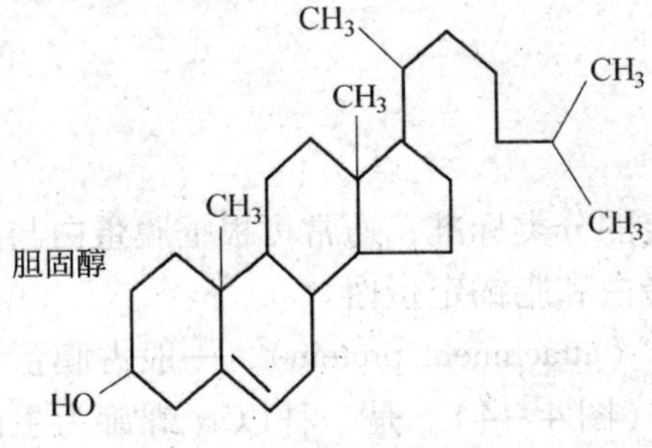

图 4 - 3　胆固醇的结构

胆固醇分子的结构包括三部分：羟基基团组成的极性头部、非极性的类固醇环结构和一个非极性的碳氢尾部（见图 4 - 3）。胆固醇分子较其他膜脂要小，双亲媒性也较低。胆固醇的亲水头部朝向膜的外侧，疏水的尾部埋在脂双层的中央（图 4 - 1）。胆固醇分子是扁平环状的，一般插在磷脂分子之间，其“头”部以亲水羟基与磷脂分子的“头”部靠近，而“尾”部呈游离状插在磷脂分子疏水尾部中间，对磷脂的脂肪酸尾部的运动具有干扰作用。所以胆固醇对调节膜的流动性、加强膜的稳定性有重要作用。

3. 糖脂（glycolipid）　糖脂是一种含糖而不含磷酸的类脂，普遍存在于原核和真核细胞的质膜上，其含量约占膜脂总量的 5% 以下；在神经细胞膜上糖脂含量较高，约占 5% ~ 10%。糖脂也是一种两性分子，其结构与鞘磷脂（SM）很相似，只是由一个或多个糖残基代替了磷脂酰胆碱而与鞘氨醇的羟基结合。位于细胞的外表层，是由外层脂肪分子与糖基结合而成。糖基暴露于细胞表面，主要与膜受体有关。

（二）类脂的作用

不同类型的膜含有不同类型的脂分子，赋予膜不同的特性。由于膜结构的多样性，估计某些生物膜含有 100 多种不同化学性质的磷脂。虽然膜脂的结构较为简单，但是它们对膜的生物学功能具有重要的影响。膜脂的主要功能是构成膜的基本骨架，阻止水溶性物质的进入，并可作为膜表面的受体。有些脂能够影响膜蛋白的活性。常见脂的功能列于表4－1。

表4－1 某些膜脂的功能

脂	存在的膜	功能
磷脂酰胆碱（PC）	存在于大多数膜中	形成脂双层，起界膜的作用，防止水溶性物质的自由扩散
磷脂酰乙醇胺（PE）	同上	同上
磷脂酰丝氨酸（PS）	同上	同上
心磷脂	线粒体内膜	激活染色体
磷脂酰肌醇（PI）	存在于大多数膜中	三磷酸肌醇的供体
鞘磷脂	大多数动物细胞，特别是神经元	屏障作用，可激活某些酶
糖脂	叶绿体类囊体膜	屏障作用
胆固醇	大多数动物细胞	降低膜的通透性，调节膜的流动性

二、细胞膜蛋白

如果说膜脂是构成膜的基本结构框架，那么生物膜的特定功能则主要是由膜上的蛋白质决定的。膜蛋白约占膜含量的40%～50%，有50余种。在不同细胞中，膜蛋白的种类及含量有很大差异，含量从25%到75%。一般来说，功能越复杂的膜，其上的蛋白质种类越多。据估计核基因组编码的蛋白质中，约30%为膜蛋白。

（一）种类

由于膜蛋白种类多、功能复杂，对膜蛋白没有固定的分类标准，通常可根据膜蛋白与脂双层分子的关系，将膜上的蛋白分为外周蛋白、内嵌蛋白和脂锚定蛋白。

1. 外周蛋白（peripheral protein） 又称附着蛋白（attachment protein），一般占膜蛋白含量的20%～30%。其主要附着在质膜的内、外表面（图4－4）。是一种以α螺旋为主的球形蛋白，常以非共价键和离子键与膜脂的亲水基团或膜内嵌蛋白的亲水部分相连接，结合力较弱，因此只要改变溶液的离子强度，甚至提高温度就可以从膜上分离下来，而膜结构并不被破坏。但实际上，有时外周蛋白与整合蛋白是难以区分的，因为许多膜蛋白是由多亚基组成的，其中有的亚基插入在脂双层中，有的亚基则是外周蛋白。

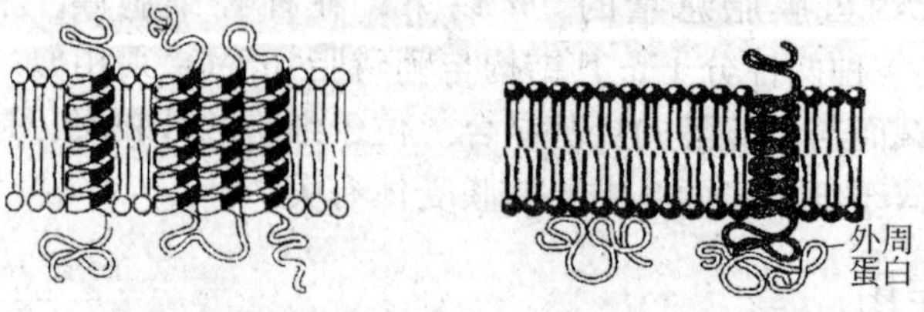

整合蛋白　　外周蛋白

图4－4 膜外周蛋白和整合蛋白

外周蛋白在细胞的收缩、细胞运动、细胞分裂、细胞的吞饮、吞噬作用等方面发挥作用；在线粒体内膜上，可作为电子传递体（如细胞色素C）。在质膜的外表面，通常是作为胞外基质的一部分；而在质膜的胞质面，可形成纤维网络样的膜“骨架”，提高细胞膜的机械支持力，并为内嵌蛋白提供锚定位点。

2. **内嵌蛋白** 又称整合蛋白（integral protein）、跨膜蛋白，其含量约占整个膜蛋白含量的70%～80%。内嵌蛋白也是一种兼性分子，既具有亲水部分，又具有疏水部分。内嵌蛋白的疏水部分埋在脂双层中，以疏水氨基酸与膜脂的疏水端共价结合，结合较紧密，故从膜上分离较外周蛋白困难，通常需要用去垢剂——带电荷的离子型去垢剂SDS或不带电荷的非离子型去垢剂Triton X－100；内嵌蛋白的亲水部分暴露于膜内、外表面（图4－4），因而能与相对分子质量较小的水溶性物质（如激素）相互作用。内嵌蛋白可从膜的一侧（内侧、外侧）嵌入；也可整个嵌入在膜的内部；或采取跨越全膜的方式。实际上，整合蛋白几乎都是完全穿过脂双层的蛋白质。跨膜蛋白根据跨膜次数的多少，可进一步细分为单次跨膜、多次跨膜、多亚基跨膜等。跨膜蛋白多为α螺旋，也有β折叠，如线粒体外膜和细菌质膜的孔蛋白就是β折叠。

内嵌蛋白通常作为膜上的酶，如核苷酸酶；也可作为细胞膜进行物质转运过程中的各种载体蛋白或离子泵；或充当信息传递过程中的各种受体蛋白；也可形成膜表面的各种抗原或膜抗体。

3. **脂锚定蛋白**（lipid－anchored protein） 又称脂连接蛋白（lipid－linked protein），通过共价键的方式同脂分子结合，位于脂双层的外侧。主要有两种结合方式：第一种脂锚定蛋白是蛋白质直接通过与脂双层中的碳氢链形成共价键进行锚定的。目前至少发现两种蛋白（Src和Ras）是通过这种方式被锚定在质膜的细胞质面，提示这种锚定方式与细胞从正常状态向恶性转化有关；第二种是通过与糖的连接被锚定在膜脂上的蛋白质。主要是通过短的寡糖与包埋在脂双层外层中的甘油磷脂酰肌醇（GPI）相连而被锚定在质膜的外侧。这类脂锚定蛋白通常是膜受体、酶和细胞黏着分子。一种少见的贫血病——阵发性血红蛋白尿，就是因为GPI合成缺陷，导致红细胞容易破裂所致。

（二）功能

细胞质膜的许多重要的生物学功能大多是由膜蛋白来执行的，例如：作为运输蛋白，转运特殊的分子和离子进出细胞；作为催化相关反应的酶，催化相关的代谢反应；作为连接蛋白，起连接作用；作为膜表面的受体，起信号接收和转导作用等。

三、细胞膜糖类与细胞被

真核细胞质膜含有糖类，糖含量的多少依细胞的不同而异，一般约占膜重量的2%～10%。细胞质膜上的糖类都位于质膜的外表面，而内膜系统中的膜糖则位于内膜的内表面。

（一）细胞膜糖的种类

自然界存在的单糖及其衍生物有200多种，但存在于膜上的糖类只有其中的9种，而在动物细胞质膜上的主要是7种，即D－葡萄糖（D－glucose）、D－半乳糖（D－galactose）、D－甘露糖（D－mannose）、L－岩藻糖（L－fucose）、N－乙酰半乳糖胺（N－acetyl－D－galactosamine）、N－乙酰葡萄糖胺（N－acetyl－D－glucosamine）、唾液酸（sialic acid）。

（二）细胞膜糖的存在方式

真核细胞质膜中的糖类通过共价键与膜上的脂类和蛋白质连接，以糖脂或糖蛋白复合物的形式存在于细胞质膜表面。质膜上90%以上的糖类与蛋白质连接形成糖蛋白，而其他的糖则与膜脂结合形成糖脂。

糖脂在细胞膜类脂中已讨论过了。在糖蛋白中，糖以寡糖链的形式与蛋白质相结合，一般每个支链的糖分子数在15个以下。在支链的末端通常是唾液酸分子，故糖链通常带负电荷。糖与蛋白质的连接方式通常有两种：N－连接和O－连接。

糖蛋白是细胞膜中最为丰富的蛋白质。事实上，真核生物细胞膜上的蛋白质几乎都是糖蛋白。糖蛋白主要存在于细胞质膜上，内膜中糖蛋白极少。在动物细胞中，糖蛋白是糖萼（glycocalyx）的主要成分，而在植物细胞中，主要是由糖脂构成膜包被。真核细胞内膜系统中的内质网和高尔基体是糖蛋白和糖脂的合成场所。

（三）细胞被

细胞外表的糖链与该细胞分泌出来的糖蛋白等黏附在一起。形成一层厚约200nm的外被，称细胞衣（cell coat）或糖萼（glycocalyx）。如小肠上皮细胞表面的细胞被可使细胞免受肠道内消化酶的侵袭。

（四）膜糖的作用

膜糖在细胞的生命活动中具有多方面重要作用。

1. **保护作用** 膜糖可以提高膜的稳定性，防止细胞的机械性损伤，保护细胞免受体内消化酶的作用和增强膜蛋白对细胞外基质中蛋白酶的抗性，抵抗细菌的侵袭等。

2. **识别外来信号** 如同某些糖脂一样，膜蛋白中的糖基是细菌和病毒感染时的识别和结合位点。凝集素是从植物种子中发现的一类能与糖类特异结合的蛋白质，能使细胞发生凝集。由于凝集素能与细胞表面的糖蛋白、蛋白多糖、糖脂结合，而且不同凝集素识别糖基的不同特异序列，发生特异性的结合，因此，在细胞生物学中被广泛地用于定位和分离各种含糖的细胞膜分子。

3. **帮助新合成蛋白质进行正确的运输和定位** 如溶酶体的酶蛋白都有一个6－磷酸甘露糖的标记，这样便于被识别和被分选装入溶酶体小泡。

4. **细胞膜的黏合作用** 膜糖有助于正常细胞之间的黏着。癌细胞因其表面缺少糖蛋白，从而较之正常细胞易于转移和扩散。

5. **膜抗原的分子基础** 对糖脂的功能目前了解不多，知道最清楚的就是红细胞质膜中糖脂对ABO血型的决定作用。红细胞质膜上糖脂中的糖链决定了一个人的血型。A型血的人体内有一种将N－乙酰半乳糖胺加在糖链末端的酶，其糖链末端是N－乙酰半乳糖胺；

B 型血的人体内有一种将半乳糖加在糖链末端的酶，其糖链末端是半乳糖；AB 血型的人体内同时具有以上两种酶，故其糖链末端同时具有 N－乙酰半乳糖胺和半乳糖；而 O 型血的人则缺乏上述两种酶。

第二节　细胞膜的分子结构模型及基本特性

一、细胞膜的分子结构模型

在光学显微镜发现细胞后的几百年里，人们都没有见到过细胞膜。这一方面是光学显微镜的分辨率还不够高，另一方面也受到细胞膜结构的影响。直到 20 世纪 50 年代电子显微镜出现以后，人们才第一次看到细胞膜的超微结构。但在此之前，对细胞膜结构的研究已经历了几十年时间。

1959 年，J. D. Robertson 用超薄切片技术获得了清晰的细胞膜照片，显示“暗－明－暗”三层结构，它由厚约 3.5nm 的双层脂分子和内外表面各厚约 2nm 的蛋白质构成，共厚约 7.5nm，膜蛋白是单层肽链以 β 折叠形式存在，通过静电作用与磷脂分子极性端相结合，从而形成“蛋白质－磷脂－蛋白质”的三层结构。这就是所谓的“单位膜”模型（unit-membrane model）。单位膜模型的不足之处在于把膜的动态结构描写成静止不变的，因而不能很好地解释膜的动态变化和各种重要的功能。

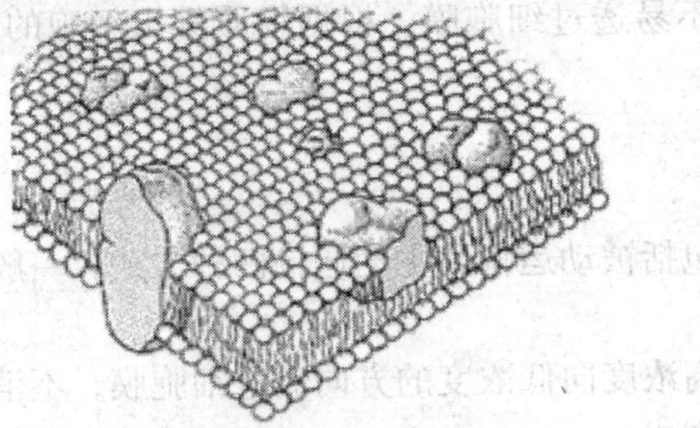

图 4－5　质膜的液态镶嵌结构模型

1972 年，S. J. Singer 和 G. Nicholson 根据免疫荧光技术、冰冻蚀刻技术的研究结果，在“单位膜”模型的基础上提出“液态镶嵌”模型（fluid mosaic model）（图 4－5）。该模型的要点是：①膜脂形成双分子层，磷脂分子以疏水性尾部相对，极性头部朝向水相，组成生物膜骨架；②膜的两侧分布（膜脂、膜蛋白）不对称（不对称性）；③细胞膜是个动态的结构，膜脂、膜蛋白有各种方式的运动（流动性）。液态镶嵌模型比较合理地解释了膜中所发生的生理现象，特别是它以动态的观点分析膜中各种化学组分的相互关系，因此受到了人们的广泛关注，是目前被普遍接受的一种模型。

二、细胞膜的特性

“液态镶嵌”模型指出了细胞膜具有两个基本特性：不对称性和流动性。

（一）细胞膜的不对称性

细胞膜的不对称性是指质膜的内外两层的组分和功能有明显的差异。膜脂、膜蛋白和复合糖在膜上均呈不对称分布，导致膜功能的不对称性和方向性，即膜内外两层的流动性不同，使物质传递有一定方向，信号的接受和传递也有一定方向等。

（二）细胞膜的流动性

细胞膜的流动性是生物膜的基本特性之一，也是细胞进行生命活动的必要条件。根据液态镶嵌模型，生物膜是一种动态的结构。膜上的各种成分都处于运动变化之中，如此，才使生物膜具有信号转导和物质运输等基本功能。

膜的流动性主要体现在膜脂分子上。在生理条件下，细胞膜的脂质为液晶态，当温度下降至某一点时，液晶态转变为晶态；温度上升，晶态又变为液晶态。膜的这种状态改变称为相变（phase transition）。引起相变的临界温度称为相变温度。

第三节　细胞膜与物质运输

细胞膜是防止细胞外物质自由进入细胞的屏障，它保证了细胞内环境的相对稳定，使各种生化反应能够有序运行。但是细胞必须与周围环境发生信息、物质与能量的交换，才能完成特定的生理功能。因此细胞必须具备一套物质转运体系，用来获得所需物质和排出代谢废物。

细胞膜是一种半透性的膜，并具有高度的选择通透性。一般来说，脂溶性大，分子量小，不带电荷的物质易通过细胞膜；反之，则不易透过细胞膜。根据物质进出细胞的形式，细胞膜的物质转运可分为跨膜运输和膜泡运输。

一、跨膜运输

是物质直接通过细胞膜的一种运输形式，包括被动运输和主动运输两种方式，一般是小分子和离子的转运方式，也称穿膜运输。

1. **被动运输**（passive transport）　物质从高浓度向低浓度的方向通过细胞膜，不消耗能量的运输方式。包括简单扩散和促进扩散两种方式。

（1）简单扩散（simple diffusion）　分子量小且不带电荷的脂溶性物质顺浓度梯度直接通过质膜的方式，也叫自由扩散。

在简单扩散的跨膜运动中，涉及跨膜物质溶解在膜脂中，再从膜脂一侧扩散到另一侧，最后进入胞质水相中，因此其通透性主要取决于分子大小和分子的极性。主要运输的物质如O_2、CO_2、H_2O、乙醇及 Vitamin A、B、E 等。

通过简单扩散方式运输的物质，在进行转运时通常有如下规律：脂溶性越高通透性越大，水溶性越高通透性越小；非极性分子比极性分子容易透过；小分子比大分子容易透过。

（2）促进扩散（facilitated diffusion）　物质顺浓度梯度，不需消耗能量，但需膜上的特异蛋白协助才能完成运输过程的方式，也称协助扩散、帮助扩散或易化扩散。

各种极性分子和无机离子，如葡萄糖、氨基酸、核苷酸以及一些金属离子的运输通常是采用促进扩散的方式。促进扩散与简单扩散都属于被动运输，物质在运输过程中都是从高浓度往低浓度进行转运，因此都不需要外界提供能量。但促进扩散与简单扩散最大的区别就是：促进扩散需要膜蛋白的协助。细胞膜上存在两类主要的转运蛋白，即载体蛋白（carrier protein）和通道蛋白（channel protein）。

载体蛋白又称作载体（carrier）、通透酶（permease）和转运器（transporter），能够与特定溶质结合，通过自身构象的变化，将与它结合的溶质转移到膜的另一侧。载体蛋白有的需要能量驱动，如各类 ATP 驱动的离子泵；有的则不需要能量，以自由扩散的方式运输物质，所以，其既可以介导被动运输，又可介导主动运输。

通道蛋白是一种横跨质膜的亲水性通道，允许适当大小的分子和带电荷的离子顺浓度梯度通过，又称离子通道。膜上充当通道的蛋白共有 100 多种，按照其开放的连续性，可分为持续开放通道和间断开放通道两类。

如存在于某些革兰阴性菌胞膜上或线粒体外膜上的通道蛋白（孔蛋白）即属于持续开放通道。其始终处于开放状态，起到分子筛的作用，可以允许符合其孔径大小的水分子和一些离子通过。

间断开放通道的通道蛋白不是一直处于开放状态，其通道的开、闭受到一定因素的影响。影响通道开关的因素通常是细胞外的一些化学物质、电荷或外界的刺激等，故间断开放通道又可分为配体门通道、电位门通道和压力激活通道。

①配体门通道（ligand - gated channel） 膜表面受体与细胞外的特定物质（配体，ligand）结合，引起通道蛋白发生构象变化，结果使“门”打开，引起细胞内外物质流动的一种通道蛋白，又称离子通道型受体。

如乙酰胆碱（Ach）受体，是由 4 种不同的亚单位（αβγδ）组成的 5 聚体蛋白质（$\alpha_2\beta\gamma\delta$），总分子量约为 290kd；亚单位通过氢键等非共价键形成一个梅花状通道结构，而其中的两个 α 亚单位正是同两分子 Ach 相结合的部位。这种结合可引起通道结构的开放，使胞膜外高浓度的 Na^+ 内流，同时也能使膜内高浓度的 K^+ 外流，结果使原来存在于膜两侧的静息电位近于消失，于是完成了 Ach 这种化学信号的跨膜传递。

②电位门通道（voltage - gated channel） 是细胞内外特异离子浓度发生变化，或其他刺激引起膜电位变化时，致使其构象变化，结果使“门”打开，引起细胞内外物质流动的一种通道蛋白。常以选择性通过的离子而命名，如 Na^+、K^+、Ca^{2+} 通道等。

③压力激活通道 如存在于人内耳听觉毛细胞上的一种阳离子通道，可检测声波的震动。

通过促进扩散方式运输的物质，在进行转运时通常有以下特点：有高度的选择性；有饱和现象；需一定的浓度梯度；运输过程通过膜蛋白的变构而实现；比自由扩散转运速率高。

2. **主动运输**（active transport） 物质运输需细胞膜上的特异性载体蛋白参与，需消耗代谢能，由低浓度通过膜向高浓度逆浓度梯度或电化学梯度的物质运输方式。在动物细胞中，根据其利用能量的方式，可分为直接利用能量（ATP）的主动运输和间接利用能量（ATP）的主动运输两种基本类型。

（1）直接利用能量（ATP）的主动运输——离子泵（ionic pump） 是一种细胞膜上主

动运输离子的蛋白质，能直接利用水解 ATP 产生的能量将离子从低浓度向高浓度转移。

在细胞膜的两侧存在很大的离子浓度差，特别是阳离子的浓度。这种离子浓度差对细胞的正常生命活动具有多方面的意义。而这种浓度差的形成和维持，都与细胞膜上的离子泵有着密切的关系。细胞膜上常见的离子泵有：Na^+-K^+泵、H^+泵、Ca^{2+}泵等。

（2）间接利用能量（ATP）的主动运输——伴随运输（co – transport） 物质跨膜运动所需要的能量来自膜两侧的离子浓度梯度。动物细胞主要是Na^+梯度，植物和细菌主要是H^+梯度，而维持这种离子浓度梯度或电化学梯度则是通过Na^+-K^+泵或H^+泵消耗 ATP 所实现的，是一种由Na^+-K^+泵或H^+泵与载体蛋白协同作用，靠间接利用能量（ATP）完成的主动运输方式。根据所运输物质的方向与离子顺电化学梯度转移方向的关系，伴随运输可以分为同向伴随运输和异向伴随运输。

（3）主动运输的特点 与被动运输相比，主动运输具有以下特点：逆离子浓度梯度或逆电化学梯度运输；需要能量（ATP 或膜两侧离子浓度梯度或电化学梯度）；都需载体蛋白。

二、膜泡运输

蛋白质等大分子和颗粒性物质不直接通过跨膜运输，而必须通过膜的一系列膜泡融合来完成的运输方式。在转运过程中，物质包裹在脂双层膜形成的囊泡中，因此称膜泡运输。通过膜下微丝（肌动蛋白）控制膜的运动，使膜产生凹（内吞）、凸（外吐），入胞、出胞作用。该种运输方式可同时转运一种或一种以上数量不等的大分子和颗粒性物质，因此也称为批量运输（bulk transport）。

1. 入胞作用（内吞作用） 通过细胞质膜内陷形成囊泡（内吞泡）将外界物质裹进并输入细胞的过程。

（1）根据内吞物质的大小，可分为吞饮作用和吞噬作用。

①吞饮作用（pinocytosis） 细胞对液体或微小颗粒的入泡作用称为吞饮作用。广泛存在于人类白细胞、肝细胞、小肠上皮细胞、肾细胞等。

②吞噬作用（phagocytosis） 细胞通过形成吞噬泡，对较大颗粒物质进行的一种入泡作用。吞噬作用可以吞噬一些颗粒化的物质（微生物）、衰老死亡的细胞碎片等。吞噬作用只限于少数特化的细胞，如巨噬细胞、单核细胞和多形核白细胞等。这些细胞广泛分布于组织和血液中，起着防御和保护的作用。

（2）根据内容物质是否具有专一性，可分为受体介导的内吞作用和非特异性的内吞作用。受体介导的内吞作用（receptor – mediated endocytosis），是被转运的物质与细胞膜上特异性受体相结合后诱发的内吞作用。首先是大分子物质（配体）与细胞表面受体相结合处的质膜部位在网格蛋白参与下形成有被小窝（coated pits），然后是深陷的有被小窝脱离质膜形成有被小泡（coated vesicles）。是大多数动物细胞从胞外摄取特定大分子的有效途径，与非特异性的内吞作用相比，可使细胞对特殊大分子的摄取效率提高 1000 多倍。如动物细胞对胆固醇的摄取，肝细胞摄入转铁蛋白，巨噬细胞对病毒、细菌和衰老细胞的摄取等，都是通过受体介导的内吞作用进行的。

2. 出胞作用（胞吐作用） 细胞内合成的多肽物质或分泌物质运出细胞外的过程。通过形成分泌泡或其他膜泡，与细胞膜融合形成许多小孔，分泌物由此孔排出，可分为组成型胞吐途径和调节型胞吐途径两种。

（1）组成型胞吐途径（constitutive exocytosis pathway） 所有真核细胞都有通过一种称为 default pathway 的方式从高尔基体反面管网形成囊泡，向细胞质膜移动并与之融合来完成蛋白质转运的过程。通过该途径，新合成的囊泡的蛋白和脂类可以不断地更新质膜，保证了细胞分裂前质膜的生长；囊泡内的可溶性蛋白分泌到细胞外，有的成为质膜外周蛋白，有的形成胞外基质组分，有的作为营养成分或信号分子扩散到胞液等。

（2）调节型胞吐途径（regulated exocytosis pathway） 真核细胞中，有些特化的分泌细胞可以将产生的分泌物，如激素、黏液或消化酶等，存储在分泌泡中，当受到胞外信号刺激时，分泌泡与质膜融合，将内含物释放出去。

无论是内吞作用还是外排作用，都涉及膜的融合过程。正常的细胞膜不能自发地融合，只有除去膜表面的水分子，使膜之间的距离近至 1.5nm，才有可能发生融合。因此推测在细胞的内吞和外排过程中，有某种膜融合蛋白的参与。

第四节 细胞膜受体与细胞识别

一、细胞膜受体

（一）细胞膜受体和配体

受体（receptor）多为糖蛋白（少数为糖脂），一般至少包括两个功能区：与配体结合的区域，具有结合特异性和产生效应的区域，具有效应特异性。细胞对胞外特殊信号分子的反应能力取决于细胞是否具有相应的受体，同一种化学信号分子对不同的靶细胞可产生不同的效应。根据受体在细胞上存在的部位，可分为细胞膜受体和细胞内受体，前者受胞外亲水性信号分子的激活，后者受胞外亲脂性信号分子的激活。两者通过不同的机制介导不同的信号传递通路。本节主要介绍细胞膜受体及其介导的信号传递机制。

1. 细胞膜受体（membrane receptor） 是细胞表面特异的，能够选择性的与胞外化学信号分子结合，并将此转变成内信号，以此诱导某种生理效应或调节某种代谢活动的生物大分子。

2. 配体（ligand） 能与细胞受体进行特异性结合的生物活性分子称作配体。细胞间信息物质就是一类最常见的配体。此外，某些药物、维生素和毒物也可作为配体而发挥作用。

受体与配体结合具有高度专一性、高度亲和力、可饱和性、可逆性等特点。

（二）外信号和内信号

1. 外信号 外来的作用于受体的信号，也称第一信使。根据其溶解性，可分为两类

（1）亲脂性信号分子 主要代表是甾类激素和甲状腺素，可穿过质膜进入细胞，与细

胞质或细胞核中的受体结合形成复合物。

（2）亲水性信号分子　包括神经递质、生长因子和大多数激素。它们通常不能穿过靶细胞质膜，而是通过与细胞表面的受体结合，再经信号转换机制，在细胞内产生第二信使或激活蛋白激酶或蛋白磷酸酶的活性，跨膜传递信息。

此外，在20世纪80年代后期，发现和证实一氧化氮（NO）能进入细胞直接激活相关效应酶，参与体内众多的生理和病理活动。因其是迄今为止在体内发现的第一个气体信号分子，因而引起人们广泛的关注。

2. **内信号**　在第一信使作用下，细胞内最初产生的信号，也称第二信使（second messenger）。如cAMP、cGMP、IP_3（三磷酸肌醇）、DG（甘油二酯）等。

（三）膜受体的类型及膜受体介导的跨膜信息传递

根据信号转导机制和受体蛋白类型的不同，膜受体分属三大家族：G蛋白耦联的受体、离子通道耦联的受体、酶耦联的受体。

1. **G蛋白耦联的受体**（G protein－linked receptor）　是一类配体－受体复合物与靶蛋白（酶或离子通道）的作用要通过与G蛋白的耦联，在细胞内产生第二信使，从而进行跨膜信号转导的膜受体。

G蛋白（GTP binding protein）是一种鸟苷酸结合蛋白，同时也是位于细胞膜胞浆面的外周蛋白，介于膜受体与效应蛋白之间，能耦联膜受体并传导信息，其活性受GTP调节。G蛋白由三个亚基组成，分别是α亚基（45kD）、β亚基（35kD）和γ亚基（7kD），α亚基是决定G蛋白功能的主要亚基，具有GTP酶的活性，β和γ亚单位一般以βγ聚合体形式存在。近来的研究发现，除了α亚基有活性外，βγ亚单位同样作为一个功能单位参与信号传递过程，βγ不仅能够介导独立的信号传递通路，而且可能是G蛋白与其他信号通路交互转导的调控点。

G蛋白有两种构象，一种为非活化型，以αβγ三聚体存在并与GDP结合；另一种为活化型，此型通过α亚基与GTP结合，导致βγ二聚体的脱落。

由G蛋白耦联受体所介导的信号转导途径主要包括：环腺苷酸（cAMP）信号通路和肌醇磷脂信号通路。

（1）环腺苷酸（cAMP）信号通路　细胞外信号与相应受体结合，通过腺苷酸环化酶提高cAMP的水平，导致细胞内第二信使cAMP的水平变化，引起细胞反应的信号通路。

①组成　环腺苷酸（cAMP）信号通路由受体、调节蛋白（耦联蛋白，G蛋白）、腺苷酸环化酶三部分组成。受体分为活化型激素受体（Rs）和抑制型激素受体（Ri），为跨膜7次的膜蛋白，有两个结构域，胞外结构域与胞外信号作用，胞内结构域与G蛋白作用。调节蛋白（耦联蛋白，G蛋白）分为与GTP结合的活化型调节蛋白（Gs）和与GDP结合的抑制型调节蛋白（Gi），耦联于受体（Rs/Ri）与腺苷酸环化酶之间，使细胞外信号跨膜转换为细胞内信号（cAMP）。因为这种调节蛋白通过与鸟苷酸结合发挥作用，所以称其为G蛋白。Gs和Gi均由α、β、γ亚基组成，其β、γ亚基相同，而α亚基各不相同。腺苷酸环化酶（adenylate cyclase，AC）是一种分子量为150kD的糖蛋白。在Mg^{2+}和Mn^{2+}的存在

下，AC 催化 ATP 生成 cAMP。cAMP 信号通路的最后一步是通过特异地激活蛋白激酶 A（PKA），活化的蛋白激酶 A 使特殊的蛋白磷酸化，进而引起细胞应答。

②细胞信息的传导 配体分子（第一信使）与 G 蛋白耦联受体（Rs/Ri）结合，诱发受体分子构象改变，受体、腺苷酸环化酶、调节蛋白相互作用，进行信号传导，使细胞内的 cAMP（第二信使）的水平升高，cAMP 激活蛋白激酶 A（PKA），活化的蛋白激酶 A 即可使核内特殊的基因调控蛋白磷酸化，从而引起细胞产生相应的生物效应。

（2）肌醇磷脂信号通路 配体与细胞表面 G 蛋白耦联受体结合，耦联 G 蛋白活化质膜上磷脂酶 C（PLC），催化位于膜内层的 4，5-二磷酸磷脂酰肌醇（PIP_2）水解产生两个重要的细胞内信使：二酰基甘油（DG）和 1，4，5-三磷酸肌醇（IP_3）。DG 结合于质膜（脂溶性），可激活与质膜结合的蛋白激酶 C（PKC）。PKC（分子量 80kD）有两个功能区：一个是疏水的膜结合区，另一个是亲水的催化活性区。PKC 以非活性形式分布于细胞质中，当细胞接受外界信号时，PIP_2水解，质膜 DG 累积，PKC 紧密结合到质膜内表面，被 DG 活化，进而使细胞质中的底物蛋白的丝氨酸和苏氨酸残基磷酸化。活化膜上的 Na^+/H^+ 交换通道，使 H^+出、Na^+入，引起细胞内 pH 升高。IP_3 动员细胞内源钙到细胞质，使胞内游离 Ca^{2+}浓度上升，活化各种 Ca^{2+} 结合蛋白引起细胞反应，如钙调素。钙调素（calmodulin，CaM），分子量为 16.7kD，由 148 个氨基酸残基组成，含 4 个结构域，每个结构域可结合一个 Ca^{2+}，其本身无活性，当 Ca^{2+} 与之结合后，引起钙调素构象发生改变，形成活化的 Ca^{2+}-CaM复合物，然后与受体酶结合形成活化的钙调素-酶复合物，继而调节了受钙调素调节的各种酶的活性，如腺苷酸环化酶、鸟苷酸环化酶、磷酸化酶等。

该信号通路最大的特点就是胞外信号被膜受体接受后，同时产生两个胞内信使，分别激活两个信号通路，即 DG-PKC 和 IP_3-Ca^{2+}途径。因此，该信号系统又被称为“双信使系统”。

2. **离子通道耦联的受体**（ion-channel-linked receptor） 离子通道耦联的受体，是一类自身为离子通道的受体，这种离子通道的开启和关闭取决于该通道受体与配体的结合状态，这类受体既是膜受体又是离子通道，由多个亚基共同围成离子通道，每个亚基是由单一多肽链反复多次穿过细胞膜形成，当受体与配体结合可直接导致通道开放，使 Na^+、K^+、Ca^{2+}等产生跨膜流动，进行信息转导，无需中间步骤。这类受体主要存在于肌肉、神经等细胞，在神经冲动的快速传递中起作用。

3. **酶耦联的受体** 与酶耦联的受体又称催化性受体，当胞外配体与受体结合后，即激活受体胞内段的酶活性。通常包括五类：①受体酪氨酸激酶；②受体丝氨酸/苏氨酸激酶；③受体酪氨酸磷酸脂酶；④受体鸟苷酸环化酶；⑤酪氨酸蛋白激酶联系的受体。

二、细胞识别

细胞识别（cell recognition）是细胞通过其表面的受体与胞外的信号分子选择性的相互作用，从而导致胞内一系列生理生化变化，最终表现为细胞整体的生物学效应的过程。

早在 20 世纪初，Wilson 将自然界最简单的多细胞生物——海绵机械性地分散为单个细胞。当把两种颜色不同的海绵单个细胞体外混合培养时，两种海绵细胞会各自聚集在一起，后来发现高等动物细胞也同样有这种现象。

细胞识别的机理比较复杂，各类细胞的识别也不完全相同。不过，人们普遍认为参与识别作用的主要分子基础是细胞表面的糖链。据估计，糖链结构的多样性超过了多肽链及核苷酸链，有足够大的贮存和识别信息的容量。上述两种海绵细胞能够同种细胞重新聚合，与海绵细胞表面两种糖蛋白有关。一种被称为聚合因子（aggregation factor），另一种是该因子的受体。在 Ca^{2+} 的作用下，聚合因子通过自身的聚合作用而将海绵细胞聚合在一起。分析海绵细胞的聚合因子后发现，不同细胞之间聚合因子氨基酸组成相似，但糖的组成则不同。只有同种海绵细胞表面的受体和聚合因子间才能互相结合。

第五节 细胞膜与疾病

细胞膜是细胞与环境间的界膜，是维持细胞内环境稳定、调节细胞正常生命活动的重要结构基础。它在细胞内外物质运输、细胞间识别、细胞免疫、信息传递和代谢调节等各种生命代谢活动中起着重要作用。因此膜结构的任何成分改变和功能异常，都将导致细胞发生病理变化，乃至机体的功能紊乱，而引起疾病。

一、膜转运系统异常与疾病

如前所述，膜上存在许多与物质转运有关的转运蛋白（载体蛋白、通道蛋白、离子泵等），当这些蛋白结构发生缺陷或功能异常时，都会引起物质转运发生障碍，产生相应的遗传性膜转运异常的疾病，如胱氨酸尿症、肾性糖尿病等。

二、膜受体异常与疾病

膜受体数量增减和结构上的缺陷以及特异性、结合力的异常改变，都可引起疾病。常常将此类疾病称为受体病（receptor disease）。有的是受体先天异常，属于遗传病；有的则是由后天因素引起的受体异常病。限于篇幅，不再赘述。

思 考 题

1. 细胞膜的基本特性包括哪些？
2. 细胞膜的“液态镶嵌模型”的基本要点包括哪些？
3. 影响细胞膜脂分子流动性的因素主要包括哪些？
4. 主动运输包括哪些方式？各有何特点？
5. 从物质运输方向、能量需求、是否需要载体等方面比较简单扩散、促进扩散和主动运输。
6. 简述 G 蛋白耦联受体所介导的两条信号转导途径。
7. 利用本章所学的知识，谈谈你对细胞膜异常与疾病之间关系的认识。

第五章 细胞质

真核细胞的细胞质（cytoplasm）是指细胞膜以内除细胞核以外的所有部分，它包括细胞质基质、细胞器和细胞质内含物。细胞质基质（cytoplasmic matrix）也称胞质溶胶，为细胞质内除去有形成分以外的可溶性的胶状物质，能为各种生化反应提供适宜的环境和维持细胞内环境的稳定性，细胞的生命活动离不开细胞质的作用。在细胞质中有各种重要的细胞器分布于细胞基质中，细胞器（organelle）是分布于细胞质内、具有一定形态、在细胞生理活动中执行一定功能的结构，它包括内质网、高尔基复合体、溶酶体、过氧化物酶体、线粒体、核糖体、细胞骨架等，各种细胞器均执行各自的重要功能，是细胞代谢的关键结构。细胞质内含物（cytoplasmic inclusion）为细胞质内除细胞器以外的有形成分，这些物质有的是细胞的代谢产物，有的是贮存的营养物质，如糖原、脂滴、色素、蛋白质结晶等（彩图5-1）。因此，细胞质是细胞代谢的中心。

第一节 细胞的内膜系统

细胞内膜系统是真核细胞的特有结构，是细胞完成各种复杂生命过程所必需的结构。把细胞质内在结构和功能乃至发生上具有相互联系的膜性结构统称为细胞的内膜系统（endomembrane system），包括内质网、高尔基复合体、溶酶体、过氧化物酶体以及各种膜性小泡等。这些膜性细胞器都是封闭的区室，区室之间为细胞质溶胶。内膜系统是细胞进化过程中膜性结构高度分化和特化的产物，它的出现使细胞的结构复杂化，为细胞生命活动提供了丰富的膜表面，使细胞的功能活动区域化，生化反应互不干扰，大大提高了细胞的代谢活动效率。同时各细胞器间以及细胞器与胞质间又彼此相互依存、高度协调地进行各种细胞内的代谢过程及生命活动。

一、内质网

内质网（endoplasmic reticulum，ER）在细胞内膜系统中占有中心地位，约占细胞内膜系统的50%左右，广泛存在于除哺乳动物红细胞以外的所有真核细胞的细胞质内。

（一）内质网的形态结构及类型

内质网是由一层单位膜围成的小管、小泡和扁囊互相分枝吻合连通成三维网状膜系统。内质网膜与核膜外膜相连续，内质网腔与核膜腔相通。

根据内质网膜外表面有无核糖体颗粒附着将内质网分为两大类，即粗面内质网（rough

endoplasmic reticulum，RER）（电镜图 2～4）和滑面内质网（smooth endoplasmic reticulum，SER）（电镜图2、5）（图5－1）。

1. 粗面内质网 因其膜外表面有大量颗粒状核糖体附着而命名，粗面内质网多为互相连通的扁囊状，也有少数的小泡和小管。粗面内质网的形态在不同类型的细胞中有所不同。例如，胰腺外分泌细胞的粗面内质网由许多扁囊平行排列，而软骨细胞的粗面内质网则为不规则的囊泡。

2. 滑面内质网 膜表面光滑，无核糖体颗粒附着。滑面内质网的结构常由分支小管和小泡构成，很少有扁囊状。如汗腺细胞、皮脂腺细胞以及分泌甾类激素的细胞滑面内质网比较丰富。

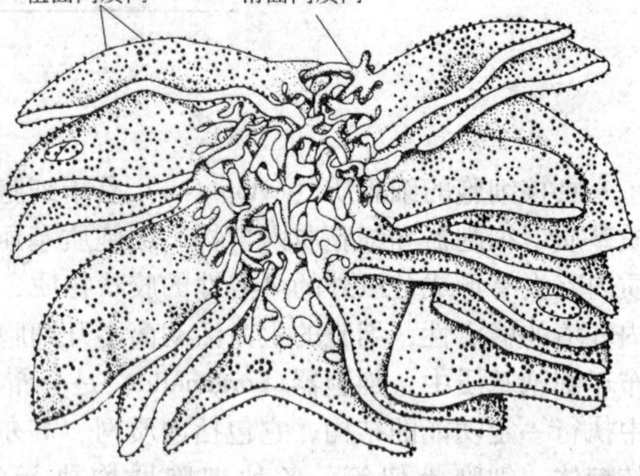

图5－1 内质网立体结构图

两种类型的内质网在不同细胞中的分布有所不同。在胰腺外分泌细胞中，全部为粗面内质网；在肌细胞中全为滑面内质网；而在肾上腺皮质细胞中则两种类型并存。

（二）内质网的化学组成

对内质网化学组成方面的研究，需要把内质网从细胞质中分离出来。应用蔗糖密度梯度离心方法，可以从组织细胞匀浆中分离出微粒体（microsome）。微粒体不是细胞内的一种固有结构，而是内膜系统中各组分的膜断片自然卷曲而成的封闭小泡。表面附有核糖体的为粗面微粒体；表面光滑没有核糖体附着的为滑面微粒体；通过进一步离心，可以把粗面微粒体和滑面微粒体分离开。因此，可以把微粒体作为研究内质网的材料。

通过对微粒体的生化分析，了解到内质网膜化学成分是由脂类和蛋白质组成。脂类约占1/3，蛋白质约占2/3，其中滑面内质网的脂类要比粗面内质网多一些。

内质网膜含有大量的酶类，其中葡萄糖－6－磷酸酶作为内质网膜的标志酶。此外，内质网也含有参与解毒的各种酶系及脂类合成的酶系。

（三）内质网的功能

1. 粗面内质网的功能 主要负责蛋白质的合成、修饰和加工、分选与转运。

（1）粗面内质网与蛋白质合成 粗面内质网合成的蛋白质主要为分泌蛋白、溶酶体蛋白、膜蛋白等。合成的蛋白质是如何进入粗面内质网腔或被整合到粗面内质网膜中？在这方面研究得比较深入，颇受支持的是1975年提出的信号假说（signal hypothesis），该假说认为：①来自细胞核的mRNA带有合成蛋白质的密码，它进入细胞质以后，同若干核糖体结合，成为多聚核糖体，进行蛋白质合成活动。核糖体首先由mRNA上特定的信号密码翻译合成一短肽——信号肽（signal peptide），它由15～30个疏水氨基酸组成。②在细胞基质中存在着信号识别颗粒（signal recognition particle，SRP），SRP既能识别露出核糖体之外的信号肽，又能识别粗面内质网膜上的 SRP 受体。③当 SRP 与信号肽识别并结合形成 SRP - 信号肽 - 核糖体复合物时，核糖体的蛋白质合成暂时终止。结合的 SRP - 信号肽 - 核糖体复合物由 SRP 介导引向粗面内质网膜上的 SRP 受体，并与之结合，核糖体则以大亚基附着于内质网膜上。④SRP 与 SRP 受体的结合是临时性的，当核糖体附着于内质网膜上之后，SRP 便离去。⑤核糖体的信号肽便经由内质网膜插入膜腔内，而先前处于暂停状态的蛋白质活动又恢复。进入内质网腔的信号肽，由位于内质网膜内表面的信号肽酶切掉，与之相连的合成中的肽链继续进入内质网腔，直至肽链合成终止，最后核糖体脱离内质网，重新加入“核糖体循环”（图 5 - 2）。

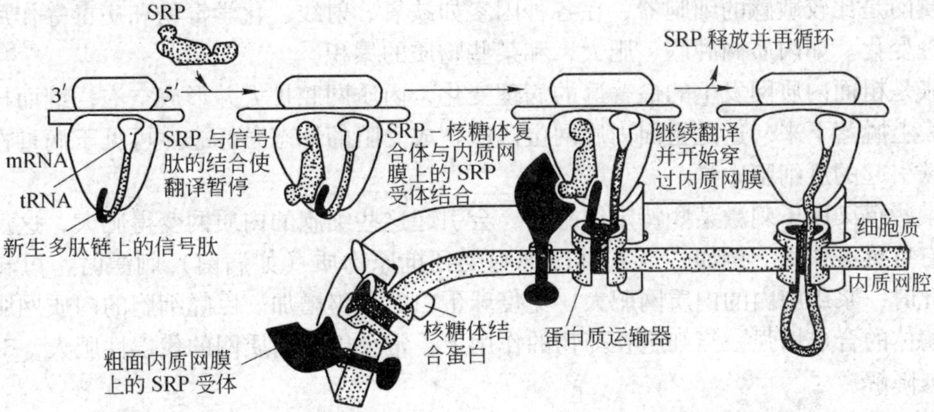

图 5 - 2　信号假说示意图

（2）粗面内质网与蛋白质糖基化　在糖基转移酶催化下，寡聚糖链与蛋白质的氨基酸残基共价连接的过程称为蛋白质糖基化。大多数分泌蛋白和膜嵌入蛋白等是糖蛋白，蛋白质的糖基化主要在高尔基复合体中进行，粗面内质网腔内也进行部分糖基化。粗面内质网腔中进行的糖基化主要是 N - 连接糖基化，即寡聚糖链与蛋白质的天冬酰胺残基侧链上的 $-NH_2$ 连接。

（3）粗面内质网与分泌蛋白质运输　在粗面内质网核糖体上合成的分泌蛋白大多数经由高尔基复合体排出细胞。由核糖体合成的分泌蛋白进入内质网腔之后，经过折叠和糖基化作用，又被包裹于由内质网分离下来的小泡之内，再经由高尔基复合体，变为浓缩泡，之后再由浓缩泡发育成酶原颗粒而被排出细胞外，这是分泌蛋白质常见的排出途径。另一种途径是含有分泌蛋白质的小泡由内质网脱离后直接形成浓缩泡，再由浓缩泡发育成酶原颗粒而被排出。

2. 滑面内质网的功能　不同类型细胞中滑面内质网的功能各有不同。

（1）脂质和固醇的合成与运输　合成脂类和固醇激素是滑面内质网最明显的功能，可合成甘油三酯、磷脂和胆固醇等。在肾上腺皮质细胞、睾丸间质细胞、卵巢黄体细胞等分泌类固醇激素的细胞中，滑面内质网非常发达。滑面内质网还具有脂类运输的作用，如小肠上皮细胞的滑面内质网可以合成脂肪，并与蛋白质结合生成脂蛋白，通过高尔基复合体加工转运出胞。

（2）糖原的分解　在肝细胞内的滑面内质网膜上含有6-磷酸葡萄糖酶，该酶可将肝糖原降解产生的6-磷酸葡萄糖分解为磷酸和葡萄糖，然后将葡萄糖释放到血液中。

（3）解毒作用　肝细胞的解毒作用，主要通过滑面内质网膜上的氧化酶系对药物和毒物进行氧化和羟化反应，使药物转化或消除其毒性，并且易于排出体外。

（4）肌肉的收缩　滑面内质网在肌肉细胞中形成一种特殊结构称为肌质网（sarcoplasmic reticulum），肌质网的作用是调节肌细胞中 Ca^{2+} 的浓度而参与肌肉收缩。

（四）内质网的病理变化

内质网是比较敏感的细胞器，在各种因素如缺氧、射线、化学毒物和病毒等作用下，会发生病理变化。如内质网肿胀、肥大，和某些物质的累积。

肿胀是粗面内质网发生的最普遍的病理变化，内质网腔扩大并形成空泡，继而核糖体从内质网膜上脱落下来，这是粗面内质网蛋白质合成受阻的形态学标志。可见于病毒性肝炎和四氯化碳引起的肝细胞中毒。

当某些感染因子刺激某些特定细胞时，会引起这些细胞的内质网变得肥大，这反映了内质网具有抗感染作用。例如，当B淋巴细胞受到抗原物质（如病菌）刺激时，可转变成浆细胞，此时，浆细胞内的内质网肥大，免疫球蛋白的分泌增加。巨噬细胞的内质网肥大，表现为溶酶体的合成增强。当细胞在药物的作用下，常会出现内质网的代偿性肥大，对药物进行解毒或降解。

二、高尔基复合体

高尔基复合体（Golgi complex）是1898年C. Golgi应用银染等方法首次在猫和猫头鹰的神经细胞中观察到的一种网状结构，命名为内网器（internal reticular apparatus）（彩图5-2）。后来在很多动植物细胞中都发现了这种结构，并称之为高尔基体（Golgi body）或高尔基器（Golgi apparatus）。20世纪50年代，电镜技术证实高尔基体是一组复合结构，故改称谓高尔基复合体。

高尔基复合体普遍存在于真核细胞中，是细胞内一种固有的细胞器，它在细胞的蛋白质加工和分泌过程中有着重要的作用。

（一）高尔基复合体的形态结构

在电镜下，高尔基复合体是由扁平囊、小囊泡和大囊泡所组成的一种比较复杂的膜性结构，其显著特征是重叠的扁平囊堆积在一起构成了高尔基体的主体结构。高尔基复合体具有极性，扁平囊呈弓形，扁平囊凸面朝向细胞核或内质网为顺面，也称形成面（forming face），扁平囊凹面朝向细胞膜为反面，也称成熟面（mature face）（图5-3）（电镜图6、7）。

1. 顺面高尔基网（cis Golgi network，CGN）　在扁平囊的顺面，常可见到许多直径约40～80nm的小泡，称高尔基复合体小囊泡（vesicle），是由附近粗面内质网“芽生”而来，也称运输小泡（transfer vesicle），载有粗面内质网合成的蛋白质和脂类，通过膜融合将内含物转运到扁平囊中，并不断补充扁平囊的膜结构。

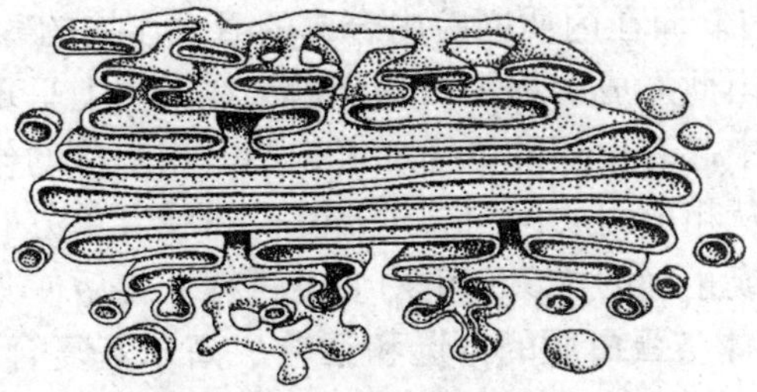

图5-3 高尔基复合体模式图

2. **中央扁平囊**（cisternae） 中央扁平囊为高尔基复合体中最富特征性的一种结构。扁平囊一般有3~8个平行排列在一起，相邻扁平囊相通连。目前认为，高尔基扁平囊片层至少可分为三个区隔，每个区隔含有不同的酶，主要进行蛋白质的糖基化修饰、糖脂形成及多糖合成。

3. **反面高尔基网**（trans Golgi network，TGN） 在扁平囊的反面，常有直径约100~150nm的大泡，称高尔基复合体大囊泡（vacuole），主要是对蛋白质进行修饰、分选、包装，最后从高尔基复合体中输出的功能。大囊泡是由扁平囊的末端或局部膨大形成，并带着扁平囊所形成的物质离去，在分泌细胞中，这种大囊泡又称分泌泡或浓缩泡，随着分泌物而被排到细胞外，大囊泡的膜和细胞膜融合，因而细胞膜得到补充和更新。可见内质网、小囊泡、扁平囊、大囊泡和细胞膜之间存在着一种膜移动的动态平衡。

高尔基复合体的形态结构、数量、分布状态在不同细胞中有很大差异，这与细胞的生理功能有关。如分泌细胞有典型的扁平囊、小囊泡和大囊泡三种基本形态结构，分布在细胞核的附近并趋于细胞的一极并且数量多，但在肿瘤细胞和培养细胞则仅有少量的扁平囊结构。

（二）高尔基复合体的化学组成

从大鼠肝细胞分离的高尔基复合体约含60%的蛋白质和40%的脂类。应用蛋白质凝胶电泳分析结果显示，高尔基复合体与内质网含有某些共同的蛋白质，但高尔基复合体的蛋白质含量比内质网膜少。高尔基复合体脂类含量介于内质网膜和细胞膜之间，说明高尔基复合体是一种过渡型的细胞器。

高尔基复合体含有多种酶，如催化糖及蛋白质生物合成的糖基转移酶、催化糖脂合成的磺基-糖基转移酶以及催化磷脂合成的转移酶、磷脂酶等，其中糖基转移酶被认为是高尔基复合体的特征性酶。

（三）高尔基复合体的功能

高尔基复合体的主要功能是参与细胞的分泌活动，对来源于内质网合成的蛋白质进行糖基化等加工修饰，并将各种蛋白产物进行分选和运输。

1. **糖蛋白的加工与修饰** 蛋白质糖基化有N-连接糖基化和O-连接糖基化。N-连接的糖基化发生在粗面内质网中，O-连接的糖基化主要或全部发生在高尔基复合体内。O-连接糖基化是寡糖与蛋白质的酪氨酸、丝氨酸和苏氨酸残基侧链的羟基基团共价结合，形成

O－连接的寡糖蛋白。而在内质网腔内合成的N－连接的寡糖蛋白必须在高尔基复合体内进一步地加工修饰，由此形成的糖蛋白的寡糖链在结构上呈现多样化差异。因此，高尔基复合体在蛋白质糖基化中起着重要的修饰加工作用。糖基化的作用有利于高尔基复合体的分类和包装，保证糖蛋白从粗面内质网向高尔基复合体膜囊单方向进行转移；糖基化还会帮助蛋白质在成熟过程折叠成正确的构象；蛋白质经过糖基化后使其稳定性增加。

2. **高尔基复合体与蛋白质的分选和运输** 高尔基复合体的层状扁平囊结构具有不同的生化区隔，对蛋白质的寡糖链按顺序修饰，这种顺序修饰有利于糖蛋白的分选，使粗面内质网合成的蛋白质成为分泌蛋白、跨膜蛋白、溶酶体蛋白。

粗面内质网合成的分泌蛋白质运输到内质网腔，经过折叠和糖基化，由运输小泡把合成的蛋白质运送到高尔基复合体，在高尔基复合体进行浓缩、加工形成分泌颗粒，最后与细胞膜融合，把分泌物排到细胞外，可见高尔基复合体在细胞分泌活动中起着重要的加工修饰和转运作用，同时，在细胞内膜泡蛋白运输中起着重要的交通枢纽作用。

3. **高尔基复合体参与溶酶体的形成** 溶酶体是从反面高尔基复合体以出芽方式形成的。溶酶体的酶都是糖蛋白，这些酶在粗面内质网核糖体上合成并形成N－连接的糖蛋白，而后移入内质网腔内，通过运输小泡转运到高尔基复合体内进行加工修饰。在高尔基复合体顺面膜囊内寡糖链上的甘露糖残基磷酸化形成6－磷酸－甘露糖（M－6－P），M－6－P是溶酶体水解酶分选的重要识别信号。在高尔基复合体的反面膜囊内有识别M－6－P的受体，能特异地与溶酶体酶糖链末端的M－6－P结合，引导溶酶体酶聚集以出芽与高尔基复合体分开形成溶酶体。

综上所述，高尔基复合体是一个结构复杂和高度组织化的细胞器。每一个部分都有其独特的结构和酶系统，它们在高尔基复合体的功能活动中起着不同的作用。

（四）高尔基复合体的病理变化

高尔基复合体在各种病理条件下会发生不同程度的形态和数量变化。如肥大或萎缩。高尔基复合体肥大见于功能亢进或代偿性功能亢进的情况，如大鼠实验性肾上腺皮质再生过程中，在垂体前叶分泌促肾上腺皮质激素的细胞内，高尔基复合体显著肥大，而当再生将完毕时，促肾上腺皮质激素水平下降，高尔基复合体又恢复正常大小。高尔基复合体的萎缩、破坏和消失，常见于中毒等病理情况下的肝细胞，这是由于脂蛋白合成及分泌功能障碍所致。

三、溶酶体

溶酶体（Lysosome）存在于所有的动物细胞中，只有极少数的细胞例外，如哺乳动物成熟红细胞。溶酶体是细胞内消化的主要场所，内含多种酸性水解酶，能分解各种内源性或外源性物质，被称为细胞内的消化器官（电镜图1）。

（一）溶酶体的结构和化学组成

1. **溶酶体的形态结构** 溶酶体是由一层约6nm的单位膜围成的球形或卵圆形囊状结构，大小不一，常见直径在0.2～0.8μm之间，内含物的电子密度较高，故着色深，因此易与其他泡状细胞器区别。溶酶体含有丰富的酸性水解酶。特别是所有的溶酶体中均含酸性磷酸酶，因而将酸性磷酸酶作为溶酶体的标志酶。在不同的细胞中溶酶体的数量和形态有很大差异，即使在同一种细胞内，溶酶体的大小、形态也有很大区别。

2. **溶酶体的酶**　溶酶体中含有60余种酸性水解酶，这些酶能将蛋白质、多糖、脂类和核酸等水解为小分子物质。不同类型细胞内溶酶体酶的种类和比例不同。即使在同一细胞内不同的溶酶体中，酶的种类和数量也不相同。

3. **溶酶体的膜**　溶酶体膜以鞘磷脂居多，防止酸性水解酶的侵蚀。溶酶体膜上有多种载体蛋白，可将消化后的产物向外转运。溶酶体酶最适pH值为5.0，pH值大于7时溶酶体酶失去活性。溶酶体膜上含有一种特殊的转运蛋白——质子泵（proton pump），将H^+泵入溶酶体内，从而维持腔内的酸性pH值。构成溶酶体膜的蛋白质是高度糖基化的，保护溶酶体膜免受溶酶体内蛋白酶的消化。

（二）溶酶体的类型

根据溶酶体的形成过程和功能状态可将溶酶体分为内体性溶酶体、吞噬性溶酶体和残余小体。

1. **内体性溶酶体**（endolysosome）　内体性溶酶体是由高尔基复合体扁平囊边缘膨大而分离出来的泡状结构和内体合并而成，不含作用底物，仅含水解酶。

2. **吞噬性溶酶体**（phagolysosome）　吞噬性溶酶体是由内体性溶酶体和各种吞噬底物融合形成的，其中含有消化酶、作用底物和消化产物。细胞中所见的溶酶体大多数属于吞噬性溶酶体。根据底物的来源和性质不同，吞噬性溶酶体又分为异噬性溶酶体（heterophagolysosome）和自噬性溶酶体（autophagolysosome）。

3. **残余小体**（residual body）　在吞噬性溶酶体到达末期阶段时，还残留一些未被消化和分解的物质，并保留在溶酶体内，形成残余小体。在电镜下残余小体呈现为电子密度较高、色调较深的物质。常见的残余小体有脂褐质、多泡体、髓样结构和含铁小体等。这些残余小体有的能将其残余物通过胞吐作用排出细胞外，有的则长期存留在细胞内不被排出，如神经细胞、肝细胞、心肌细胞等的残余小体不被释放，仍蓄积在细胞质中形成脂褐质。

（三）溶酶体的功能

1. 消化作用

（1）自噬作用　溶酶体消化细胞自身衰亡或损伤的各种细胞器的过程称自噬作用（autophagy）。细胞内衰老或损伤的细胞器，首先被来自滑面内质网或高尔基复合体的膜所包围，形成自噬体（autophagosome），并与内体性溶酶体的膜融合，形成吞噬性溶酶体并完成消化作用（图5-4）。溶酶体对细胞内衰老破损的细胞器进行消化分解，可供细胞再利用，对细胞结构的更新具有十分积极的意义。

（2）异噬作用　溶酶体对细胞外源性异物的消化过程称为异噬作用（heterophagy）。这些异物包括作为营养成分的大分子颗粒，以及细菌、病毒等。异物经吞噬作用进入细胞，形成吞噬体（phagosome）；或经胞饮作用形成吞饮泡（pinosome）。吞噬体或吞饮泡进入细胞后，其膜与内体性溶酶体膜相融合，成为吞噬性溶酶体，异物在吞噬性溶酶体中被水解酶消化分解成小分子，透过溶酶体膜扩散到细胞基质中供细胞利用，不能被消化的成分仍然留在吞噬性溶酶体内形成残余小体。

（3）粒溶作用　溶酶体分解胞内剩余的分泌颗粒的作用称粒溶作用（granulolysis）或分泌自噬（crinophagy）。如母鼠在哺乳期，乳腺细胞机能旺盛，细胞中分泌颗粒丰富，一旦停止授乳，这种细胞内多余的分泌颗粒即与内体性溶酶体融合而被分解，重新利用。

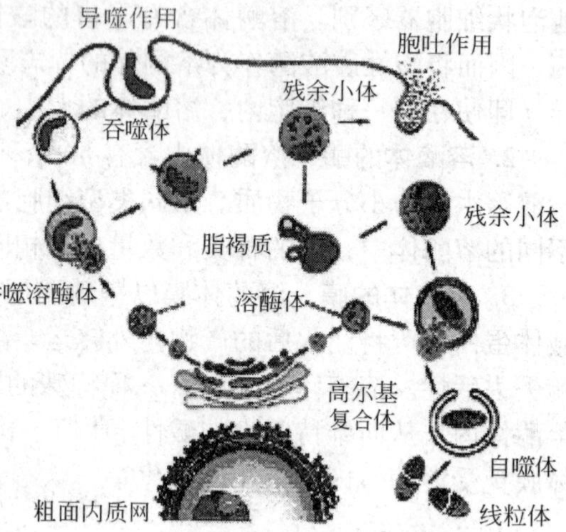

图 5－4　溶酶体的消化作用过程示意图

2. **溶酶体的自溶作用与器官发育**　在一定条件下，溶酶体膜破裂，水解酶溢出致使细胞本身被消化分解，这一过程称为细胞的自溶作用（autocytolysis）。如两栖类动物蛙的变态发育过程中，蝌蚪尾部逐渐退化消失，这是尾部细胞自溶作用的结果。高等动物死亡后消化道黏膜很快就腐败，也是由于溶酶体膜破裂的结果。

3. **溶酶体参与机体的某些生理活动**　某些情况下溶酶体可通过胞吐方式，将溶酶体酶释放到细胞之外，消化细胞外物质，这种现象体现在受精过程和骨质更新方面。例如，溶酶体能协助精子与卵细胞受精，精子头部的顶体（acrosome）实际上是一种特化的溶酶体，顶体内含有透明质酸酶、酸性磷酸酶及蛋白水解酶等多种水解酶类。当精子与卵细胞的外被接触后，顶体膜与精子的质膜融合并形成孔道，此时顶体内的水解酶可通过孔道释放出来，消化分解掉卵细胞的外被卵泡细胞，并协助精子穿过卵细胞各层膜的屏障而顺畅进入卵内实现受精。在骨骼发育过程中，破坏骨质的破骨细胞与造骨的成骨细胞共同担负骨组织的连续改建过程，其中破骨细胞的溶酶体放出来的酶参与陈旧骨基质的吸收、消除，是骨质更新的一个重要步骤。

（四）溶酶体与疾病的关系

溶酶体异常与许多疾病的发生有着密切的关系。

1. **先天性溶酶体病**　溶酶体中酸性水解酶的合成是由基因决定的，若基因缺陷可引起酶蛋白合成障碍，缺乏某种溶酶体酶，导致相应的作用底物不能被分解而积累于溶酶体内，造成溶酶体过载，从而引起各种病理变化。这种先天性代谢病称为溶酶体积累病，现已发现有40多种先天性溶酶体病是由于溶酶体缺乏某些酶而引起的。例如，Ⅱ型糖原累积病（glycogen storage disease type Ⅱ）是人类最早发现的先天性代谢病，这种病是由于患者的常染色体隐性基因缺陷，不能合成α－葡萄糖苷酶，致使糖原无法被分解而大量积累于溶酶体内，造成代谢障碍，此种情况可出现于患者肝、肾、心肌及骨骼肌中，严重损伤这些器官的功能，此病多见于婴儿，症状为肌无力，进行性心力衰竭等，病孩一般在2周岁内死亡。台－萨氏病（Tay－Sachs disease）又称黑蒙性先天愚病，是由于患者神经细胞溶酶体内缺少

β－氨基己糖苷酶 A，致使神经节苷脂无法降解而积累在溶酶体中，患者表现为渐进性失明、痴呆和瘫痪。

2. **溶酶体与矽肺** 矽肺是工业上的一种职业病，其形成原因主要是由于溶酶体膜的破裂。当人体的肺吸入空气中的矽尘颗粒（二氧化矽、SiO_2）后，矽尘颗粒便被肺部的巨噬细胞吞噬形成吞噬小体，吞噬小体与内体性溶酶体融合形成吞噬性溶酶体，二氧化矽在吞噬性溶酶体内形成矽酸分子，与溶酸体膜结合而破坏溶酶体膜的稳定性，造成大量水解酶和矽酸流入细胞质内，引起巨噬细胞死亡。由死亡细胞释放的二氧化矽再被正常巨噬细胞吞噬，如此反复，巨噬细胞的不断死亡诱导成纤维细胞的增生并分泌大量胶原物质，而使吞入二氧化矽的部位出现了胶原纤维结节，导致肺的弹性降低，肺功能受到损害。克矽平类药物能治疗矽肺，治疗机制是该药中的聚 α－乙烯吡啶氧化物能与矽酸分子结合，代替了矽分子与溶酶体膜的结合，从而保护了溶酶体膜不发生破裂。

四、过氧化物酶体

过氧化物酶体（peroxisome）又称微体（microbody），普遍存在于高等动物和人体细胞内，常见于哺乳动物的肝细胞和肾细胞中，内含氧化酶和过氧化氢酶，是真核细胞中的一种细胞器。

（一）过氧化物酶体的形态结构和化学组成

过氧化物酶体是由一层单位膜包裹的球形或卵圆形小体，直径约 0.5μm，小体中央常含有电子密度较高，呈规则的结晶状结构，称类核体（nucleoid）。类核体为尿酸氧化酶的结晶。人类和鸟类的过氧化物酶体不含尿酸氧化酶，故没有类核体。在哺乳动物中，只有在肝细胞和肾细胞中可观察到典型的过氧化物酶体。如大鼠每个肝细胞中约有 70～100 个过氧化物酶体。

过氧化物酶体中含有 40 多种酶，如尿酸氧化酶、D－氨基酸氧化酶等，以及过氧化氢酶。每个过氧化物酶体所含氧化酶的种类和比例不同，但是过氧化氢酶则存在于所有细胞的过氧化物酶体中，所以过氧化氢酶可视为过氧化物酶体的标志酶。

（二）过氧化物酶体的功能

各种过氧化物酶体的功能有所不同，但氧化多种作用底物，催化过氧化氢生成并使其分解的功能却是共同的。在氧化底物的过程中，氧化酶能使氧还原成为过氧化氢，而过氧化氢酶能把过氧化氢还原成水。过氧化物酶体可使相应作用底物以氧为受氢体，通过两步反应将底物氧化，过氧化氢为中间产物，其最终被过氧化氢酶分解。

$$O_2 \xrightarrow[RH_2 \;\curvearrowright\; R]{\text{氧化酶}} H_2O_2 \xrightarrow[R'H'_2 \;\curvearrowright\; R']{\text{过氧化氢酶}} 2H_2O$$

第一步反应中氧化酶的作用底物（RH_2）如尿酸、L－氨基酸、D－氨基酸等作为供氢体而被氧化、产生中间产物 H_2O_2。H_2O_2对细胞有毒害作用，故第二步由过氧化氢酶分解H_2O_2而解毒，反应过程中供氢体（$R'H'_2$）为甲醇、乙醇、亚硝酸盐或甲酸盐等小分子。因此，过量饮酒造成的酒精中毒，约有一半是经过过氧化物酶体的氧化分解来解毒的。所以过氧化物酶体在肝、肾细胞内主要的功能是防止产生过量的过氧化氢，以免引起细胞中毒，对细胞起着保护作用。

综上所述，细胞内膜性结构的细胞器彼此有一定的联系，并可相互转变。如内质网的膜与核膜相连，高尔基复合体的膜与内质网膜又有密切联系。活细胞的膜系统是处于一种积极的动态平衡状态，也就是说，细胞的膜性成分可以更新，可以相互转移。这种细胞膜性结构中膜性成分的相互移位和转移的现象称为膜流（memebrane flow）。细胞通过膜流，进行物质分配和运输。例如，某种膜嵌入蛋白（如膜受体）最初以特定的方式插入内质网膜上，通过膜流也就是内质网以“芽生”方式产生小囊泡，使嵌有该膜受体的膜片转移至高尔基复合体，然后经高尔基复合体形成分泌泡，在完成分泌时将其并入质膜，成为质膜的受体蛋白。相反，细胞通过吞噬、吞饮作用也可将质膜的一部分带进细胞内，当与溶酶体融合时成为内膜系统的一部分。膜流现象不仅说明细胞膜系统经常处于运动和变化状态，使膜性细胞器的膜成分不断得到补充和更新，并与外界相适应，以维持细胞的生存和代谢，而且在物质运输上起着重要的作用。

第二节　核　糖　体

核糖体（ribosome）是核糖核蛋白体的简称，是由核糖体 RNA（rRNA）和蛋白质组成的一种细胞器，它是细胞中蛋白质合成的中心场所。除了病毒和哺乳动物的成熟红细胞等极个别的高度分化的细胞外，核糖体存在于一切细胞内。此外，线粒体和叶绿体中也存在着核糖体。（电镜图 2～4）

一、核糖体的类型和化学组成

生物体内含有两种基本类型的核糖体：一种是 70S（S 为沉降系数单位）的核糖体，存在于原核细胞和真核细胞的线粒体与叶绿体内；另一种是 80S 的核糖体，存在于真核细胞。核糖体均由大小不同的两个亚基组成。核糖体大小亚基在细胞内一般以游离状态存在，只有当小亚基与 mRNA 结合后，大亚基才与小亚基结合，形成完整的核糖体。

在真核细胞和原核细胞中，核糖体的主要化学成分都是蛋白质和 rRNA，但是各自 rRNA 分子的长度、蛋白质数量以及所形成的大小亚基是不相同的（表 5－1）。rRNA 约占核糖体的60%，蛋白质约占 40%。蛋白质分子主要分布在核糖体的表面，而 rRNA 则位于内部，二者靠非共价键结合在一起。

表 5-1 真核细胞与真核细胞核糖体成分的比较

核糖体类型	大 小	亚 基	rRNA	蛋白质
真核细胞	80S	大亚基 60S	28S + 5.8S + 5S	49 种
		小亚基 40S	18S	33 种
原核细胞	70S	大亚基 50S	23S + 5S	34 种
		小亚基 30S	16S	21 种

二、核糖体的结构

在电镜下，核糖体呈颗粒状，直径为 15～25nm，由大、小两个亚基构成。对肝核糖体做负染色显示出，大亚基略呈半圆形，直径约为 23nm，在一侧伸出三个突起，中央为一凹陷；小亚基呈长条形，在约 1/3 长度处有一细的缢痕，将小亚基分为大小两个区域。当大小亚基结合在一起成核糖体时，其凹陷部位彼此对应，从而形成一个隧道，为蛋白质翻译时 mRNA 的穿行通路；此外，在大亚基中还有一垂直于该隧道的通道，在蛋白质合成时，新合成的肽链由此通道穿出，可保护新生肽链免受蛋白水解酶的降解。

三、核糖体在细胞内的分布与蛋白质合成

（一）核糖体在细胞内的分布

细胞质中的核糖体可以游离于细胞质基质中，称为游离核糖体（free ribosome）（电镜图4），也可附着在内质网膜或核膜的外表面，称为附着核糖体（atttached ribosome）（电镜图 2～4）。无论是附着的或游离的核糖体，在蛋白质合成过程中，都常常是几个甚至几十个集结在一起参加活动，由 mRNA 细丝将它们串联在一起，这样的一个功能单位称为多聚核糖体（polyribsome），是蛋白质合成的标志。多聚核糖体中核糖体的数目是由 mRNA 分子的长度与它所合成的蛋白质分子的大小来决定的。蛋白质分子越大，所需多聚核糖体的核糖体数目就越多，串联它们的 mRNA 分子就愈长。

游离核糖体主要合成结构蛋白质（内源性蛋白质），多分布在细胞质基质中或供细胞本身生长代谢所需要；附着核糖体主要合成输出蛋白质（分泌蛋白质）和膜蛋白，分泌蛋白质可从细胞中分泌出去，如抗体、酶原和蛋白质类激素。

（二）蛋白质的生物合成

核糖体是细胞内合成蛋白质的细胞器，当核糖体沿着 mRNA 分子链移动时，就按 mRNA 上的遗传密码，将 tRNA 运来的各个氨基酸连接成多肽链，最终完成蛋白质的合成。

蛋白质的生物合成机理十分复杂，涉及 mRNA、tRNA、rRNA 及一系列酶、蛋白质因子，此外，还要有能量物质 ATP 和 GTP，整个过程分为四个阶段，即氨酰 - tRNA 的合成、肽链合成的起始、肽链的延长、肽链的终止与释放。第一阶段在细胞质完成，后三个阶段在核糖体上进行。

核糖体合成蛋白质的功能与其上的六个活性部位有着密切的关系。①供体部位，又称P位或肽酰基部位，位于大亚基上，是肽酰－tRNA结合的位置；②受体部位，又称A位或氨酰基部位，位于大亚基上，是接受氨酰－tRNA的部位；③E部位，位于大亚基上，是tRNA脱离核糖体的部位；④T因子位，是肽基转移酶位，位于大亚基上，其作用是催化氨基酸与氨基酸间形成肽键；⑤G因子位，是GTP酶位，位于大亚基上，能分解GTP分子并将肽酰－tRNA由A位移到P位；⑥与mRNA的结合位点，位于小亚基上。

1. 氨酰－tRNA的合成 由于mRNA上的密码子不能直接识别氨基酸，所以作为蛋白质合成原料的氨基酸只有与相应的tRNA结合形成氨酰－tRNA复合物后运输到核糖体，才能通过tRNA反密码子环上的反密码子解读mRNA上的相应密码子。氨酰－tRNA的合成是在特异性的氨酰－tRNA合成酶的作用下完成的，这种酶能激活氨基酸，使之与tRNA结合，这个过程需要消耗ATP以提供能量。

2. 肽链合成的起始 游离于细胞质中的小亚基在三种起始因子（IF）参与下形成起始复合物。mRNA上的起始密码子AUG可为特定的tRNA的反密码子所识别，这种特定的tRNA在原核生物可携带甲酰甲硫氨酸，而在真核生物中则携带甲硫氨酸。这样就形成由小亚基、起始因子、mRNA和甲酰甲硫氨酸tRNA（或甲硫氨酸tRNA）所构成的起始复合物。在这之后，50S的大亚基与起始复合物中的30S亚基结合，形成70S的完整核糖体与mRNA的起始复合物。同时，GTP水解释放三种起始因子。

3. 肽链的延伸 ①氨酰－tRNA进入A位。在多肽链合成起始时，甲酰甲硫氨酰－tRNA已结合到P位，A位尚空闲。A部位暴露出的mRNA上的三联体密码子，决定第二个氨酰－tRNA的种类。核糖体所接纳的第二个氨酰－tRNA是以与延伸因子（EF）和GTP形成的复合物的形式存在的，在延伸因子的作用下将相应的氨酰－tRNA安置到A部位，到位后GTP水解，EF连同结合在一起的GDP离开核糖体。此时，P部位和A部位均被相应的氨酰－tRNA所占据。②肽链的形成。在核糖体上肽基转移酶作用下把P部位的氨酰－tRNA的羧基与A部位的第二个氨酰－tRNA的氨基酸的氨基结合，形成肽键。肽键形成后，P部位上的氨酰－tRNA卸下氨基酸而成为无负载的tRNA，这时A位点上的tRNA负载的是一个二肽。③移位和肽链的延伸。在移位酶和GTP的参与下核糖体沿着mRNA5′到3′的方向相对移动一个三联体密码子的距离。二肽酰－tRNA从A部位移到P部位，P部位移到E部位，空载的转运RNA从核糖体E部位脱离下来。A位点被空出。新空出的A位点再接纳下一个新来的氨酰－tRNA，肽链以同样的方式不断地延伸。

4. 肽链合成的终止及释放 当A部位出现mRNA上三个终止密码（UAA、UAG和UGA）中的任何一个时，它不能被任何氨酰－tRNA所识别。终止因子识别mRNA分子上出现在核糖体A部位上的终止密码子，并与之结合，并活化肽基转移酶，使肽链从tRNA上水解下来，tRNA离开核糖体，核糖体此时也与mRNA分离，并解离为大、小两个亚基，多肽链停止了增长。合成后的多肽链在终止因子作用下从核糖体上释放出来，被释放出来的多肽链按照各自的遗传特定方式加工，折叠成为一定空间结构的蛋白质分子。

以上叙述的仅是单个核糖体上蛋白质合成的情况，其实细胞内蛋白质的生物合成是由多聚核糖体合成的。当一个个核糖体先后从同一个mRNA的起始密码子开始移动，一直到终止密码子为止时，就可合成一条条相同的多肽链，这样可提高蛋白质的合成效率。

（三）蛋白质的加工修饰

细胞内核糖体所合成的蛋白质，大多数还需经过加工修饰后才具有生物活性，如某些酶蛋白，刚合成时是不具催化活性的酶原分子，当经过加工修饰后才成为具有催化活性的酶。另一些蛋白质如胰岛素为一种蛋白激素，刚合成时不具活性，为胰岛素原，当经修饰去掉一部分肽段后，才形成有活性的胰岛素分子。

第三节 线 粒 体

线粒体（mitochondrion）是细胞内能量转换的重要细胞器，它为细胞的生命活动提供所需的能量。除了哺乳动物成熟红细胞以外，所有的真核细胞都具有线粒体。

一、线粒体的形态结构

（一）线粒体的形态和大小

光镜下线粒体的形态是多种多样的，最常见的基本形态是粒状或线状（彩图5-3）。线粒体形态多变性常与细胞种类及生理状态有关。在高度分化的细胞中，线粒体具有独特的外形，如在胰实质细胞中，它们形如指环，围绕着类脂小滴；而在哺乳类精子尾部，它们则排列成一个螺旋。细胞处于低渗环境下，线粒体膨胀如泡，呈颗粒状，在高渗环境下，线粒体又伸长为线状。线粒体的大小也不一致，一般直径为0.5~1.0μm，长度为3μm左右，但由于细胞类型和生理状态不同也有变化，如骨骼肌细胞中，有时可出现巨大线粒体，长达8~10μm。在各种不同类型细胞、不同生理状态、不同渗透压、不同pH值和温度变化的条件下，线粒体的形态和大小是多变和可塑的。

（二）线粒体的数量和分布

线粒体的数量可因细胞种类不同而相差很大。如哺乳动物肝细胞中有线粒体2000个左右，肾细胞中约300个，精子中约25个。一般来说，生理活动旺盛的细胞线粒体数目较多，反之较少。动物细胞比植物细胞的线粒体多。

线粒体在细胞内的分布因细胞的类型和生理活动状态不同而异，通常是均匀的无规则的分布在细胞质内，但更具特点的是线粒体分布在需能较多的区域。如在横纹肌细胞中，线粒体沿肌原纤维规则排列，分泌细胞线粒体被包围在粗面内质网中，处于分裂中的细胞，线粒体集中在纺锤丝的周围，当细胞分裂终了时，线粒体又均分到两个子细胞中。

二、线粒体的超微结构

在电镜下，线粒体是由两层单位膜构成的封闭的囊状结构（电镜图5、8、9），主要由外膜、内膜和基质三部分组成（图 5－5）。内外膜并不相连，外膜和内膜组成线粒体的支架。

（一）外膜（outer membrane）

线粒体外膜指包围在最外面的一层单位膜，厚度约 6nm。采用磷钨酸负染时，可见膜上有排列整齐的筒状圆柱体，高 5～6nm，直径 6nm，筒状体中央有小孔，孔径 1～3nm，这些小孔便于分子量低于 1 万的小分子透过外膜。

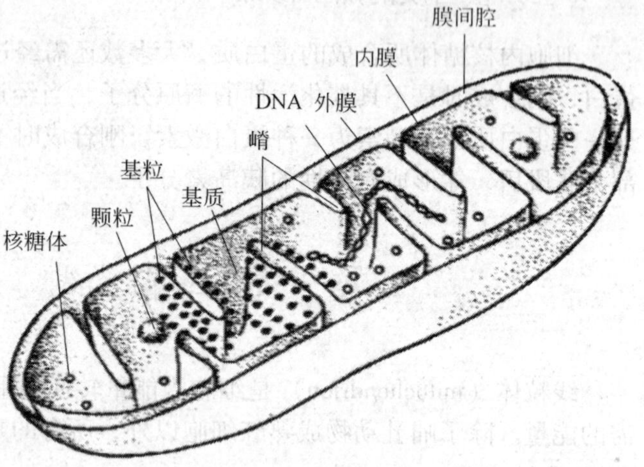

图 5－5　线粒体超微结构模式图

（二）内膜（inner membrane）

内膜位于外膜的里面，厚度 6～8nm，由一层单位膜组成。内膜对物质的通透性很低，严格控制分子和离子的通过。内、外膜之间的空隙称外腔（outer chamber）或膜间腔（intermenbrane space），宽 6～8nm，其间充满液体。内膜皱褶向内突起形成线粒体嵴（crista），嵴间的空隙称内腔（inner chamber），里面充满了基质。

线粒体的嵴是线粒体最富有标志性的结构，不同类型细胞嵴的形状和排列方式不同，嵴的形状有板层状嵴和小管状嵴两种。嵴的数量与细胞类型和生理状态密切相关，需能较多的细胞，不仅线粒体数量多，嵴的数目也多，如心肌细胞。

线粒体内膜和嵴的内表面有许多与其垂直的有柄小球体，称为基本微粒或基粒（elementary particle），也称 ATP 酶复合体，是耦联磷酸化的关键装置，它由头、柄和基片组成（图 5－6）。

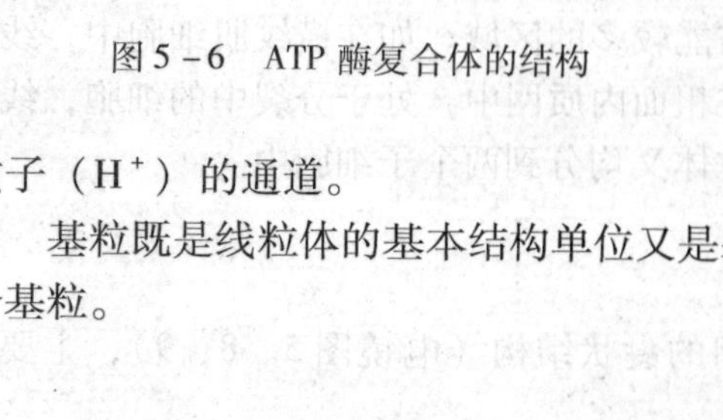

图 5－6　ATP 酶复合体的结构

头部含有一种酶，即可溶性 ATP 酶（F_1），也称耦联因子 F_1，分子量为 36 万，它是氧化磷酸化最终合成 ATP 的关键酶。另外，在头部还有一个分子量为 1 万的多肽，称为 ATP 酶复合体的抑制剂，可能具有调节酶活性的功能。

基粒柄部是对寡霉素敏感的蛋白（OSCP），柄部的作用是调控质子通道，并起着连接头部与基片的作用。

基片为疏水蛋白（HP 或 F_0），其功能可能是质子（H^+）的通道。

基粒既是线粒体的基本结构单位又是基本功能单位。有人估计每个线粒体上有 10^4～10^5 个基粒。

线粒体内膜是完整而封闭的结构，对许多物质的通透性很低，仅允许 H_2O、CO_2、尿素、甘油等自由通过。内膜上有许多特异性蛋白质载体，各种代谢底物和产物均借助于内膜上的运输蛋白选择性地进行膜内外间的转移。

（三）基质（matrix）

线粒体基质是充满在嵴间腔中比较致密的物质。不同类型细胞线粒体基质的密度是不同的。其中含有脂类、蛋白质、环状 DNA、核糖体和催化三羧酸循环、脂肪酸氧化、氨基酸分解和蛋白质合成等有关的酶系以及自我更新的基本组分。此外，还含有电子密度较高的基质颗粒（matrical granule），是二价阳离子如 Ca^{2+}、Mg^{2+}、Fe^{2+} 等积聚的场所，具有调节线粒体内部离子环境的功能。

三、线粒体的主要功能

线粒体是细胞内能量储存和供给的场所，它的主要功能是对能源物质的氧化和能量的转换。细胞生命活动中需要的能量，约 95% 来自线粒体，因此，线粒体被称为细胞的氧化中心和能量工厂。

（一）功能定位——酶的分布

线粒体含有多种复杂的酶系，这些酶有规律地分布于线粒体各部，决定其功能活动的场所，使各种代谢反应有条不紊地进行。线粒体内与氧化磷酸化有关的重要酶主要分布在内膜和基质中，如丙酮酸脱氢酶系、三羧酸循环酶系、ATP 合成酶系、呼吸链酶系等。其中最复杂的是内膜上的呼吸链酶系，它是一组酶的复合体，这些酶和辅酶又分别按一定的方式组合为四种复合物，在电子传递过程中协调作用，组成二条呼吸链，即 NADH 和琥珀酸氧化呼吸链。

（二）细胞氧化与能量转换

细胞的一切生命活动，都要消耗能量。这些能量是依靠酶的催化将细胞内各种供能物质氧化、分解、释放出来的，这一过程叫细胞氧化（cellular oxidation），因为细胞氧化过程中，要消耗 O_2，放出 CO_2和 H_2O，所以也叫细胞呼吸（cellular respiration）。

细胞氧化的基本过程可分为四个阶段：糖酵解、乙酰辅酶 A 生成、三羧酸循环、电子传递和氧化磷酸化耦联。其中，第一阶段酵解是在细胞质基质中进行，其余三个阶段均在线粒体内进行。现以葡萄糖的有氧氧化为例说明（图 5-7）。

1. **糖酵解**　1 分子的葡萄糖（6C）在细胞质中糖酵解酶系作用下，分解为 2 分子的丙酮酸（3C），消耗 2 个 ATP，化学合成 4 个 ATP，实际净生成 2 个 ATP 分子。脱下的 2 对 H 原子（$4H^+ + 4e^-$），由受氢体 NAD 携带，反应过程不需耗氧，是无氧呼吸过程，故也称为无氧酵解。

2. **乙酰辅酶 A（乙酰 CoA）生成**　丙酮酸进入线粒体后，在内膜丙酮酸脱氢酶系的作用下，进行脱氢脱羧并与辅酶 A 结合生成乙酰辅酶 A，1 分子的丙酮酸经反应后，生成 1 个

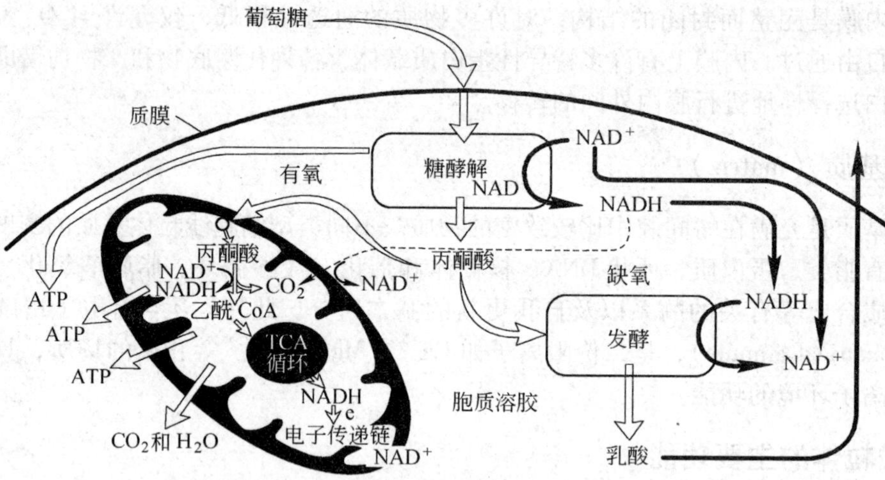

图 5-7　真核细胞线粒体中代谢反应图解

CO_2，脱下 1 对 H（$2H^+ + 2e^-$），仍由受氢体 NAD 传递。

3. **三羧酸循环**　在线粒体基质中由三羧酸循环酶系催化完成，从乙酰辅酶 A 与草酰乙酸缩合成含有 3 个羧基的柠檬酸开始，进行一系列的氧化脱氢、脱羧后，又回复转变为草酰乙酸，又与另一个乙酰辅酶 A 结合，再生成柠檬酸，称这样的循环为三羧酸循环或柠檬酸循环，它是供能物质彻底氧化的共同途径。1 分子乙酰 CoA 每次进入三羧酸循环产生 1 个 GTP，产生 2 个 CO_2，直接呼出体外，脱下的 4 对 H（$8H^+ + 8e^-$），其中 3 对以 NAD 为受氢体（3 个 NADH），另一对以 FAD 为受氢体（1 个 $FADH_2$），分别进入电子传递系统逐级传递。

4. **电子传递和氧化磷酸化耦联**　以上各阶段中脱下的氢原子（$H^+ + e^-$）通过一系列内膜上的呼吸链酶系的逐级传递，最后与氧化合生成水，同时在电子传递中伴随着能量的释放和 ATP 的合成。

呼吸链（respiratory chain）又称电子传递呼吸链，是由一系列递氢体、递电子体依次排列组成的氧化还原体系。它是由烟酰胺脱氢酶类、黄素脱氢酶类、铁硫蛋白类、辅酶 Q 类和细胞色素类（CyctA、A_3、B、C、C_1 等）组成。在由 NADH 到分子氧的电子传递呼吸链中，有三个部位的自由能变化较大，是呼吸链中能量释放和 ATP 形成的耦联部位。每一步释放的能量使 ADP 磷酸化形成 ATP。由于这一过程氧化和磷酸化相伴进行，所以称为氧化磷酸化耦联作用，简称为氧化磷酸化。

综上所述 1 分子葡萄糖完全氧化成为 CO_2 和 H_2O 过程中总共生成 38 分子 ATP，其中 2 分子 ATP 是在细胞质糖酵解过程中生成的，36 分子是在线粒体内形成的，其比值为 2:36，所以说线粒体是细胞氧化供能中心。

关于氧化磷酸化耦联的机理，目前比较流行的广为人们接受的是 Mitchell1961 年提出的化学渗透假说，其主要内容是：呼吸链的各组分在线粒体内膜中的不对称分布，当电子在膜中迂回传递时，所释放的能量将质子（H^+）从内膜基质侧泵至膜间腔，从而使膜间腔的质子（H^+）浓度高于基质，因而在内膜的两侧形成了电化学质子梯度，在这个梯度的驱动下，质子穿过内膜上的 ATP 酶复合物流回到基质，其能量促使 ADP 与 Pi 合成 ATP。线粒体内膜中的电子传递呼吸链起着质子泵的作用，大量的 ATP 是在化学渗透耦联磷酸化过程中合成的。

四、线粒体的半自主性

线粒体基质中有环状的 DNA 分子，也有蛋白质合成系统以及自我繁殖所需的基本组分。但是，只有少数线粒体蛋白质是由线粒体 DNA 编码，在线粒体核糖体上合成，而大多数线粒体蛋白质是由核 DNA 编码，在细胞质核糖体上合成后再运进线粒体的。所以线粒体蛋白质的生物合成是核 - 质两套遗传系统共同控制的结果。

（一）线粒体 DNA（mtDNA）

在真核细胞内，mtDNA 为双链环状分子，裸露而不与组蛋白结合。不同类型细胞的 mtDNA 分子大小不同，线粒体内的 DNA 数目依细胞种类和线粒体大小不同而异，可有一个至数个 DNA 分子。

人的 mtDNA 为双链环状分子，含 16569bp，共 37 个基因，包括 22 种 tRNA 基因，两种 rRNA（12S 和 16S）基因和 13 种蛋白质编码基因。这些基因在 mtDNA 上排列紧密，基因之间几乎没有非编码的核苷酸。

mtDNA 可以自我复制，也是以半保留方式进行的。mtDNA 复制周期与线粒体增殖是平行的。线粒体的平均寿命约 1 周，因此无论是不断增殖的细胞还是高度分化的细胞，线粒体总是不断增殖，其 mtDNA 的合成总是活跃地进行，而且 mtDNA 合成的调节完全独立于核 DNA 合成的调节。mtDNA 这种复制特性有利于保证线粒体本身的 DNA 在生命过程中的延续性。

（二）线粒体的蛋白质合成体系

线粒体中不仅存在 DNA 分子，而且还含有进行蛋白质生物合成所必需的 mRNA、tRNA、rRNA。这三种 RNA 都是由 mtDNA 编码，在线粒体中合成并用于线粒体蛋白质的合成。这些 RNA 分子在分子量、沉降系数、核苷酸组成等方面，都与核遗传系统不同。哺乳类线粒体核糖体近似于原核细胞的核糖体，其沉降系数为 70S，大亚单位为 50S，小亚单位为 30S。

线粒体的遗传密码与通用遗传密码不完全相同，就是各种生物线粒体遗传密码表之间也有差异。如哺乳动物线粒体遗传密码 UAG 编码色氨酸，而不是终止密码。

由于 mtDNA 遗传信息量小，其编码的蛋白质为数不多，迄今为止，已知人线粒体 DNA 编码的蛋白质有 13 种。包括 NADH 脱氢酶的七个亚单位、细胞色素 b 的一个亚单位、细胞色素 C 氧化酶的三个亚单位以及 ATP 酶复合体的两个亚单位。这些蛋白质是呼吸链和 ATP 酶的重要组分，在细胞氧化磷酸化活动中起关键作用。

（三）核 DNA 和 mtDNA 两套遗传系统的相互作用

线粒体所含遗传信息量很小，仅占核 DNA 的 1%，因此，由 mtDNA 编码合成的蛋白质并不多，人 mtDNA 共编码 13 种多肽，这些多肽只构成线粒体极少数蛋白质的亚基，其他多数亚基和蛋白质是由核 DNA 编码，也就是说，线粒体蛋白质组分的构成是靠核基因和线粒体基因两套遗传系统编码的蛋白质相互作用的结果。

例如，细胞色素 C 氧化酶是由 7 条多肽链组成的蛋白质，其中 4 条多肽链是由核基因编码，另外 3 条多肽链则是由线粒体基因编码的。这说明细胞色素 C 氧化酶来自两个遗传系统的遗传信息，它们共同协作才能使该酶有正常的生理功能。

另一方面，线粒体 DNA 虽然能够进行自我复制、转录和翻译，但是 DNA 和 RNA 聚合酶、转录因子、氨基酸活化酶等 mtDNA 复制和基因表达的有关酶类，线粒体都不能合成，而是必需高度依赖于核遗传系统。换言之，离开了细胞核，mtDNA 就不能复制、转录和翻译，核糖体也不能组装。90% 以上的线粒体蛋白是核 DNA 编码，在细胞质的核糖体上合成，然后转移到线粒体中。所以说线粒体的自主性是非常有限的，线粒体遗传系统是在细胞核遗传系统调控下发挥作用的。因此，线粒体只是一种半自主性的细胞器。

五、线粒体与疾病

线粒体是一个结构和生化功能复杂而敏感多变的细胞器。细胞内、外环境因素的改变，可引起线粒体结构和功能的异常，从而导致疾病的发生。因此，往往把线粒体作为对疾病诊断和测定环境因素的指标。同时线粒体的某些组分又可治疗一些疾病。所以说线粒体与疾病的关系极为密切。

（一）线粒体与药物及毒物的反应

有的药物作用机制，至少部分与线粒体有关。如甲状腺素能活化 Na^+-K^+-ATP 酶，加速 ATP 分解为 ADP 和 Pi，ADP 进入线粒体的数量增加，氧化磷酸化耦联作用加强。一些毒物的作用，主要是它们对线粒体功能的影响，如氰化物、一氧化碳可以使人中毒死亡，其主要作用机制是阻断呼吸链上的电子传递，停止产生 ATP，使细胞内生理活动受到破坏，最终导致细胞和个体死亡。

（二）线粒体与肿瘤的关系

肿瘤组织代谢上，一个明显的特点就是无氧糖酵解。肿瘤细胞呼吸能力弱、细胞内线粒体较相应组织为少，线粒体内嵴减少，电子传递链组分及 ATP 酶含量均减少。

（三）线粒体某些组分与药物治疗的关系

线粒体上的某些组分，可以治疗一些疾病。例如，细胞色素 C 为治疗组织缺氧的急救用药和辅助用药，如治疗一氧化碳中毒、新生儿窒息、高山缺氧、肺功能不全、心肌炎及心绞痛等；辅酶 Q 和辅酶Ⅰ（NAD^+）可用于治疗肌肉萎缩症、牙周病、高血压和肝脏疾病等。

除上述外，还有线粒体对代谢变化的反应，对射线和微波照射的反应，对缺血性损伤的反应。在这些反应中，不仅线粒体的数目、形态发生变化，有的结构和功能也发生变化。

第四节 细胞骨架

在真核细胞的细胞质内有三类网状纤维结构，即微管、微丝、中间纤维，这三类纤维状超微结构总称为细胞骨架（cytoskeletal）。细胞骨架是一个复合细胞结构系统，在维持细胞形态、细胞运动、细胞分裂、信息传递以及能量转换等方面具有重要作用，而且能将各自游离的细胞内部结构网络起来，如核糖体固定在网络的交叉点上，而细胞内膜系统也同时得到它的支撑。因此，细胞骨架的研究是当今细胞生物学中最活跃的领域之一。

一、微管

微管（microtubule）普遍存在于真核细胞中，是鞭毛、纤毛、中心体等细胞器的主要成分，同时也是细胞中具有一定功能的细胞器。

（一）微管的超微结构及其化学成分

微管呈中空圆管状结构，外径约为22～25nm，内径约15nm，在大多数细胞中，它们仅有几微米长，但在特化细胞，如中枢神经系统的运动神经元，可长达几厘米。微管的主要化学成分是微管蛋白（tublin），它有α和β两种球形亚单位，在细胞质中的微管蛋白一般以α和β的异二聚体形式存在。异二聚体与GTP、GDP分子各有一个作用位点，是微管蛋白能组装成微管的动力学基础；异二聚体另有两个位点，是秋水仙素与长春花碱作用位点，两种药物均引起微管解聚。

（二）微管的组装

α和β微管蛋白首先形成异二聚体，异二聚体首尾相接（即αβ→αβ→αβ→），组装成直径为5nm的原纤维，接着二聚体在其两端和侧面增加使之扩展成片状带，当片状带加宽至13根原纤维时，即合拢成一段微管。α－微管蛋白端为负端（头），β－微管蛋白端，称为微管的正端（尾），所以微管具有极性（图5－8）。

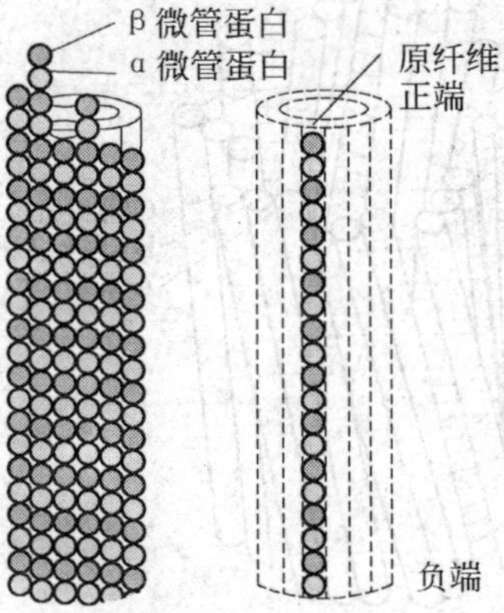

图5－8 微管的超微结构

微管可以不停地聚合和解聚，处于组装和去组装的动态平衡中。目前较为流行的微管“踏车”模型（microtubule treadmilling model）认为：一定条件下，微管负端发生组装，使微管得以延长；而正端则通过去组装，使微管缩短。

细胞的微管是从微管组织中心（microtubule organizing center，MTOC）生长出来的，这个中心控制细胞质中微管的数量、位置及方向。通常将中心体（粒）、基体、纺锤极称为微管组织中心。

微管的组装是一个耗能的过程。每个游离的微管蛋白二聚体有GTP和GDP分子的结合位点。带有GTP的微管蛋白亚基之间结合牢固，形成 GTP 帽结构，促使微管组装延长；携带有 GDP 的亚基对微管聚合体结合不紧密而很快不停地解聚缩短。

在体外聚合实验中，许多因素可以影响聚合与解聚的反应平衡及反应速度。如秋水仙素与长春花碱引起分解；温度超过 20℃，有利于组装；低于 4℃引起分解；氧化氘（D_2O）能促使其组装；Ca^{2+} 浓度也可能是组装的调节因素，Ca^{2+} 浓度低时促进组装，高时促使分解。

（三）微管的种类

细胞中的微管有单管微管、二联微管和三联微管三种类型。

单管微管的管壁由 13 条直径为 4～5nm 的原纤维集合而成，它们分散或成束于细胞质中，细胞的大部分微管是单管微管，其不稳定，极易解聚。

二联微管由 A 和 B 组成，A 管有三条原纤维与 B 管共有。二联管比单管稳定，但容易解聚。二联管存在于鞭毛和纤毛的杆状部分。

三联微管由 A、B、C 三条单管组成，其 A 与 B、B 与 C 各有三条原纤维共有，三联管不容易解聚，它存在于中心粒和鞭毛、纤毛的基体之中。

（四）微管的功能

1. 维持细胞形态 在多数细胞中微管起一种机械支架作用，维持细胞形态；固定与支持细胞器的位置。

2. 参与细胞内物质运输及细胞器的位移 微管参与的细胞内物质运输、参与细胞器的位移，如细胞核、线粒体位置的固定；内质网、高尔基复合体和其他小泡都需要微管的帮助位移；微管是病毒、色素颗粒运输的轨道。这些任务主要由微管摩托蛋白来完成的。

摩托蛋白有驱动蛋白和动力蛋白两种。驱动蛋白负责向正极即背离中心体方向进行运输；动力蛋白负责向负极即朝向中心体方向进行运输。

3. 参与染色体的运动，调节细胞分裂 微管是构成有丝分裂器的主要成分，可介导染色体的运动。

4. 构成纤毛、鞭毛和中心粒的主体结构，参与细胞运动

（1）中心粒 在光学显微镜下看到的中心体（centrosome）（彩图 5－4）实际上是一种复合体，由中心粒（centriole）和中心球（centrosphere）组成。电镜下中心粒是圆柱形小体，而且是成对并彼此相互垂直的排列，故又称双心体。中心球是存在于中心粒周围，具有较高电子密度的一些无定型基质。

中心粒的结构是九束三联微管有规则地排列成环状，每九束环状结构环之间是斜向排列，好似风车的旋翼，故称为中心粒小轮（centriole pin wheel）（图 5－9）。

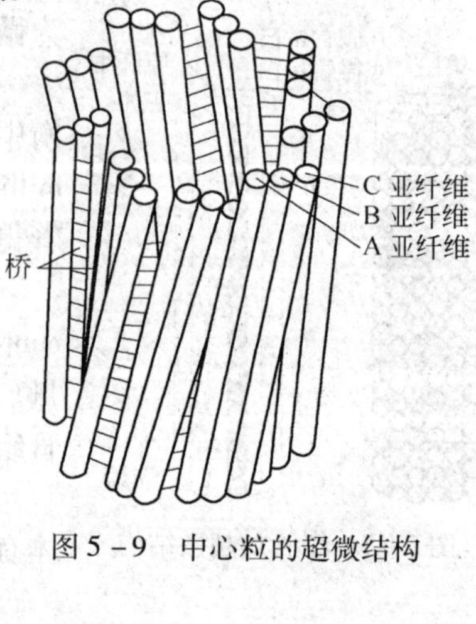

图 5－9 中心粒的超微结构

中心粒的功能：

①由于中心粒存在 ATP 酶，表明它与细胞能量的代谢

有关，为细胞运动和染色体运动提供能量。②中心粒与细胞的有丝分裂有关。一般情况下，每个细胞只有一对中心粒。在细胞分裂前期，成对的中心粒进行自我复制变成两对，向细胞两极移动，与纺锤丝相连。在细胞分裂中期，中心粒之间的纺锤丝牵引染色体，导致染色体移动。因此，中心粒被认为是细胞分裂时的内部活动中心。③中心粒是动物细胞微管组织中心。

（2）鞭毛与纤毛　鞭毛（fiagellum）、纤毛（cilia）是专司运动的细胞特化结构，它们由二联微管有规则的排列、组合而成。鞭毛和纤毛是细胞质向表面突起而形成的形态细长的一类细胞器。通常将少而长的称鞭毛，约 150μm；短而多的称纤毛，约 5～10μm。它们的直径为 0.15～0.50μm。

纤毛器的基本结构包括：①纤毛，是细胞表面突出的细长柱状部分；②基体（basal body），是与中心粒结构相似的细胞器，从它发出纤毛或鞭毛。

若在纤毛或鞭毛中部作一横切面，可见轴丝的中心有一对由中央鞘包围的微管，两条微管单独分开，它们之间有桥梁相连，称为中央微管。中央鞘的四周有 9 束二联管，其中有一条微管电子致密度高，称为 A 管；另一条为 B 管，电子密度低。A 管有两个短臂伸向邻近一对微管的 B 管，带有钩的为外臂，不带钩的为内臂。这两个短臂称为动力蛋白臂（dyneni arms）。二联微管向中央微管的突起称为辐条，辐条的末端膨大部分称为辐条头。9 对二联微管之间有管间联结丝，它通过内臂将 9 组二联管紧紧地扎为一体（图 5－10）。

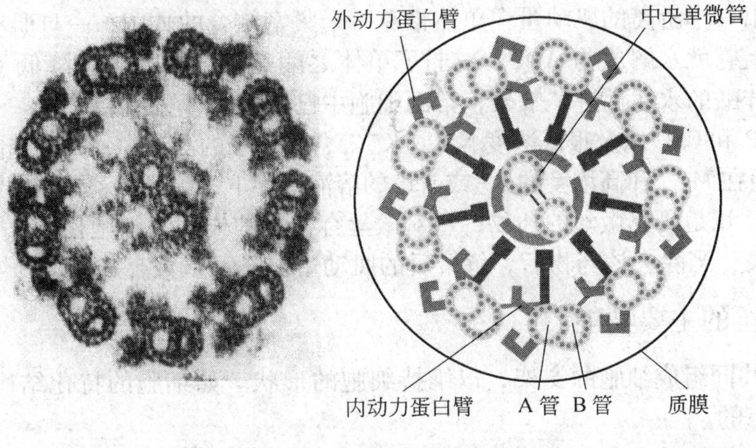

图 5－10　鞭毛和纤毛横切面模式图

关于鞭毛和纤毛的运动机理，目前认为是由于轴丝中二联管之间的相互滑动而产生的，而动力蛋白臂是微管滑动必不可少的结构，因为动力蛋白臂具有 ATP 酶活性，能水解 ATP，将化学能转化为机械能，为鞭毛和纤毛的运动提供能量。所以在鞭毛和纤毛的基体附近有许多线粒体分布，提供 ATP。

二、微丝

微丝（microfilament，MF）普遍存在于多种细胞中，在具有运动功能或非对称性的细胞中尤为发达。在体外培养的上皮细胞和成纤维细胞基质中，可见到线状的微细纤维，即称为微丝。它分散或成束状，或交织成网状存在于大多数细胞中。微丝根据细胞周期和运动能量的需要改变其在细胞内的形态和空间位置，这说明微丝也是一个可变的结构，能根据所在细胞的不同需要而聚合或解聚。

（一）微丝的结构及化学组成

微丝是一种实心的纤维状结构，是肌动蛋白的螺旋形聚合体。它们具韧性，直径为5~7nm。通常形成各种各样的纤维束、二维的网状结构或是三维的凝胶体。虽然细胞中各处都有肌动蛋白，但它们主要集中在细胞质膜下的皮层中。

微丝的主要化学成分是肌动蛋白（actin）。单个肌动蛋白是球形蛋白，称为G肌动蛋白；它聚合后呈纤维状长链，又称为F肌动蛋白。两条F肌动蛋白纤维状长链再相互扭成螺旋形即组装成了微丝，即肌动蛋白丝。

在电子显微镜下看到每条肌动蛋白丝是由相同的球状肌动蛋白分子组成的扭链，其中所有的球状肌动蛋白分子都“指向”沿链轴的同一方向，因此肌动蛋白丝像微管一样在结构上有极性，有一个正端和一个负端。

（二）微丝的组装及影响因素

肌动蛋白丝可以以在任何一端添加肌动蛋白单体的方式增长，不过在正端的速度要比在负端快。裸露的肌动蛋白丝就像不带结合蛋白的微管一样而呈固有的不稳定性，而且两端都可以去组装。第一个游离的肌动蛋白单体带有一个紧密结合的ATP，一旦肌动蛋白单体聚合到肌动蛋白丝上它就水解成为ADP，减弱了单体之间的结合力，也就降低了聚合体的稳定性。因此，核苷酸的水解促进了解聚，帮助细胞中已形成的丝去组装。

在含有ATP和Ca^{2+}以及很低浓度Na^{+}、K^{+}等含阳离子的溶液中，微丝趋向于解聚或成球形肌动蛋白，而在Mg^{2+}和高浓度的K^{+}或Na^{+}的溶液诱导下，球形肌动蛋白则组装成微丝。

细胞松弛素B是研究微丝的药物，它对微丝有特异的作用。细胞松弛素B能解聚微丝，而使其功能丧失；当除去该药物后，解聚后的肌动蛋白又可以聚合成微丝，恢复其功能。

（三）微丝的主要功能

1. 与微管共同组成细胞的支架，以维持细胞的形状。如细胞的特化结构微绒毛是靠微丝来支撑其形态的。

2. 微丝参与细胞的各种运动，如胞质流动、变形运动及细胞的吞噬活动等。

3. 肌动蛋白与肌球蛋白一起形成可收缩的结构，与肌肉收缩有关。动物的横纹肌有细肌丝和粗肌丝两种肌丝。细丝由肌动蛋白丝、肌钙蛋白复合物和原肌球蛋白组成。粗丝由肌球蛋白丝组成。一般认为是由于两种肌丝之间的相互滑动才使横纹肌收缩。

4. 在细胞分裂时，由肌动蛋白丝和肌球蛋白Ⅱ组成的缢缩环的紧缩，使细胞缢成分裂沟，最后细胞一分为二。胞质分割结束时微丝解聚，缢缩环消失。

5. 构成细胞间的连接装置。

三、中间纤维

细胞骨架的第三种成分是中间纤维（intermediate filament，IF），是最复杂的一种。构成中间纤维的基本蛋白质是由基因的一个单簇编码的，这组不同的基因在不同的细胞和组织内进行表达。

（一）中间纤维的结构与化学组成

中间纤维是由中间丝蛋白组成的直径介于微管与微丝之间，7～12nm 的绳状纤维。化学成分比微管和微丝复杂，性能及结构均比微管、微丝稳定，既不受秋水仙素类药物的作用，也不受细胞松弛素 B 的影响。

中间丝纤维蛋白家族很大，有多种不同的成员。每一种中间丝蛋白在分子量、等电点和氨基酸序列等方面存在明显不同，但它们的分子结构却非常相似。所有的中间丝蛋白单体都有共同的基本结构，即都由 311～314 个氨基酸构建成一个中央 α 螺旋杆状区，两侧是大小和化学性能不同的头部（N－端）和尾部（C－端）。因此，中间纤维外形及性质的差异几乎完全归因于端区的多样性。

（二）中间纤维的组装

中间纤维的组装过程较复杂，有些中间纤维仅由一种单体蛋白组成，有些则由两种甚至三种不同的蛋白单体组装而成，但它们组装成中间纤维的过程都较相似，其过程如下（图 5－11）。

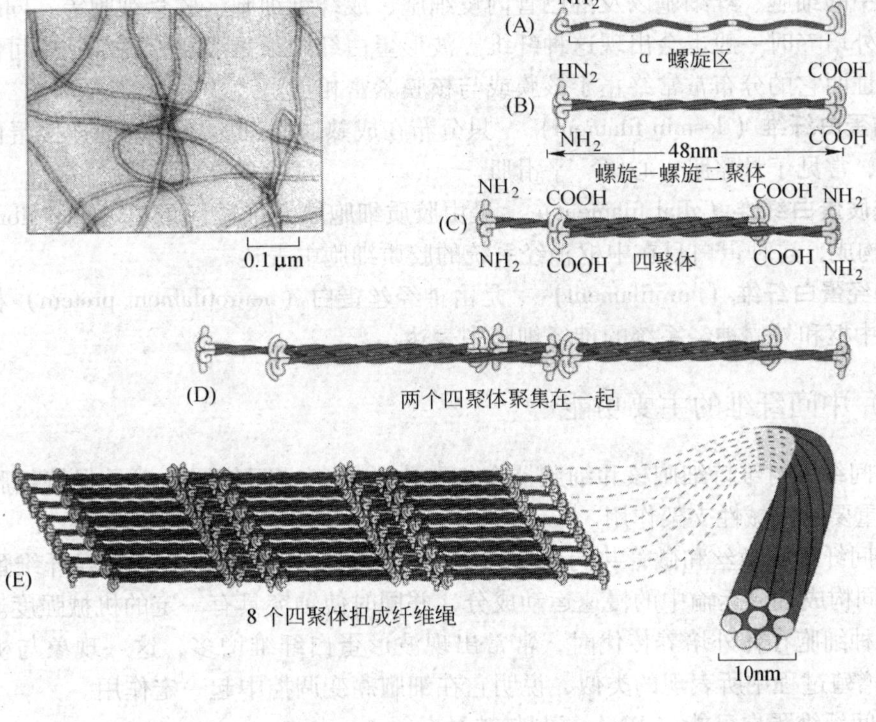

图 5－11　中间纤维的结构

（1）首先各型中间纤维的蛋白单体，以平行且相互对齐的方式形成双股超螺旋二聚体。

（2）两个二聚体排列形成错开的四聚体，四聚体是在水溶液中最小的稳定单位。

（3）每个四聚体首尾相连起来，形成原纤维（protofilament），8条原纤维再组装成螺旋状的绳状中间纤维丝。

（4）结果在横切面上可见到32条多肽，杆状中心区域作为纤维的核心，头尾部则突出纤维之外。

（5）超螺旋中α－螺旋是反向平行的，中间纤维的两端都是C或N端，因此是非极性的。

（三）中间纤维的类型

有一类中间丝形成紧贴在核被膜内面的网筛状核纤层。其他类型在细胞质中伸展，使细胞有固定机械强度。并通过一个细胞连接穿越细胞质到另一个细胞连接，使整个上皮组织具有机械应力。细胞质中的中间纤维丝可分为五种。

1. **角质蛋白纤维**（keratin filament） 只分布在上皮细胞或外胚层起源的细胞中。角质蛋白纤维可能有30种不同的角蛋白亚丝，其中包括头发、指甲等“硬”质角蛋白。这类纤维含有不同分子量的多肽角蛋白，在不同种类的细胞内，它们的排列不完全一致。

2. **波形蛋白纤维**（vimentin filament） 只分布在间质细胞和中胚层起源的细胞中，如结缔组织中的细胞、红细胞以及淋巴管内皮细胞、成纤维细胞、软骨细胞等。同时无论何种细胞在体外培养时一般也会出现这种纤维。波形蛋白纤维很难溶解，在细胞中可能起支撑作用，实验证明它的分布常常终止于核膜或与核膜紧密相连。

3. **结蛋白纤维**（desmin filament） 只分布在成熟肌肉细胞中。也称连接蛋白或肌间线蛋白纤维，常见于骨骼肌、心肌、平滑肌。

4. **胶质蛋白纤维**（glial filament） 是由胶质细胞原纤维酸性蛋白（glial fibrillary acidic protein）构成，这种蛋白只在中枢神经系统的胶质细胞中表达。

5. **神经蛋白纤维**（nurofilament） 是由神经丝蛋白（neurofilament protein）构成，这种蛋白只在中枢和外周神经系统的神经细胞中表达。

（四）中间纤维的主要功能

1. 中间纤维对维持细胞核和细胞器在细胞内的特定空间位置，以及保持细胞特定形态均发挥了重要的机械性支架作用。

2. 中间纤维与微丝和微管共同发挥物质运输作用。如神经元中的神经纤维蛋白与微管相连，共同构成轴质运输中的慢速运动成分，并同时使轴突具有一定的机械强度。

3. 多种细胞在体外培养传代时，常常出现波形蛋白纤维增多，这一现象与机体肿瘤细胞在演变增殖过程中所表现的类似，说明它在细胞癌变调控中起一定作用。

4. 中间纤维蛋白可能与DNA复制与转录有关。

四、细胞骨架与疾病

（一）微管与疾病的关系

当细胞发生病变时，细胞骨架系统中的微管的数量和结构发生了明显的变化。

1. **微管遗传性疾病**　微管与细胞病理的关系是十分显著的，已有报道，有几种疾病是属于微管遗传性疾病，如阿尔茨海默（Alzhcimcrs）病，即早老年性痴呆病，在脑神经细胞里发现有大量扭曲变形的微管，只有个别正常的微管。

2. **急性肝炎**　肝炎病患者肝细胞内部的微管数量明显增多，尤其是高尔基复合体区。这可能与肝细胞分泌血浆蛋白的功能增强有关。

3. **不运动纤毛综合征**　是一种先天性纤毛异常，在婴儿表现为呼吸道疾病，在成年期表现为男性精子不育，这是因为，患者的精子及呼吸道上皮细胞纤毛的轴丝中 9 束二联微管的动力蛋白臂先天缺失。

（二）微丝与疾病的关系

镰刀型细胞贫血症是一种典型的遗传性分子病，患者的血红蛋白 β 肽链上的单一谷氨酸被缬氨酸置换而发生异常，使患者缺氧，钙离子增加，ATP 含量显著减少。这就引起肌动蛋白纤维发生变化，导致微丝发生改变，细胞膜变形，整个血红蛋白细胞盘状扭曲呈镰刀状。在炎症的修复过程中，新生的肉芽组织由肌纤维母细胞组成，其中含有肌动蛋白和肌球蛋白组成的收缩性细丝，对创伤愈合有重要作用。病毒在细胞内复制时，组装和成熟过程中微丝的变化也特别明显。

（三）中间纤维与遗传性疾病单纯性大泡性表皮松解症

遗传性疾病单纯性大泡性表皮松解症（epidermolysis bullosa simples，EBS）患者，表达有缺陷的细胞角质蛋白，而使他们对机械性损伤非常敏感，轻微的挤压就可使突变的基底细胞破坏，使患者皮肤出现水泡。

思　考　题

1. 内质网分为几种？在形态和功能上各有何特点？
2. 简述蛋白质合成的信号肽假说的内容。
3. 高尔基复合体具有哪些主要生理功能？
4. 溶酶体具有哪些生理功能？
5. 溶酶体是如何形成的？
6. 人类哪些疾病与溶酶体密切相关？
7. 何谓膜流？膜流对细胞的生命活动有何影响？
8. 简述蛋白质生物合成的基本过程。
9. 细胞中的核糖体有几种存在形式？所合成的蛋白质在功能上有什么不同？

10. 为什么说线粒体是细胞氧化供能中心？
11. 为什么说线粒体是一个半自主性的细胞器？
12. 线粒体与人类疾病有何关系？
13. 试述化学渗透假说的内容。
14. 微管有几种类型？在细胞中作用如何？
15. 鞭毛或纤毛的超微结构。
16. 细胞骨架与医学有何关系？

第六章 细胞核

细胞核（nucleus）是真核细胞最显著和最重要的细胞器，含有控制细胞生命活动的最主要的遗传物质——DNA，能进行 DNA 复制和转录，是细胞生命活动的调控中心。细胞核使细胞功能区域化，核膜将遗传物质包围在核内，使之与细胞内的其他生命活动分隔开，保证了细胞的遗传稳定性。细胞核的出现是生物进化历程中的一次飞跃，是真核细胞结构完善的主要标志。

17 世纪，Leeuwenhoek（荷兰）在自制的显微镜下首次发现了细胞核。1831 年，Brown（苏格兰）第一次使用了“nucleus”一词，并认为所有细胞均有细胞核。细胞核普遍存在于除哺乳动物成熟红细胞和高等植物成熟筛管外的所有真核细胞。

第一节　细胞核的形态

一、细胞核的形态、大小

细胞核的形态多种多样，一般与细胞的形态相适应。球形、柱状形、多边形细胞的核多为圆形或近圆形，如卵细胞、肝细胞（彩图 6-1）及神经元（彩图 6-2）；扁平细胞的核则为椭圆形，如食道复层扁平细胞（彩图 6-3）；人血液的中性粒细胞核为分叶状或弯曲杆状（彩图 6-4）；小肠柱状上皮细胞核为杆状或者椭圆形（彩图 6-5），巨噬细胞的核形状常常会变化；梭形细胞的核呈长杆状，如平滑肌细胞（彩图 6-6）等。

细胞核的大小在不同生物、不同生理状态下有所不同，幼稚细胞的细胞核相对体积较大，如淋巴细胞、胚胎细胞、肿瘤细胞；成熟细胞的细胞核相对体积较小，如表皮角化细胞和衰老细胞；高等动物细胞核直径一般为 5~10μm，常用细胞核与细胞质的体积比，即核质比（NP）来表示细胞核的相对大小。

$$NP = V_n / (V_c - V_n)$$

其中 V_n 为细胞核体积，V_c 为细胞体积。一般情况下，当细胞体积增大时，细胞核也随着增大，以保持核质比不变。

二、细胞核的数目和位置

每个细胞通常只有一个核（彩图 6-2、6-3），但肝细胞（彩图 6-1）、肾小管细胞和软骨细胞有两个核，有的细胞甚至有多个细胞核，如骨骼肌细胞有几十个核（彩图 3-7），破骨细胞的核可达数百个；也有的细胞没有核，如哺乳动物的成熟红细胞（彩图 6-4）。细胞核一般位于细胞的中心位置或稍偏向一侧，有的细胞，如脂肪细胞由于脂滴较多，核常被挤于一侧。

第二节　细胞核的结构

细胞核的形态结构随细胞的增殖过程呈周期性变化，在细胞分裂期，核被膜裂解，细胞核没有明显的形态结构，只有在细胞分裂间期时才能观察到核的完整结构，其基本结构包括核被膜、染色质、核仁及核基质四部分（电镜图1、4、7）。

一、核被膜

核被膜（nuclear envelope）又称核膜（nuclear membrane）是内膜系统的一部分，其内包含着遗传物质而形成了真正独立的核。在电镜下观察，核被膜由内、外两层单位膜构成，靠向细胞质的一层为外核膜，靠向核质的一层为内核膜，内、外核膜之间是宽为20~40nm的腔隙，称为核周间隙，核膜上分布有很多核孔复合体。（图6-1）（电镜图1、4、7）

1. **外核膜**　外核膜朝向细胞质，厚约4~10nm，外表面附有核糖体，外核膜与粗面内质网相连。

2. **内核膜**　内核膜朝向核质，内表面有一层由纤维蛋白组成的纤维网络结构，称为核纤层（nuclear lamina），核纤层与中间纤维、核基质相互连接，并与内核膜上的镶嵌蛋白质相连，起到维护核膜形态及固定核孔的位置的作用。核纤层还与核内的染色质的特异性部位相结合，为染色质提供附着位点。在细胞周期中，核纤层与核膜的裂解与重建有关。

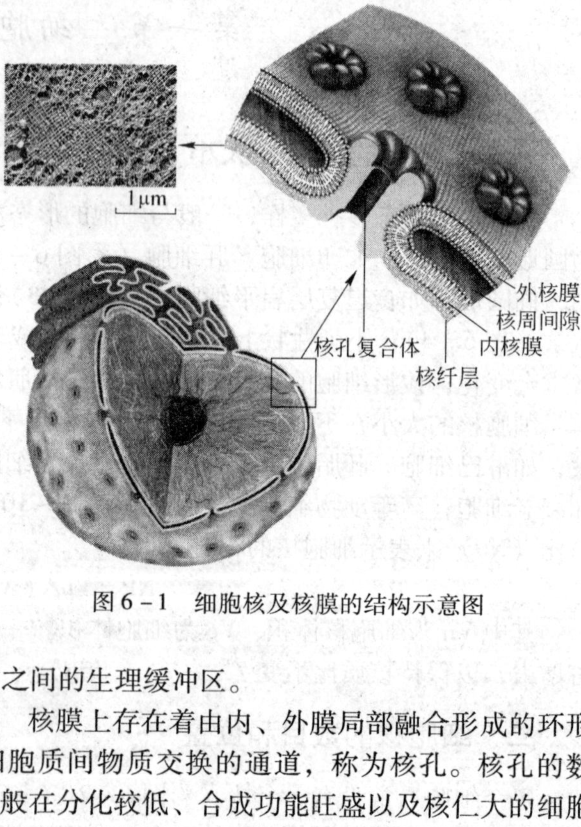

图6-1　细胞核及核膜的结构示意图

3. **核周间隙**（perinuclear space）内、外核膜之间有宽为20~40nm的腔隙，称为核周间隙。核周间隙与内质网腔相通，内含有呈溶解状态的各种蛋白质和酶。在各种生理活动中，核周间隙是核与质之间的生理缓冲区。

4. **核孔复合体**（nuclear pore complex）　核膜上存在着由内、外膜局部融合形成的环形孔道，直径约为80~120nm，是细胞核与细胞质间物质交换的通道，称为核孔。核孔的数目、大小与细胞的种类和代谢状态有关。一般在分化较低、合成功能旺盛以及核仁大的细胞中，核孔数目较多。电镜下的核孔并非简单的孔洞，而是一个复杂的盘状结构体系，由一组蛋白质颗粒以特定方式排列而成的结构，称为核孔复合体。每个核孔由柱状成分形成核孔壁，且在胞质侧和核质侧向外伸出呈对称分布的8条细纤维；环状成分向孔中央伸出8个圆锥状的辐，呈辐射状对称，腔成分由大的跨膜糖蛋白组成，可有利于核孔复合体锚定在核膜，中央有一个中央颗粒。核孔复合体中央是含水的通道，可允许水溶性物质出入细胞核。（图6－2）。

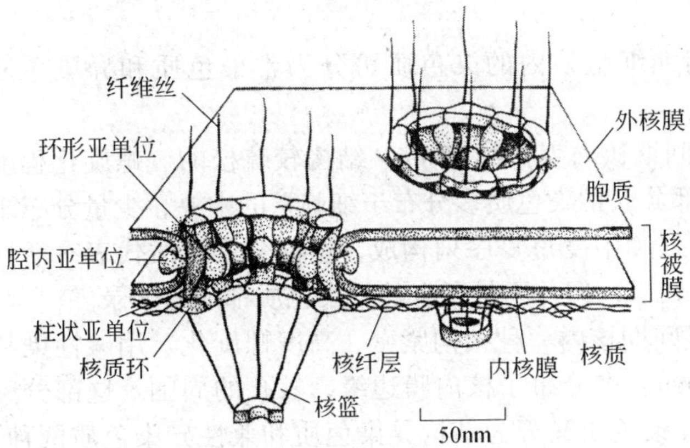

图6－2　核孔复合体结构模型

核被膜作为核、质之间的屏障，不仅可将细胞核物质与细胞质物质限定在各自特定的区域内，对稳定核内遗传物质和RNA转录后有效的加工有十分重要的意义，而且对细胞核、质间的物质交换起着重要作用，决定着物质交换的类型及方式。

二、染色质与染色体

染色质是1879年W. Flemming提出的，用于描述细胞核中能被碱性染料染色的物质，1888年Waldeyer提出了染色体概念。

染色质（chromatin）是指间期细胞核内容易被碱性染料染成深色的物质，是间期核内遗传物质的存在形式。当细胞有丝分裂或减数分裂时，染色质复制后经螺旋、折叠卷曲形成的棒状结构称为染色体（chromosome）。因此，染色质和染色体是同一物质在细胞间期和分裂期的不同形态表现（彩图6－2、6－7、6－8）。

（一）染色质的化学组成

染色质的主要化学物质是DNA、组蛋白质、非组蛋白和少量的RNA。

1. **DNA**　是染色质中贮存遗传信息的生物大分子，其结构、性质稳定，数量恒定。真核细胞基因组的DNA核苷酸排列顺序可分为单一序列和重复序列，根据重复次数不同，重复序列又分为中度重复序列和高度重复序列。

2. **组蛋白**（histone）　是染色质中富含赖氨酸和精氨酸的碱性蛋白质，总量约与DNA相当。根据精、赖氨酸的比例不同，可将组蛋白分为五种，即H_1、H_2A、H_2B、H_3及H_4。除H_1外，其他4种组蛋白在进化上高度保守，没有种属和组织的特异性，其中尤以H_3、H_4最为保守。组蛋白可与DNA紧密结合，对维持染色质结构和功能的完整性起关键作用。组蛋白和DNA结合可抑制DNA的复制和转录。

3. **非组蛋白**（nonhistone）　是染色质中除组蛋白以外所有蛋白质的统称，富含带负电荷的天冬氨酸、谷氨酸等氨基酸，是酸性蛋白质。非组蛋白在细胞核的含量比组蛋白少，但种类繁多，且功能各异。主要包括与核酸的合成、分解及染色质化学修饰有关的酶类以及部分结构蛋白和调节蛋白。

非组蛋白与组蛋白结合，能特异性地解除组蛋白对DNA活性的抑制作用，促进复制和转录，调控基因的表达。

4. **RNA** 染色质中 RNA 含量很低，而且在不同物种中含量变化较大，大部分是新合成的各类 RNA 前体。

（二）常染色质和异染色质

根据螺旋化和折叠程度的不同，间期细胞核内的染色质可分为常染色质和异染色质（彩图 6－2）。

1. **常染色质**（euchromatin） 是指间期核内直径约 10nm、结构较疏松的、螺旋化程度小、不易被碱性染料着色的染色质纤维部分。常染色质多分布于细胞核的中央，少量分布于核仁内。常染色质的 DNA 主要由单一序列和中度重复序列构成，这部分染色质代表有活性的 DNA 分子部分，在一定条件下可进行转录，但并不是所有的常染色质都能够转录。

2. **异染色质**（heterochromatin） 是间期核内一种结构紧密、高度螺旋化、用碱性染料染色深的染色质纤维，直径约为 20～30nm。多分布于核内膜边缘，核孔的周围。这部分染色质功能上很不活跃，没有转录活性。异染色质又分为结构异染色质和兼性异染色质两种。结构异染色质是指那些在所有细胞和不同发育阶段中始终处于凝集状态的、无转录活性的染色质。结构异染色质由高度重复的 DNA 序列构成，在中期染色体上，多分布于着丝粒、端粒、次缢痕等部位。兼性异染色质是由常染色质凝缩、丧失转录活性后形成的异染色质，在一定条件下能向常染色质转换并恢复其转录活性。

一般而言，常染色质可大量出现于快速增殖的细胞，如胚胎细胞、骨髓细胞和肿瘤细胞；而在分化程度高的细胞中，异染色质往往含量较高。在复制时间上常染色质先复制，异染色质后复制。在化学本质上，常染色质和异染色质是同一种物质的两种不同存在状态，而且在一定条件下二者还可以互相转换。

（三）染色质的结构

人体一个细胞中的 DNA 总长度为 1.74m，细胞核的直径仅为 5μm，因此，DNA 必须进行高度有序的折叠，才能在狭小的核空间内保存和行使功能，并且在细胞分裂中将遗传物质平均分配到两个子细胞中去。1974 年 Kornberg 等人根据染色质的酶切降解和电镜观察，发现染色质的基本结构单位是核小体，提出了染色质结构的“串珠”模型。核小体彼此串联在一起，再进行多次螺旋形成高级结构，最终组装成染色体。

1. **核小体**（nucleosome） 由长约 200bp 的 DNA 和 5 种组蛋白组成。其中组蛋白 H_2A、H_2B、H_3、H_4 各一对组成八聚体蛋白，DNA 分子以 146 个碱基对长度在其表面缠绕 1.75 圈形成直径 10nm、高 6nm 的核心颗粒，其余 60bp 左右的 DNA 连接相邻的核心颗粒叫做连接 DNA（linker DNA），组蛋白 H_1 位于连接 DNA 上，锁住 DNA 的进出端，起稳定核小体的作用。（图 6－3）。

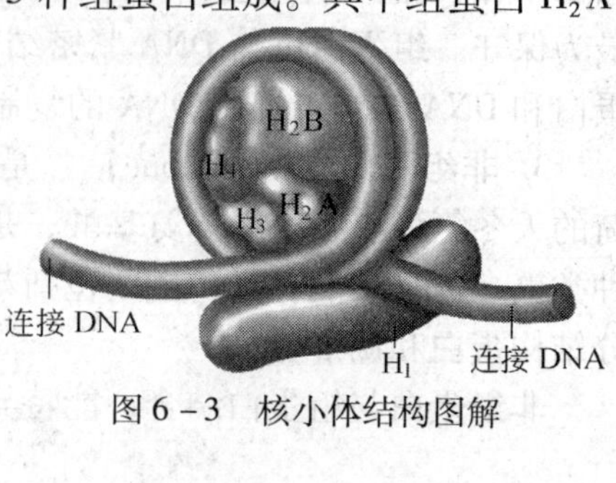

图 6－3 核小体结构图解

若干个核小体重复排列形成直径约 10nm 的串珠状

纤维。由于核小体的形成，DNA 分子被压缩了大约 7 倍。

2. **螺线管**（solenoid） 核小体串珠围绕一个空心轴，螺旋化形成外径 30nm、内径 10nm、螺旋间距 11nm 的中空线状结构，称为螺线管。螺线管的内壁由核小体组成，每一螺旋含 6 个核小体，使得 DNA 又压缩了 6 倍。组蛋白 H_1 位于螺线管内侧，对螺线管的形成和稳定起着重要作用。

3. **超螺线管**（supersolenoid） 螺线管进一步螺旋盘绕形成直径为 400nm 的圆筒状结构，称为超螺线管。由螺线管到超螺线管，DNA 的长度又压缩了近 40 倍。

4. **染色单体** 由超螺线管再进一步螺旋和折叠形成染色单体，使得 DNA 的长度又压缩了 5 倍。这样，从线性 DNA 分子到染色单体，DNA 共压缩了约 8400 倍。

多级螺旋模型虽然在一定程度上解释了染色体组装的复杂现象，但缺乏充分的实验证据。20 世纪 80 年代以来，染色体“袢环”模型（loop model）引起了人们的重视。这个模型认为，在染色体中，有一个由非组蛋白纤维网组成的染色体支架，两条染色单体的非组蛋白支架在着丝粒区域相连接。直径 30nm 的螺线管折叠形成袢环，每个袢环长 520nm，含 30000 ~ 100000 万个碱基对。每 18 个袢环以染色体支架为轴心呈放射状排列一圈形成微带，微带是染色质的高级结构单位。大约 10^6 个微带沿轴心支架纵向排列构成染色单体（chromatid）。见图 6 - 4。

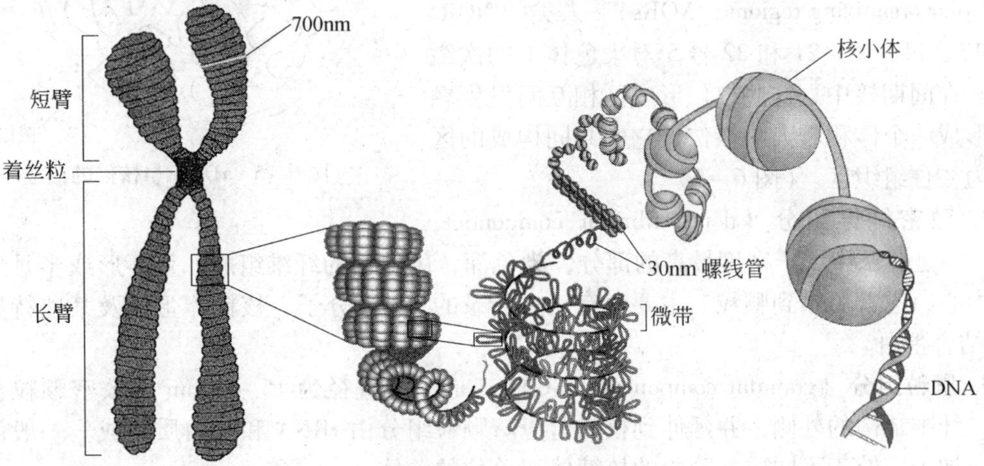

图 6 - 4 微带与染色体模式图

三、核仁

核仁（nucleolus）是真核细胞间期核中最明显的结构之一，在光镜下为深染均质的圆形小体，其大小，数目随着细胞类型及生理状态不同而异，一般为 1 个或几个（彩图 6 - 2）。蛋白质合成旺盛的细胞，如卵母细胞、分泌细胞及肿瘤细胞，核仁很大，而不具蛋白质合成能力的细胞，如精子细胞、肌肉细胞，核仁则很小，甚至没有核仁。

核仁通常位于核的一侧，也可移到核膜边缘。在细胞有丝分裂前期核仁消失，末期重新出现。

（一）核仁的化学组成

核仁的化学成分主要为蛋白质、RNA 和 DNA，其中蛋白质为核仁的主要成分，占核仁干重的 80%，种类很多，约 100 余种，如核糖体蛋白、组蛋白、非组蛋白、RNA 聚合酶、ATP 酶等多种酶系。RNA 约占干重的 10%，以核蛋白形式存在。DNA 占核仁干重的 8%，主要位于核仁相随染色质部分。

（二）核仁的结构

电镜下核仁是一个无界膜包围的，有纤维丝等多种成分构成的海绵状结构。根据电镜观察和各种酶消化实验的结果，核仁的超微结构包括以下 3 部分。

1. **纤维中心**（fibrillar center，FC） 在电镜下观察，为核仁中央的低电子密度浅染区，实验表明在纤维中心存在着 rDNA。rDNA 上有 rRNA 基因串联排列，可进行高速转录，产生 rRNA，组织形成核仁。因此，称之为核仁组织者区或核仁形成区（nucleolar organizing regions，NORs）。人类的 NORs 位于 13、14、15、21 和 22 号 5 对染色体上的次缢痕处。在间期核中，这些核仁形成区相互间发生融合，形成一个体积较大的核仁，它们共同构成的区域称为核仁组织区。（图 6－5）

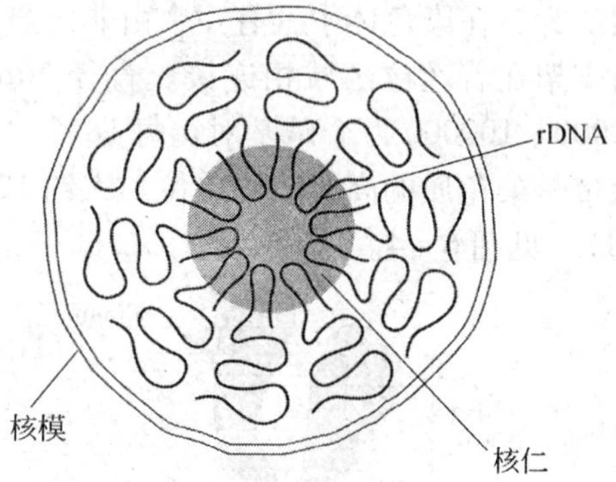

图 6－5 rDNA 与核仁的形成

2. **致密纤维组分**（dense fibrillar component，DFC） 是核仁中电子密度最高的部分，染色深，由致密的纤维组成，呈环形或半月形包围纤维中心，通常见不到颗粒。主要含有正在转录的 rRNA 分子、核糖体蛋白及某些特异性的 RNA 结合蛋白。

3. **颗粒组分**（granular component，GC） 是一些直径为 15～20nm 的致密颗粒，分布于核仁纤维结构的外侧，并延伸到核仁边缘。颗粒组分由 rRNA 和蛋白质组成。一般认为它是正在加工、处于不同成熟阶段的核糖体亚单位的前体。

除以上 3 种组分外，核仁中还可见到核仁相随染色质和核仁基质等结构。核仁相随染色质包括包围在核仁周围的一些异染色质，称为核仁周围染色质（perinucleolar chromatin）和伸入核仁内部的核仁内染色质（intranucleolar chromatin）。核仁内染色质是核仁相随染色质的主要部分，是常染色质，具有转录活性。核仁基质为无结构、无定形的液体，主要成分是组蛋白。核仁基质是核仁其他组分存在的环境，并可与核骨架相连。

（三）核仁的功能

核仁是 rRNA 合成、加工和组装核糖体大、小亚基的重要场所。分布于核仁中的 rDNA 在 RNA 聚合酶Ⅰ的作用下转录出 45SrRNA，45SrRNA 与来自细胞质的 80 多种蛋白质结合形

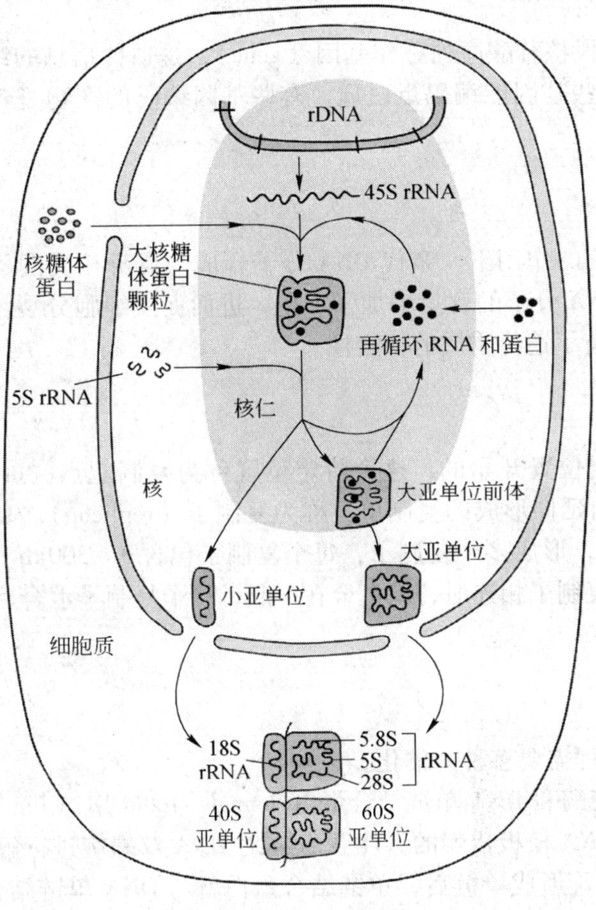

图 6-6 核仁的功能

成核蛋白复合体，在酶的催化下，裂解形成 5.8SrRNA、18SrRNA 和 28SrRNA。其中 5.8SrRNA、28SrRNA 和 5SrRNA（来自核仁外）与 49 种蛋白质装配成核糖体大亚基；18SrRNA 与 33 种蛋白质装配成核糖体小亚基。大、小亚基经过核孔运输到细胞质中，成为有功能的核糖体。（图 6-6）

四、核基质

核基质（nuclear matrix）是指细胞核内除核膜、染色质和核仁外的蛋白质纤维网架结构系统，它与核纤层、核孔复合体、中间纤维相互连接成网络体系，称为核骨架（nuclear skeleton）。核基质含有数十种蛋白质，分子量为 4000～6000，多数为非组蛋白性的纤维蛋白，相当一部分为含硫蛋白。

核基质在真核细胞染色体的构建、基因表达调控、DNA 复制、DNA 损伤修复、RNA 转录及转录后的加工和运输过程都起着极为重要的作用。

第三节 细胞核的功能

细胞核是遗传物质 DNA 存在的主要部位，其功能主要是与 DNA 相关的一系列活动，是遗传信息贮存、DNA 复制、各种 RNA 转录的场所，对维持细胞遗传稳定性及细胞的代谢、生长、分化、增殖等生命活动起着控制作用。

一、遗传信息的贮存

DNA 分子上的遗传信息蕴藏在 4 种组成 DNA 分子的核苷酸的排列顺序中，核苷酸的数量和排列顺序的变化，使遗传信息呈现出多样性与复杂性。若 DNA 分子由 n 个核苷酸组成，则这些核苷酸将以 4^n 种方式加以排列。因此，遗传信息的量与组成 DNA 的核苷酸的数量呈正相关，核苷酸数量越多，其排列组合的方式就越复杂，DNA 分子所包含的遗传信息也就越丰富。人体细胞基因组的 DNA 分子上有 3.2×10^9 个核苷酸对，其所含遗传信息可达天文数字。

DNA 分子中含有特定遗传信息的一段核苷酸序列称作基因（gene），是遗传信息的结构单位，控制着生物某些特定的性状。有些基因能编码蛋白质，有些基因编码的产物是各种 RNA。

二、DNA 复制

DNA 复制是指以 DNA 为模板，在酶的作用下，亲代 DNA 分子合成与自身相同的子代 DNA 分子的过程。复制的结果使核内 DNA 分子的含量增加了 1 倍，进而促使细胞分裂，将复制的遗传物质传给子代细胞，从而保持了遗传物质的稳定性。

（一）复制起点和方向

DNA 复制是从 DNA 分子内部的特定位置开始的，这个特定位置称为复制起点（origin point）。DNA 复制从起点开始向两侧双向延伸形成的复制单位称为复制子（replicon）。真核细胞的每个 DNA 分子上有多个复制起点，形成多个复制子，每个复制子包含 3 ~ 300kb。复制子只有起点没有终点，当两个相邻的复制子相连时，就汇合在一起，多个复制子汇合后终止复制。

（二）复制的过程

1. DNA 复制所需的酶 DNA 复制过程需要多种酶催化。

在 DNA 复制开始时，需要 DNA 解旋酶和 DNA 单链结合蛋白（single strand DNA binding protein，SSBP）。DNA 解旋酶是一类对 DNA 模板依赖的 ATP 酶，在对 DNA 双螺旋进行解旋时，需要 ATP 提供能量。当 DNA 分子解旋形成单链后，单链结合蛋白就与 DNA 单链结合，防止单链 DNA 重新螺旋化，并保护其免受核酸内切酶的水解。

在 DNA 复制过程中，DNA 聚合酶起着主要作用。DNA 聚合酶能把单核苷酸加到多核苷酸链游离的 3′端的 OH 基上，使新链的合成具有方向性，只能是沿着 5′→3′方向进行。由于 DNA 聚合酶不能自行从头合成 DNA 链，所以必须由引物酶合成一小段约含十几个至数十个碱基的 RNA 作为引物。还需要 DNA 连接酶将 DNA 聚合酶合成的 DNA 片段共价连接起来。

2. DNA 复制过程 DNA 局部解螺旋后形成两个复制叉，每个复制叉的 DNA 分子的两条单链方向相反，一条是 3′→5′端，另一条是 5′→3′端，所以 DNA 两条链的合成方式不同。

以 3′→5′方向链为模板，在 RNA 引物及 DNA 聚合酶作用下，沿 5′→3′方向边解旋边复制，复制是连续进行的，速度较快，因此把合成的 5′→3′的子链叫前导链（leading strand）。

以 5′→3′方向链为模板，在 RNA 引物和 DNA 聚合酶作用下，先按 5′→3′方向合成一些短的、不连续的 DNA 片段，再经 DNA 连接酶的作用形成完整新链，由于这条链合成是分段进行的，所以复制速度慢，被称为后随链（lagging strand）。一段引物只能引导合成一个 DNA 片段，所以，在 5′→3′模板链上会同时出现许多片段，称为冈崎片段（Okazaki fragment）。真核生物的冈崎片段长 100 ~ 200 个核苷酸。（图 6 - 7）

像这样，在一个复制叉内，一条链的复制是连续的，另一条链的复制是不连续的，故称

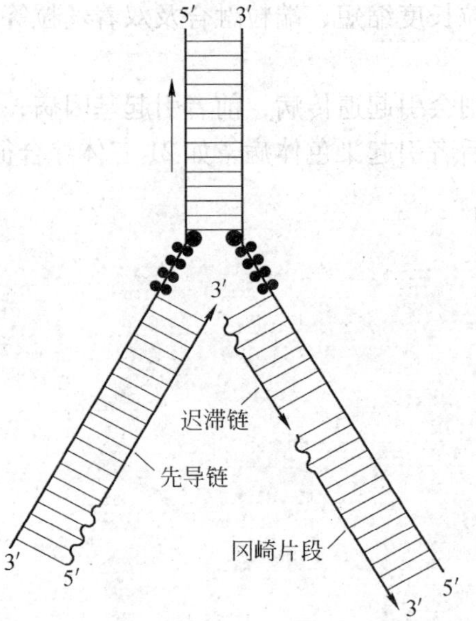

图 6－7 DNA 的复制示前导链与后随链的合成

半不连续复制（semi－discontinuous replication），复制后的子代 DNA 分子保留了原来分子的一条链，称作半保留复制（semi－conservative replication）。

由于真核细胞的 DNA 分子链是盘绕在组蛋白八聚体构成的核心颗粒上的，所以，在 DNA 复制时首先是 DNA 从组蛋白核心颗粒上脱下来，当 DNA 复制完毕，又与组蛋白核心颗粒结合。

三、遗传信息的转录

转录（transcription）是指以 DNA 分子为模板，根据碱基配对原则，合成 RNA 的过程，是蛋白质生物合成所必需的重要环节。真核生物 RNA 转录及转录后加工、转运是在细胞核各组成结构的相互配合和共同作用下完成的。在核基质中，RNA 聚合酶Ⅱ催化合成 hnRNA（mRNA 的前体），RNA 聚合酶Ⅲ合成 tRNA 和 5SrRNA；在核仁内，RNA 聚合酶Ⅰ催化合成 45SrRNA。转录出的 RNA 经过加工成熟后经由核孔复合体转运至细胞质中指导合成蛋白质。

第四节 细胞核与疾病

细胞核是遗传信息贮存、复制、转录及加工的场所，是细胞生命活动的控制中心，因此，细胞核结构与功能的改变，常会引起细胞生长、分化、增殖等行为的异常，从而引起某种疾病。

一、细胞核形态异常

肿瘤细胞核质比明显提高，细胞核形态会发生出芽、凹陷、弯曲等不规则变形，核呈现分叶状、弯月状及桑葚状等。核孔数目增多有利于核内、外物质的转运。核仁体积增大，数目增多，表现为 rRNA 合成活动增强，反映出肿瘤细胞代谢活跃、生长旺盛的特点。常染色质比例增大，染色质颗粒化，聚集在核膜处，分布不均匀。

二、细胞核的遗传物质异常

细胞核 DNA 上存在许多与肿瘤恶性转化相关的基因，其产物主要为对细胞生长、分裂和分化起调控作用的生长因子、生长因子受体、转录调节因子、细胞周期调节蛋白等。当这些基因在一些诱变因素作用下，发生基因突变，其蛋白产物将被超活化或失去控制，最终将引起肿瘤的恶性转化。核型分析可知，肿瘤细胞常发生染色体异常改变，如超二倍体、亚二倍体、多倍体等数目异常和缺失、重复、易位、端粒长度缩短、端粒融合及双着丝粒等结构异常。

如果基因突变或染色体畸变发生在生殖细胞，则会引起遗传病，前者引起基因病，包括单基因病和多基因病，如白化病和少年型糖尿病；后者引起染色体病，如21三体综合征。

思 考 题

1. 试述细胞核的结构和主要功能。
2. 试述核被膜的结构和功能。
3. 简述核小体的结构。
4. 染色质有哪些类型，各有何特征？
5. 简述核仁的结构及其功能。
6. 试述染色质结构与基因转录的关系。

第七章　细胞增殖、分化、衰老和死亡

早在 19 世纪，德国细胞病理学家 Virchow 就指出“一切细胞来自细胞”，即新的细胞都是由原来的细胞增殖来的。细胞增殖（cell proliferation）是指细胞通过生长和分裂获得和母细胞一样遗传特性的子细胞，从而使细胞数目成倍增加的过程。细胞增殖是有机体生长发育、繁殖后代、创伤修复、新陈代谢和细胞分化的基础。

第一节　细胞的增殖方式

细胞增殖方式主要有 3 种：无丝分裂（amitosis）、有丝分裂（mitosis）和减数分裂（meiosis）。真核细胞最主要的增殖方式是有丝分裂；减数分裂是有性生殖的个体形成生殖细胞的分裂方式。

一、无丝分裂（amitosis）

又称直接分裂。最早在鸡胚红细胞中发现。细胞分裂时核伸长，从中部缢缩，然后胞质分裂，没有染色体组装和纺锤体形成，故称为无丝分裂。无丝分裂是低等生物增殖的主要方式，在高等动植物中也有发现。人体中只发生在某些迅速分裂的组织，如口腔上皮及创伤修复等组织中。

二、有丝分裂（mitosis）

又称间接分裂，是真核细胞最主要的增殖方式。因在细胞分裂过程中形成专门执行细胞分裂功能的临时性细胞器——有丝分裂器而得名（分裂过程见本章第二节）。

三、减数分裂（meiosis）

又称成熟分裂。是有性生殖生物的生殖细胞（又称配子）在形成过程中发生的一种特殊的有丝分裂，其特点是：遗传物质复制一次，而细胞连续分裂两次，形成单倍体的配子。

第二节　细胞的增殖周期

细胞增殖周期（cell generation cycle）指从亲代细胞分裂结束到子代细胞分裂结束之间的间隔时期，简称细胞周期（cell cycle）。在这一过程中，细胞数目增加一倍，细胞的遗传物质复制一次并均等地分配到两个子细胞中。根据光学显微镜所观察到的细胞分裂时的活动，将细胞周期分为两个主要的时期：分裂间期（interphase）和分裂期（M）。分裂间期（彩图7－1、7－7、7－8）是新细胞的生长期，根据新细胞从开始生长起到分裂前为止的分裂间隔期中的生理和生化变化，将间期分为 G_1 期（Gap 1 phase），即从 M 期结束到 S 期开始前的一段间歇期；S 期（DNA synthetic phase），即 DNA 合成期；G_2 期（Gap 2 phase），即 DNA 合成后到有丝分裂前的一个间歇期。细胞分裂过程中细胞核的形态发生急剧变化，根据细胞核的变化特征，将 M 期分为前期（prophase）、中期（metaphase）、后期（anaphase）和末期（telophase）。（图7－1）

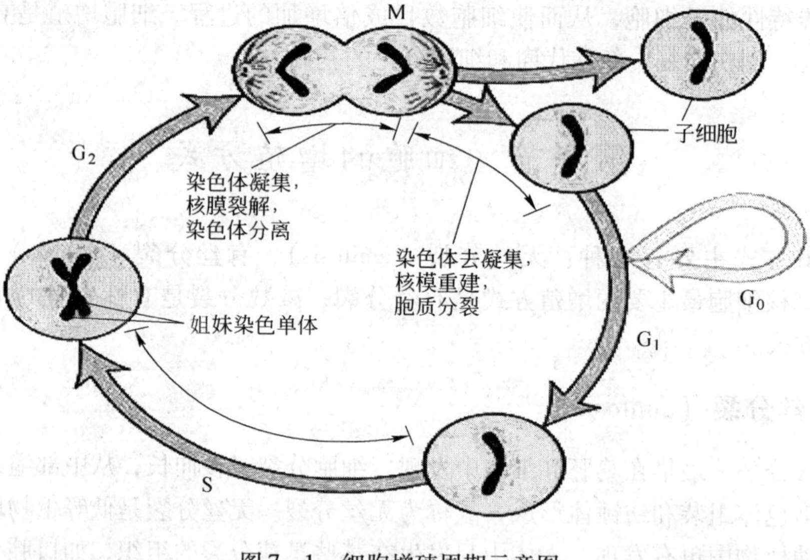

图7－1　细胞增殖周期示意图

细胞周期时间（cell cycle time，Tc）指从第一次细胞分裂结束到第二次细胞分裂结束所经历的时间。不同种类的细胞周期时间可以有很大差别，一般来说不同细胞 G_1 期持续的时间差异可能很大，而 $S + G_2 + M$ 三个时期的时间变化较小，因此细胞周期时间的差异主要取决于 G_1 期的长短。有的只需几十分钟（如早期胚胎细胞），有的要几十小时（如离体培养的细胞），也有的要1～2年（如人的肝细胞）甚至更长时间（表7－1）。但对同一种细胞来说，在一定条件下，细胞周期时间是相对稳定的。

表7－1　　不同细胞的周期时间（小时）

细胞类型	T_{G1}	T_S	T_{G2+M}	T_C
人宫颈癌细胞	10	7	5	22
人直肠上皮细胞	33	10	5	48
大鼠肝细胞	28	16	3.5	47.5
蛙单倍体胚	11	16	9.9	37.8
小鼠结肠上皮细胞	9	8	2	19
蚕豆根尖细胞	4.9	5.5	6.9	19.3

根据细胞增殖的行为，将高等动物的细胞分为三类：①连续分裂细胞，又称周期细胞，即在细胞周期中连续运转的细胞。如表皮生发层细胞、部分骨髓细胞，这类细胞的分裂周期正常，有丝分裂活性很高。②休眠细胞，又称 G_0 细胞。此类细胞暂时脱离细胞周期，但在某些条件诱导下可重新进入细胞周期。如肝细胞，在外科手术切除部分肝脏后可诱导进入细胞周期。③不分裂细胞，又称终端细胞，如成人心肌细胞、神经细胞等。此类细胞终生停留在 G_0 期而不再增殖，身体对此类细胞更新的需求主要依赖干细胞（stem cell）。

一、细胞增殖周期各时相的特点

在细胞周期进程中，细胞在结构和功能方面均发生着复杂的变化，细胞周期各时相均有各自的特点，为了便于对细胞周期活动的理解，仅对细胞周期中有关遗传物质的复制和细胞分裂活动进行叙述。

（一）G_1 期（DNA 合成前期）

G_1 期在细胞周期中所占时间最长，是细胞生长的关键时期。此期内细胞进行剧烈的生物合成，产生大量的 RNA 和蛋白质。G_1 期中后期，细胞内参与 DNA 合成的有关酶活性增高，为 S 期 DNA 合成准备必要的物质基础。G_1 期后期，细胞还合成 S 期活化因子（S-phase factor），它们在细胞运行到 G_1 期就已经开始合成，到达 S 期中期含量最高，S 期结束时瞬即消失。

G_1 期时间变化大的最根本原因是具有 1 个或 2 个特殊的调节细胞增殖周期开和关的“阀门”，称为限制点（Restriction point，R 点），酵母中称检查点（checkpoint）。细胞是继续增殖还是进入静息（G_0）状态，是由它是否通过 R 点来决定的。G_1 期晚期，是药物等因素作用于细胞周期的敏感时期。

（二）S 期（DNA 合成期）

此期细胞主要进行 DNA 的复制、组蛋白和非组蛋白等染色质成分的合成及染色质的组装。DNA 合成和组蛋白合成在时间上是同步的，在密度上是相应的，从而使新合成的 DNA 得以及时包装成核小体。DNA 复制是细胞增殖的关键。

中心粒复制开始于 G_1 期末，一直延续到 S 期晚期，细胞中已含有两对中心粒。

（三）G_2 期（DNA 合成后期）

G_2 期细胞主要进行分裂前的物质准备，合成 M 期所需要的物质。在这一时期，细胞合成一些蛋白质，如构成纺锤丝的微管蛋白；细胞还合成一些可溶性蛋白激酶，该酶可使核纤层蛋白磷酸化，引起核膜破裂；它还可催化 H_1 蛋白磷酸化，促进核小体包装，引起染色质的凝集。

（四）M 期（有丝分裂期）

M 期是一个复杂的连续的动态过程，细胞周期中 M 期占用的时间最短，但细胞的形态结构变化最大。此期细胞主要的生化特点是 RNA 合成停止、蛋白质合成减少以及染色体高度螺旋化。M 期中细胞核的分裂和细胞质的分裂在时间和空间上配合密切，相互依赖、相互制约（图 7－2）。

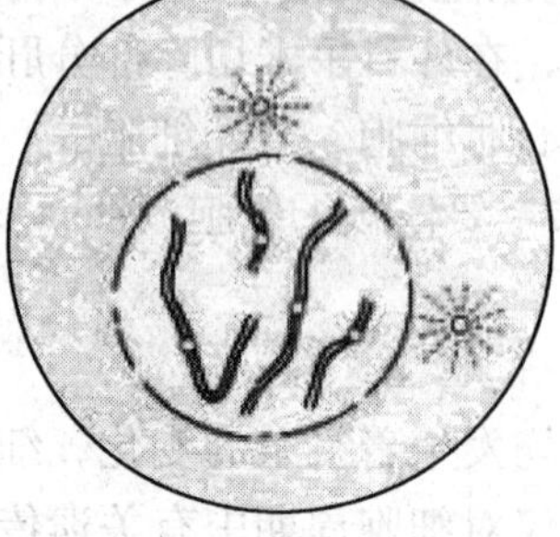

前期

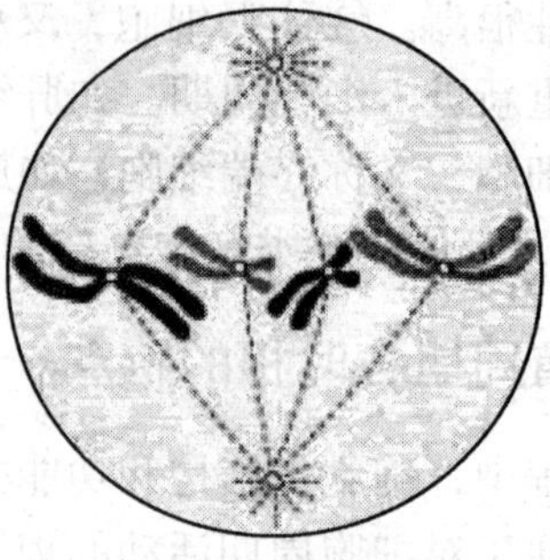

中期

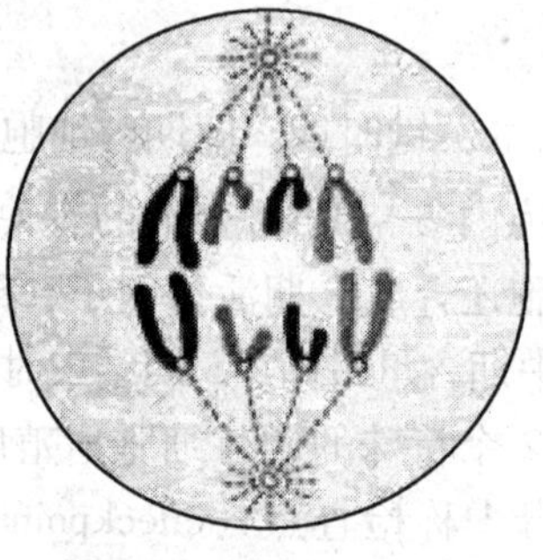

后期

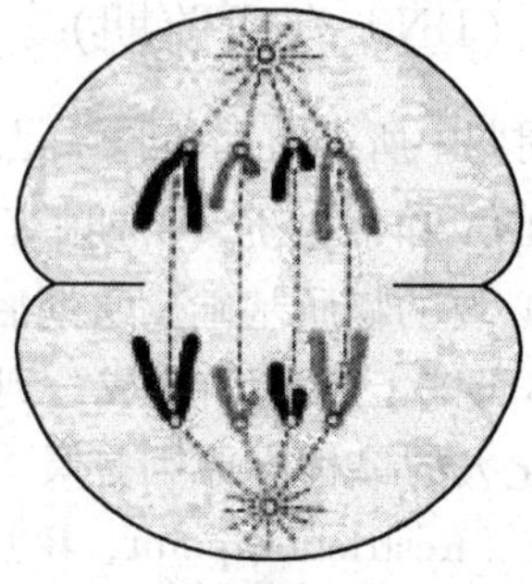

末期

图 7－2　有丝分裂各时相的特点

1. 前期（prophase）　前期（彩图 7－2、7－7、7－8）的主要事件是：①染色质逐渐凝集形成染色体；②纺锤体逐渐形成；③核仁解体；④核膜消失。

（1）染色质逐渐凝集形成染色体　染色质逐渐凝集形成染色体是 M 期开始第一个可见的标志。此时，细胞核膨大，核内染色质凝聚，逐渐变短变粗，形成光镜下可以分辨的染色体。每条染色体在 S 期都经过复制，因而含有两条姐妹染色单体（sister chromatids）。

（2）纺锤体逐渐形成　两对中心粒在此期分别移向细胞的两极，它们之间微管加速聚合，形成纺锤形结构，称为纺锤体（mitotic spindle）。纺锤体微管包括：①动粒微管（kinetochore microtubule）：由中心粒周围物质发出，连接在染色体的动粒上，负责将染色体牵引到纺锤体上。②星体微管（astral microtubule）：由中心粒向外放射出，负责两极的分离，同时确定纺锤体纵轴的方向。③极微管（polar microtubule）：由中心粒发出，在纺锤体中部重叠，负责将两极推开。

植物没有中心粒和星体，其纺锤体叫做无星纺锤体，分裂极的确定机理不明确。

（3）核仁解体、核膜崩解　到晚前期，核仁消失，核膜崩解。高等真核细胞常以细胞核膜消失作为有丝分裂前期结束的标志。核膜破裂是由于核纤层蛋白（lamin）磷酸化使核纤层解聚的结果，完整的核膜裂解成无数小的膜泡。

2. **中期**（metaphase）　中期（彩图7－3、7－4、7－7、7－8）是从核膜消失到有丝分裂器完全形成的时期。中期特征是：纺锤体和赤道板形成。该期染色体最大程度地被压缩，呈现出典型的中期染色体形态特征。由动粒微管牵引排列在纺锤体的中央形成中期板（metaphase plate），也叫赤道板。

由纺锤体、中心粒和染色体共同组成的临时性结构称为有丝分裂器（mitotic apparatus）。它专门执行有丝分裂功能，确保两套染色体均等地分配给两个子细胞，避免发生差错，使细胞分裂进行完善。

此期如果用药物（如秋水仙碱）抑制微管聚合，破坏纺锤体形成，细胞就阻断在有丝分裂中期。因此，利用药物阻断的方法可获得大量中期细胞，进行细胞染色体组分析。

3. **后期**（anaphase）　后期（彩图7－5、7－8）主要特征是：着丝粒分开，两条染色单体移向两极。由于某种特殊信号的触发，几乎所有的姐妹染色单体都同时分裂，每条染色体上成对的动粒开始分离。

后期染色体的动力来自于纺锤体微管的两个独立的运动过程：一种是动粒微管去组装产生的拉力，另一种是极微管聚合产生的推力。根据所使用的力，后期可分为两个阶段：后期A和后期B。后期A指染色体向两极移动的过程。染色体运动的力主要由动粒微管的去组装产生，此时染色体的运动称为向极运动。后期B指细胞两极间距离拉大的过程，染色体运动的力主要是由极微管的聚合产生的，此时的运动称为染色体极分离运动（图7－3）。

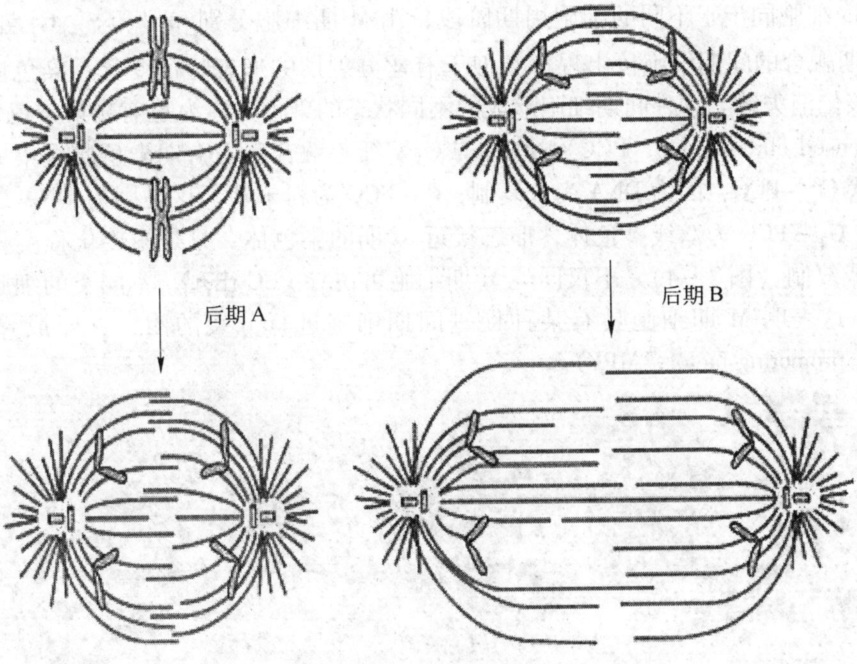

图7－3　后期姐妹染色单体被分开的两个过程

动物细胞中常先发生后期A，再后期B，也有的只发生后期A，还有的后期A、B同时发生。植物细胞没有后期B。

4. **末期**（telophase） 末期（彩图7-6、7-9）是从染色单体到达两极开始，至形成两个新细胞为止的一段时期。此期细胞的主要特征是：染色体解螺旋重新变成染色质，核仁、核膜重新形成。核仁由染色体上核仁组织者区（NORs）形成。在有丝分裂末期，前期核崩解时形成的核膜小泡此时又围绕染色体聚集和融合形成子代细胞的核膜。同样，前期磷酸化的核纤层蛋白，经脱磷酸化后重新形成核纤层。

末期另一重要事件是细胞质分裂。动物细胞的胞质分裂是以形成收缩环（contractile ring）的方式完成的。研究发现胞质分裂是由星体微管传递信号诱导的一个过程，表明胞质分裂是由星体微管决定的。星体微管传递的信号决定肌动蛋白在分裂细胞中间装配形成收缩环。收缩环在后期开始形成，由平行排列成一束的肌动蛋白组成，肌动蛋白之间有肌球蛋白Ⅱ的存在。用细胞松弛素及肌动蛋白和肌球蛋白抗体处理均能抑制收缩环的形成。收缩环依靠肌动蛋白与细胞膜发生连接，通过微丝滑动，收缩环直径变小，使细胞膜内陷，产生与纺锤体垂直的分裂沟（cleavage furrow）。分裂沟逐渐加深，直到与中间体相接触，细胞便一分为二。

二、细胞周期的调控

细胞周期的精确调控对机体的生长、繁殖、发育都是极为重要的。

（一）研究背景

将Hela细胞同步于不同的细胞周期阶段，用M期细胞分别和G_1、S、G_2期细胞融合。发现与M期融合的间期细胞核出现了类似于有丝分裂期的形态特征变化：染色质凝集、核膜破裂、核仁消失等。这种间期细胞形成的不同状态的染色体称为超前凝集染色体（prematurely condensed chromosome，PCC）。M期与G_1期细胞融合后，G_1期染色质凝集成光镜下可见的单线状G_1-PCC，因为DNA尚未复制；S-PCC为粉末状，这是因为DNA由多个部位正在复制；G_2-PCC为双线染色体，形态接近M期的染色体，只是螺旋化程度稍低，此时DNA已完成复制（图7-4）。不仅同类M期细胞可诱导PCC出现，不同类的细胞也可诱导PCC产生。这表明M期细胞具有某种促进间期细胞进行分裂的因子，即成熟促进因子（maturation promoting factor，MPF）。

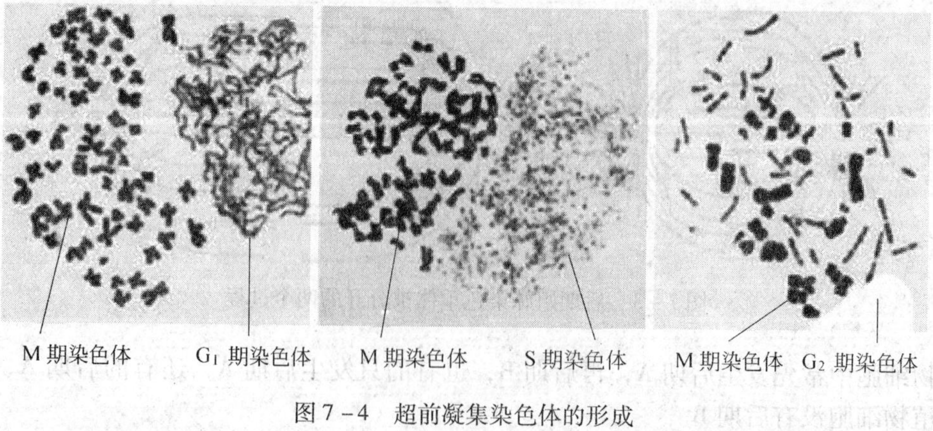

图7-4 超前凝集染色体的形成

1967 年，Leland Hartwell 以芽殖酵母为研究材料，分离出了几十个细胞分裂有关基因（cell division cycle gene，CDC）。如 CDC28 基因，在 G_2/M 转换点发挥重要作用。并提出了细胞周期检查点的概念。1975 年，Paul Nurse 等人以裂殖酵母为研究材料，也发现了许多与细胞分裂有关的基因。如 CDC2、CDC25、WEE1 等。1983 年，Timothy Hunt 首次发现海胆卵受精后，在卵裂过程中有两种蛋白质的含量随细胞周期进程而剧烈震荡。在每一轮间期开始合成，G_2/M 时达到高峰，M 期结束后迅速消失，下一轮间期又重新合成，故命名为周期蛋白（cyclin）。

（二）细胞内参与细胞周期调控的主要蛋白质

1. **周期蛋白** 细胞周期蛋白是一类随细胞周期进程而呈周期性变化的蛋白质。目前已分离出 30 余种，在脊椎动物中有 cyclin A_{1-2}、B_{1-2}、C、D、E_{1-2}、F、G、H 等。它们在不同的细胞周期时相中表达和降解，以此推进细胞周期进程。各周期蛋白均含有一段约 100 个氨基酸的保守序列，称为周期蛋白框，介导周期蛋白与周期蛋白依赖激酶结合。同时细胞周期蛋白还可决定 CDK 在何时、何处将何种底物磷酸化。

2. **周期蛋白依赖激酶**（cyclin - dependent kinase，CDK） CDK 是细胞周期主要的调节蛋白，属于丝氨酸/苏氨酸蛋白激酶家族。是一类必须与 cyclin 结合后才具有蛋白激酶活性的酶蛋白。目前发现的 CDK 有 9 个，其中的 5 个参与了细胞周期，它们在整个细胞周期中保持恒定的水平。CDK 以单体形式存在时，其催化活性中心被掩盖在内部，因而没有活性；与 cyclin 结合成异二聚体蛋白复合物后，CDK 结构发生改变，催化活性中心暴露出来，形成有活性的 CDK，表现出蛋白激酶活性。在 CDK - cyclin 复合物中，CDK 为催化单位，cyclin 为调节单位。不同的 CDK 仅在不同的时相被分别激活：G_1 期 CDK4、CDK6、CDK2 被激活，S 期 CDK2 被激活，G_1 期和 M 期 CDK1 被激活。CDKs 被激活后，分别诱导各自下游靶蛋白质磷酸化，从而推进细胞周期的进行。

3. **细胞周期蛋白依赖激酶抑制因子** 细胞中的细胞周期蛋白依赖激酶抑制因子（cyclin - dependent kinase inhibitors，CKI）对细胞周期起负调控作用。目前发现在哺乳动物细胞中有两大家族：INK4 家族和 Cip/Kip 家族。INK4 家族包括 p16（INK4a）、p15（INK4b）、p18（INK4c）和 p19（INK4d），它们均可特异性抑制 CDK4/6，其原理是：上述 CKI 在 CDK 与周期蛋白结合前与 CDK 结合形成稳定的复合物，阻止 CDK 与周期蛋白的结合。Cip/Kip 家族包括 p21（Waf1/Cip1）、p27（Cip2）和 p57（Kip2），可广泛地作用于 CDK - cyclin 复合物并抑制它们的活性，特别是 G_1 期的 CDK4/6 - cyclinD 复合物。

（三）细胞外调控细胞增殖的因素

细胞增殖是通过细胞信号转导机制来实现的。生长因子（growth factor）是细胞外一大类参与调控细胞增殖的信号物质。目前发现的生长因子多达几十种。大多数有促进细胞增殖的功能，故又称为有丝分裂原（mitogen），如血小板衍生生长因子（platelet - derived growth factor，PDGF）、表皮生长因子（epidermal growth factor，EGF）；有些具有抑制细胞增殖的作用，如抑素（Chalone）、肿瘤坏死因子（tumor - necrosis factor，TNF）；还有些具有双向调控作用，如转化生长因子（transforming growth factor β，TGFβ）。生长因子通过与膜上的受体相互作用后发挥功能，最终将增殖信号传入细胞核，使相关周期蛋白的基因表达，促进细胞进入 G_1 期。

（四）细胞周期检查点的调控

哺乳动物细胞周期有两个主要的调控点：一个是 G_1/S 期检查点，是细胞周期的主要调控点；另一个是 G_2/M 期检查点。

细胞接受生长因子的刺激信号后，表达第一个细胞周期蛋白 cyclin D，它被认为是生长因子的感受器。cyclin D 与 CDK4、CDK6 结合，使下游的蛋白质如视网膜母细胞瘤蛋白（retinoblastoma protein，Rb 或 pRb）磷酸化，继而转录因子 E2F 被释放，促使许多基因表达。在 G_1/S 期，cyclin E 与 CDK2 结合，促使细胞通过限制点，进入 S 期，随后相应的 Cyclins - CDKs 复合物依次出现和消失，推进细胞周期进程（图 7 - 5）。

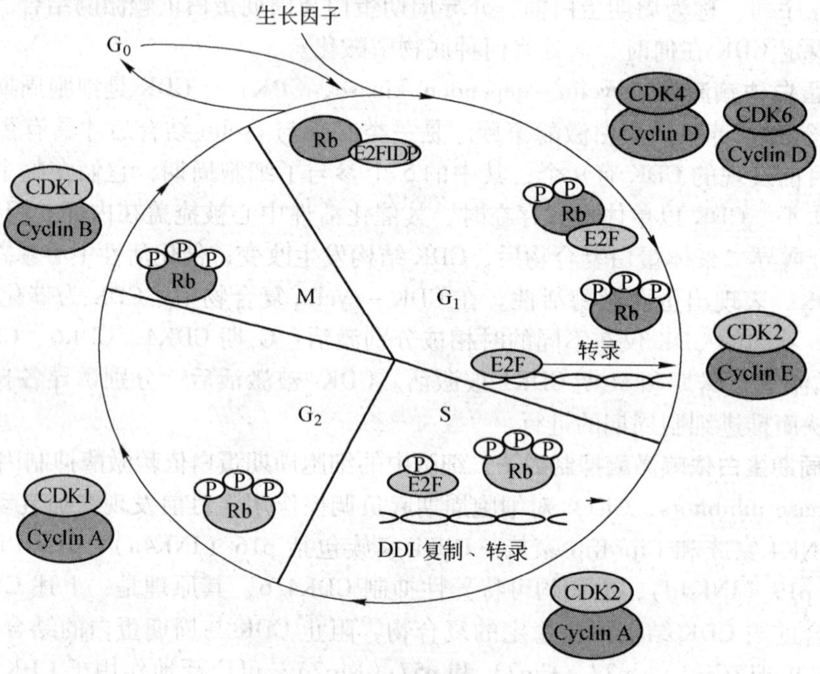

图 7 - 5 细胞周期的调控

第三节 减数分裂和配子发生

一、减数分裂

减数分裂是有性生殖生物的生殖细胞（又称配子）在形成过程中发生的一种特殊的有丝分裂（图 7 - 6）。

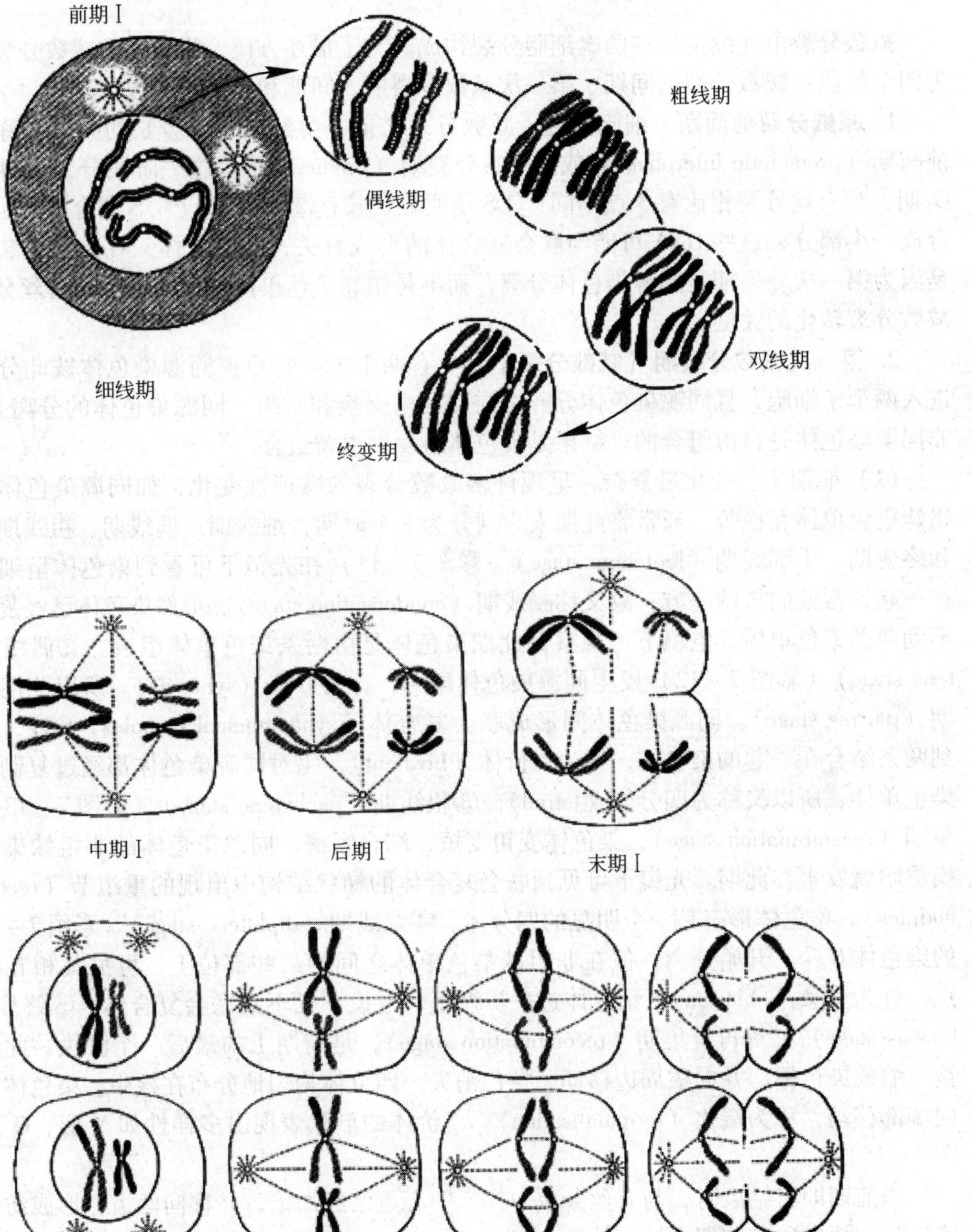

图 7－6 减数分裂过程示意图

（一）减数分裂过程

减数分裂由连续发生的两次细胞分裂构成。为了描述方便，将连续的减数分裂人为划分为四个阶段：减数分裂前间期、第一次减数分裂期、间期和第二次减数分裂期。

1. **减数分裂前间期** 细胞在进入减数分裂之前，要经过一个较长的间期，称减数分裂前间期（premeiotic interphase）或前减数分裂期（premeiosis）。这一阶段分为G_1期、S期和G_2期。与有丝分裂相比有3点不同：①S期明显延长；②DNA不仅在S期合成，也在前期Ⅰ合成一小部分，这些DNA可能与联会复合体的形成有关；③染色体只在一侧组装动粒，这是因为第一次分裂期是同源染色体分离，而不是姐妹染色单体分离。G_2期是有丝分裂细胞向减数分裂转化的关键。

2. **第一次减数分裂期（减数分裂Ⅰ）** 有两个主要特点：同源染色体彼此分离，分别进入两个子细胞，且同源染色体分开之前要发生交换和重组；同源染色体的分离是随机的，非同源染色体是自由组合的。结果是染色体组发生重新组合。

（1）前期Ⅰ 变化最复杂，呈现许多减数分裂的特征性变化，如同源染色体配对、非姐妹染色单体互换等。通常将此期人为划分为5个时期：细线期、偶线期、粗线期、双线期和终变期。①细线期（leptotene stage）（彩图7－11）在光镜下可看到染色体呈细线状交织在一起，常偏向核的一方，故又称凝线期（condensation stage）。虽然染色体已经复制，但看不到两条染色单体。电镜下可观察到此期染色体是由两条染色单体组成。②偶线期（zygotene stage）（彩图7－12）发生同源染色体配对，称为联会（synapsis）。所以此期又称配对期（pairing stage）。同源染色体间形成联会复合体（synaptonemal complex，SC），光镜下看到两条结合在一起的染色体，称为二价体（bivalent），每对同源染色体都经过复制，含4个染色单体，所以又称为四分体（tetrad）。③粗线期（pachytene stage）（彩图7－13）又称重组期（recombination stage），染色体变粗变短，结合紧密。同源染色体的非姐妹染色单体交换重组就发生在此期。光镜下可见到联会复合体的梯状结构中出现的重组节（recombination nodules）。染色体形态是一个明显的四分体。④双线期（diplotene stage）（彩图7－14）联会的染色体互斥，开始分离。但在非姐妹染色单体之间的某些部位上，可见其相互间有接触点，称为交叉（chiasma）。染色体进一步缩短，电镜下见不到联会复合体。⑤终变期（diakinesis stage）又称再凝集期（recombination stage），是前期Ⅰ的最后一个阶段。此期染色质被压缩成染色体，并向核周边移动，核仁消失，四分体均匀地分布在核中。染色体交叉逐步向端部移动，称为端化（terminalization）。二价体的形状表现出多样性如V形、O形等（彩图7－15）。

当前期即将结束时，与有丝分裂一样，中心粒已经加倍，并移向两极，形成纺锤体，核膜破裂和消失，是前期Ⅰ结束的标志。

（2）中期Ⅰ（彩图7－16） 主要特点是同源染色体排列在赤道面上。纺锤体侵入核区，分散于核中的四分体开始向中部移动。此时，二价体仍有交叉联系，故染色体以四分体的形式排列在细胞中央。

（3）后期Ⅰ（彩图7－11、7－17） 同源染色体在两极纺锤体的作用下分开，分别向两极移动。由于相互分散的是同源染色体，所以子细胞中的染色体数目减半。

（4）末期Ⅰ（彩图7－18）　每一个极接受一套随机组合的染色体组。自然界中，有两种类型的末期Ⅰ，一种是没有明显可见的染色体去凝集，另一种是发生染色体去凝集成染色质，重新形成核仁、核膜。末期Ⅰ进行胞质分裂。

3. **减数分裂间期**　是在减数分裂Ⅰ和减数分裂Ⅱ之间的短暂时期。此期不进行DNA合成，只进行动粒组装和中心粒复制。动物细胞中，处于减数分裂间期的细胞称为次级精母细胞和次级卵母细胞（彩图7－19）。有些生物没有间期，由末期Ⅰ直接转为前期Ⅱ。

4. **第二次减数分裂期（减数分裂Ⅱ）**　第二次减数分裂分为前期Ⅱ、中期Ⅱ、后期Ⅱ和末期Ⅱ。其过程与有丝分裂过程基本相同。如果在末期Ⅰ重新形成核膜，则前期Ⅱ将进行核膜崩解、染色质凝集成染色体的过程。中期Ⅱ（彩图7－20），染色体排列在细胞中央，姐妹染色单体中的动粒被两极的纺锤体结合。后期Ⅱ（彩图7－21），着丝粒断裂，姐妹染色单体被拉向两极。末期Ⅱ，染色体完全移到两极去凝集成染色质。核仁、核膜重新形成。细胞质分裂，形成两个子细胞。

经过上述减数分裂过程，一个母细胞分裂成4个子细胞（彩图7－22），每个细胞中只含有一套染色体，是单倍体。

（二）减数分裂的生物学意义

减数分裂保证了有性生殖生物在世代交替中遗传物质的恒定；减数分裂通过同源染色体的交叉互换，使遗传物质得以重组和非同源染色体的自由组合，增加了生物的多样性。

（三）减数分裂与有丝分裂的比较

减数分裂与有丝分裂的共同点：分裂过程基本相同（动物有中心粒的复制、分离），染色体在分裂间期复制、分裂期实现平均分布。但二者之间也有许多差异（表7－2）。

表7－2　减数分裂与有丝分裂的比较

	减数分裂	有丝分裂
发生	生殖细胞	体细胞
DNA复制	复制一次，细胞分裂二次，染色体数目减半，一侧有动粒（减Ⅰ）	复制一次，细胞分裂一次，染色体数目不变，两侧有动粒
DNA合成时段	S期和前期Ⅰ	S期
联会、交换	减Ⅰ有	无
持续时间	男性24小时，女性数年	1～2小时
结果	产生遗传的多样性	遗传物质保持恒定

二、配子发生

配子发生是有性生殖过程中精子和卵子的形成过程。其共同特点是：都经过一系列有丝分裂后，在成熟期进行减数分裂。

人类精子和卵子的形成过程都经历增殖期（彩图7－10）、生长期、成熟期，精子细胞还要经过变形期（彩图7－22、7－23、7－24）形成精子。一个初级精母细胞经过减数分裂，产生4个具有相同生理功能的精子（彩图7－24）；一个初级卵母细胞经过减数分裂，产生1个具有生理功能的卵细胞和3个功能不明的极体（图7－7）。

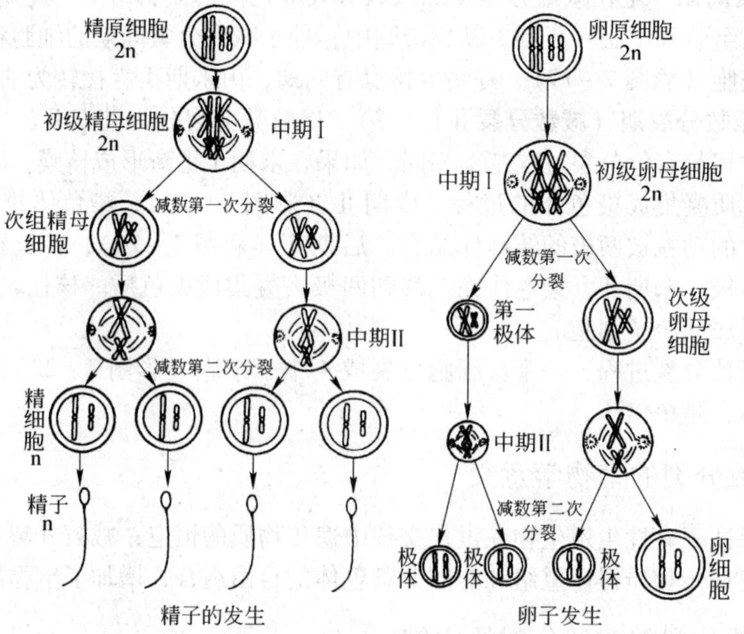

图7－7 配子发生过程

第四节 细胞增殖与医学

一、肿瘤细胞增殖周期

肿瘤细胞是体内一些正常细胞生长失去控制，并出现异常分化的细胞群。细胞增殖能力失去控制是肿瘤细胞增殖的一大特征。研究表明，肿瘤细胞的迅速增长不是由于细胞周期时间变短，细胞分裂加快，大多数肿瘤细胞增殖周期时间与其相对应的正常细胞的周期时间相同。在肿瘤细胞群中，处于G_0期的细胞很少，绝大多数处于增殖状态，而且细胞的增殖能力几乎是无限的。与正常细胞增殖相比，肿瘤细胞还有些不同。

1. **永生性** 也称不死性，指在体外培养中表现为细胞可无限传代而不凋亡的能力。正常培养的细胞在相互接触后能抑制细胞运动，这种现象称接触抑制（contact inhibition）。细胞接触抑制后仍能进行增殖分裂，但随着细胞密度增大，培养液中营养成分减少，代谢产物增多时，可导致细胞分裂停止，这种现象称密度抑制现象（density inhibition）。而体外培养的恶性肿瘤细胞失去接触抑制现象，能继续移动和增殖，导致细胞向三维空间扩展，使细胞发生堆积。虽然体外培养中的肿瘤细胞系或细胞株都表现出失去接触抑制的现象，但体内肿瘤细胞是否如此尚无直接证明。

正常二倍体细胞在体外培养中不加血清不能增殖，而癌细胞在低血清中（2%～5%）仍能生长。这是因为肿瘤细胞有自泌或内泌性产生促增殖因子能力。正常细胞发生转化后，出现能在低血清培养基中生长的现象，已成为检测细胞恶变的一个指标。

2. **分裂方式**　肿瘤细胞不仅增殖能力不同与正常细胞，在增殖方式上也有向低等方式转变的倾向。肿瘤细胞除了有丝分裂的方式外，普遍存在无丝分裂。肿瘤细胞中的无丝分裂根据形成细胞核的方法，可有以下几种形式：①典型的拉长；②借散布染色体的方法形成核；③核的出芽繁殖；④核的裂开（在母细胞内形成子细胞核）；⑤核的断裂。此外，还发现可由分离原生质内溶解的染色体，使无核原生质增殖物形成肿瘤细胞。肿瘤细胞还存在许多不对等的分裂。

二、细胞周期与肿瘤治疗

1. **药物治疗**　根据肿瘤细胞增殖的生物学行为，发现肿瘤细胞几乎都具有一个共同的特点，即与细胞增殖有关的基因被开启或激活，而与细胞分化有关的基因被关闭或抑制，导致肿瘤细胞表现为不受机体约束的无限增殖状态。从细胞增殖的角度考虑，抗肿瘤药物主要有非周期特异性药物和周期特异性药物。前者指直接作用于DNA的药物，如烷化剂、抗肿瘤抗生素及金属药等对整个细胞周期中的细胞均有杀灭作用。后者指只对某一细胞周期时相产生作用的药物，如抗代谢药主要作用于S期、植物药主要作用于M期等。

在联合化疗中一般都包括两类以上作用机制不同的药物，而且常常应用非周期特异性药物和周期特异性药物配合。有效的周期非特异性药物常可使G_0期细胞进入增殖周期，为周期特异性药物创造发挥作用的条件。周期特异性药在杀灭处于对此药敏感时相的肿瘤细胞的同时，能够延缓肿瘤细胞在周期的进程，阻止细胞从某一时相进入下一时相，导致细胞暂时性蓄积。例如长春花碱能使细胞阻滞在M期，这种阻滞作用在用药后6～8小时达最高峰，之后如再给予环磷酰胺或争光霉素等可明显增加疗效。

2. **细胞移植或基因植入**　骨髓造血干细胞移植是目前治疗白血病的最有效方法。这一方法起源于20世纪50年代，并在20世纪70年代逐步成熟。目前我国已建立中华骨髓库。截止2007年3月，中华骨髓库入库资料已超过55万人份，提供检索10000多人次，初分相合6000多份，与美国、韩国、日本、新加坡等国家的骨髓库建立了合作关系。目前已实现捐献630多例，向国境外血液病患者提供造血干细胞19例。

肿瘤基因治疗是将正常基因导入细胞内矫正或置换致病基因的一种治疗方法。基因治疗基本上分为三步。①基因导入：是指把基因或含有基因的载体导入机体；②基因传递：是指基因从导入部位进入靶细胞核；③基因表达：是指细胞中治疗性基因产物的形成。1990年，Rosenberg等首次在晚期癌症病人中利用逆转录病毒载体将转导了编码肿瘤坏死因子的肿瘤浸润淋巴细胞用于治疗晚期癌症。目前基因治疗已成为肿瘤治疗中最活跃的研究领域之一。

第五节 细胞分化、衰老与死亡

一、细胞分化

细胞分化（differentiation）指受精卵产生的同源细胞，在形态结构和功能方面发生稳定性差异的过程。如多能造血干细胞分化为不同血细胞的过程。细胞分化不仅仅发生在胚胎发育阶段，在多细胞生物的整个一生中都进行着，以补充衰老、死亡和丢失的细胞。是细胞中基因差别表达（differential expression）的结果。

（一）细胞的决定和分化

在多细胞生物的个体发育过程中，随着细胞分裂，细胞在发生可识别的形态变化之前，已被限定向着特定的方向分化，细胞的命运已被决定（determination）。虽然此时形态学检测手段尚不能分辨细胞的变化，但细胞内部已经发生了变化。决定之后，细胞的分化方向一般不再改变，即不能逆转到未分化状态。如哺乳动物桑葚胚的内细胞团和外细胞团；前者形成胚胎，后者只能形成滋养层。

细胞分化是发育生物学一个核心和热点研究领域。一个细胞在不同发育阶段可以有不同的形态和功能，这是时间上的分化；同一种细胞的后代在不同的环境有不同的形态和功能，这是空间上的分化。单细胞生物只有时间上的分化，没有空间上的分化，如噬菌体在不同时期可以有溶源型和溶菌型等。而多细胞生物不仅有时间上的分化，也有空间上的分化，如红细胞在胚胎早期是卵黄囊产生的有核红细胞，之后被肝脏产生的无核红细胞取代，再被骨髓产生的红细胞取代。经过时间和空间上的分化，最终分化成一个复杂的细胞社会——有机体。

不同种属的生物胚胎中，最早出现细胞决定的时间是不一样的。如无脊椎动物早期的卵裂球已经决定，每个卵裂球可以发育为身体的一部分，但任何一部分卵裂球都不能发育为一个完整的个体。哺乳类在 8 个细胞期内，任何一个细胞都具有发育成一个个体的能力。细胞的决定与卵细胞核在细胞中的位置和细胞质的不均一性有关。卵细胞的核不位于中央，而是在细胞外周靠近表面的地方。其异质性使受精卵的分裂不对称，不同的子代细胞得到的“家产”不同，因此具有不同的分化命运。

（二）细胞分化的潜能

多细胞生物的个体发育是从一个受精卵细胞开始的。这种从一个细胞分化、发育成一个完整个体的能力，就称为细胞的全能性（cell totipotency）。具有分化全能的细胞称为全能性细胞（totipotent cell）。通常植物和低等动物中较常见。利用细胞全能性可进行无性繁殖。

1. 胚胎细胞分化的潜能 人和哺乳动物的受精卵通过细胞分裂直到形成 8 个细胞的囊胚之前，细胞的分化方向尚未决定。此前的每个细胞都具有全能性。从原肠胚细胞到形成三胚层细胞，各胚层细胞在分化潜能上受到限制，只倾向于发育为本胚层的组织器官，如外胚层只能发育为神经、表皮等；中胚层只能发育为肌肉、骨骼等；内胚层只能发育为消化道及肺上皮等。三胚层细胞的分化潜能被局限在发育成多种细胞表型的能力，将这种分化能力的细胞称为多能细胞（pluripotent cell）。之后通过器官形成，各种组织、细胞的发育命运被最终决定，形成形态上特化、功能上专一的稳定型单能细胞（unipotent cell）。由此可见，胚胎发育的过程，从细胞分化角度，就是分化潜能逐渐受到限制的过程。

2. **高度分化的体细胞的分化潜能**　过去人们普遍认为，高度分化的高等动物细胞无法直接再生形成完整的个体。但许多研究也表明，高等动物已分化的细胞仍然保持着全套基因组，并在一定条件下可表现出细胞核的全能性。如将成体爪蟾表皮细胞核取出，注入去核的卵细胞中，可发育为成熟的爪蟾。证明体细胞的分化，并不是它们丢失了某些基因或基因的不同，而是“开”、“关”的基因不同，即分化的细胞各自选择“打开”和“关闭”了一些基因。1997 年，世界上第 1 只核克隆动物——“Dolly”羊的诞生过程（图 7－8），无疑向世人证明，高度分化的高等动物体细胞，也可以进行无性繁殖（克隆）。这项研究成果因此而被世人关注，并被认为是 20 世纪生命科学研究领域的一项重大突破。

（三）细胞分化的分子机制

细胞分化是由细胞内基因选择性“开”、“关”的结果。基因表达的调控可以发生在以下层次上：染色体水平、转录水平、转录后水平、翻译水平和翻译后水平。其中主要是转录水平，因此细胞分化也主要是转录水平的调控。根据基因和分化的关系，将基因分为两类：一类称为管家基因（housekeeping gene），此类基因是维持细胞最低限度的功能不可缺少的基因。在各类细胞的任何时间内都表达，其编码的蛋白质称为管家蛋白（housekeeping protein）是维持细胞生命活动必需的，如膜蛋白、线粒体蛋白、核糖体蛋白、糖代谢的各种酶等。另一类称为奢侈基因（luxury gene），此类基因与分化细胞的特殊性状有直接关系，但对细胞的生存无直接影响，只在特定分化的细胞中表达并受时间的限制，其编码的产物称为奢侈蛋白（luxury protein），如红细胞中的血红蛋白、肝细胞中的白蛋白等。

1. **转录水平的调控**　是细胞分化的主要调控环节。发育过程最普遍的现象之一就是一系列的有序置换，这种取代是由于基因在细胞分化过程中按顺序转录的结果。如人血红蛋白（Hb）中蛋白成分是由 4 条珠蛋白链组成 $\alpha_2\beta_2$ 的四聚体，其中 β 链基因家族位于第 11 号染色体上按 $5'-\varepsilon-{}^{G}\gamma-{}^{A}\gamma-\delta-\beta-3'$ 顺序排列。在胚胎早期 ε 基因表达，其余基因关闭，此时的 Hb 组成是 $\alpha_2\varepsilon_2$；随着胚胎发育，ε 基因关闭，γ 基因表达，此时的 Hb 组成变为是 $\alpha_2\gamma_2$ 为主；胎儿出生后，β 基因表达逐渐升高，γ 基因表达逐渐减少，Hb 组成又变为是 $\alpha_2\beta_2$ 为主；成人 Hb 组成为 $\alpha_2\beta_2$。在不同的发育阶段，Hb 中珠蛋白亚型的依次出现和消失，是因为这些基因分别出现的“开”和“关”造成的。

取兔的胸腺和骨髓细胞的染色质，分别从中分离出 DNA、组蛋白和非组蛋白，重新组合成新的染色质模板进行转录。结果发现，来自胸腺的非组蛋白，无论是和胸腺 DNA、还是骨髓 DNA 混合，总是转录出胸腺的 mRNA；同样，骨髓的非组蛋白，无论与胸腺 DNA、还是骨髓 DNA 混合，总是转录出骨髓的 mRNA。这表明调节细胞中基因转录的是非组蛋白。

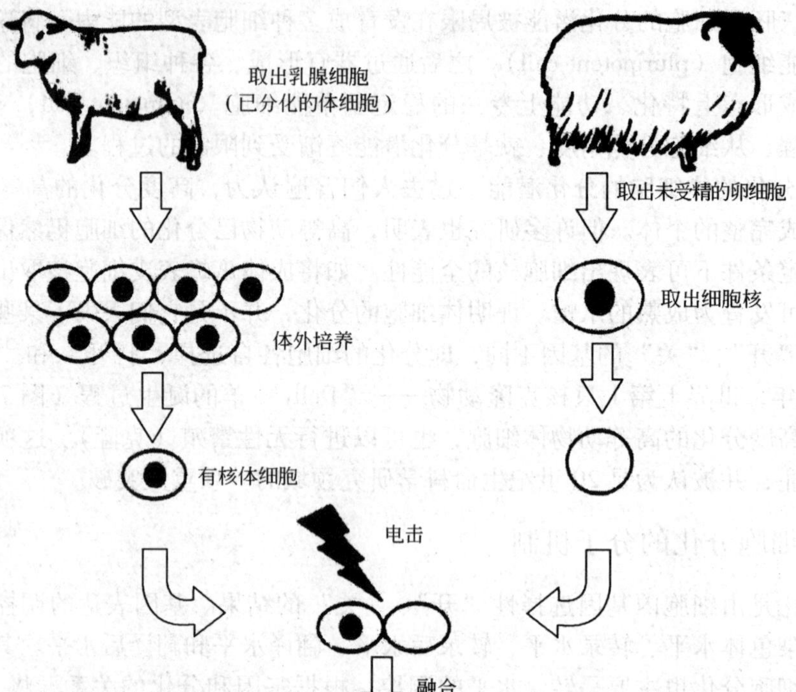

图 7-8　多利羊的诞生过程

2. 翻译水平的调控　一般来讲，在翻译水平上很少有选择性调控，即细胞内并无专门的调节机制决定某些 mRNA 翻译，而另外一些 mRNA 不翻译。

二、细胞衰老

衰老（aging）又称老化，指生物机体的形态、结构和生理功能逐渐衰退的总现象。是生命发展的一个必然阶段。多细胞生物在整个生命过程中，不断有细胞衰老、死亡和更新，细胞的衰老并不与机体的衰老完全同步。

（一）细胞的寿命

细胞作为生命最小的结构和功能单位，有一定的寿命。成人体内200多种细胞，不同的细胞有不同的寿命，如表皮细胞更新速度很快，其寿命小于30天，而神经元、骨骼肌细胞等的寿命接近机体的寿命。动物体细胞在体外培养可传代的次数，有很大不同，并与物种的寿命有密切关系，如小鼠寿命为3年，其培养细胞可传12代；龟的寿命200年，细胞可传140代。体外培养细胞的可传代数，与其来源个体的年龄成反比，如取正常人胚胎期成纤维细胞培养时，细胞可传40～60代；而来自成年人身上的成纤维细胞，在体外培养时，只能传10～30代。这表明机体的衰老是以细胞的衰老为基础的。

（二）衰老细胞的特征

1. **细胞形态结构方面**　表现为退行性变化，细胞体积缩小。细胞内水分减少，致使细胞内不溶性蛋白质增多，细胞硬度增加，失去正常形态。主要表现在细胞皱缩、核固缩，结构不清，染色加深、核/质比减小或核消失。有人认为细胞衰老首先来自细胞膜，细胞老化过程中，膜变厚，流动性下降，通透性增加；内质网逐渐减少，高尔基体碎裂，溶酶体的功能降低，不能将摄入的大分子物质分解，而堆积在细胞质内，出现色素或蜡样物质如脂褐素等的沉淀。皮肤中这类物质的沉积，就形成了人们常说的“老年斑”。

2. **分子组成方面**　DNA总体上表现为复制与转录受到抑制，端粒DNA缩短、甚至丢失，线粒体DNA突变或丢失。DNA发生氧化、断裂、交联等变化。蛋白质合成下降，细胞内蛋白质发生不同程度的糖基化、氨甲酰化、脱氨基化等修饰反应，导致蛋白质的稳定性、抗原性、可消化性等降低。酶分子的活性中心被氧化，使酶活性降低，甚至失活。脂类中不饱和脂肪酸被氧化。

（三）衰老的机制学说

关于衰老的机制有很多学说，概括起来主要有两类：一类是遗传学派，该学派强调衰老是细胞内部遗传决定的自然演化过程；另一类是差错学派，该学派主要强调衰老是细胞中各种错误积累到一定程度后引发的过程。

1. **衰老的遗传决定学说**　遗传学派认为衰老是由遗传决定的，一切细胞均有内在的预定的程序决定其寿命，而细胞的寿命又决定了种属的寿命。1961年Hayflick报道，人的成纤维细胞在体外培养时增殖次数是有限的。后来的许多实验均证明，正常的动物细胞无论是在体内生长还是体外培养，其分裂次数总是有限的，总有一个“极限值”是无法超越的，这个极限值就称为“Hayflick”极限。1990年Harley等发现体细胞染色体的端粒DNA会随细胞分裂次数的增加而不断缩短。DNA 每复制一次，端粒就会缩短一段，当缩短到一定程度时，就会启动一些相关基因的表达，导致细胞不可逆地衰老、死亡。统计资料表明，子女的寿命与双亲的寿命有关。成人早老症病人平均寿命 47 岁左右；婴幼儿早老症病人平均寿命 12～18 岁。因此物种的寿命主要取决于遗传物质。DNA 上可能存在一些“长寿基因”或“衰老基因”来决定个体的寿命。

2. **衰老的差错学说** 差错学派认为细胞衰老是由于各种细胞成分在受到内、外环境因素如化学因素、物理因素等的损伤后，因无法完全修复，使“差错”积累，最后导致细胞衰老。

自由基学说（free radical theory）是该学说中较突出的一个。自由基是一类瞬时形成的含不成对电子的原子或基团，普遍存在于生物系统中。正常细胞中，存在清除自由基的防御系统，使自由基的产生和清除处于动态平衡状态。随着细胞的寿命增加，细胞清除自由基的能力下降，导致各种自由基积聚并对细胞膜和内膜系统、大分子等造成伤害。有人认为，衰老有近 99% 是由自由基造成的，因此消除自由基可延缓衰老。将铜锌超氧化物歧化酶基因导入果蝇体内，其寿命比野生型延长 1/3，为衰老的自由基学说提供了有力的证据。

衰老是一个复杂的生理过程，虽然每种学说都可以一定程度地解释衰老的机制，但需要将各种学说综合起来，才能大致把握衰老机制的全貌。

三、细胞死亡

细胞的衰老最终将细胞引向死亡。细胞死亡（cell death）如同细胞生长、增殖、分化、衰老一样，都是细胞生命过程中一个必然的过程。但多细胞生物中，细胞死亡并不与机体死亡完全同步。细胞死亡的方式有 2 种：细胞坏死和细胞凋亡（表 7－3）。

表 7－3 细胞坏死和细胞凋亡的比较

不同点	细胞坏死	细胞凋亡
促成因素	病理性变化或严重损伤	生理或病理
细胞体积	肿胀变大	固缩变小
细胞膜	破损，通透性增加	保持完整
细胞器	损伤，肿胀内质网崩解，无凋亡小体形成	无明显变化，形成凋亡小体
细胞核	核膜可能破裂，核组分散出	染色质固缩、积聚在核膜周边
DNA 电泳图谱	呈涂抹状	特异性梯状条带
调节过程	被动进行	受基因调控
炎症反应	有	无
范围	大片组织或成群细胞	散在单个细胞

细胞坏死（necrosis）是细胞受到外界因素的伤害，引起细胞死亡的现象。细胞坏死的形态学改变主要表现：细胞膜通透性增加、胞浆外溢、细胞解体。这种死亡常引起炎症反应。

细胞凋亡（apoptosis）借用古希腊语，表示细胞像秋天的树叶凋落的死亡方式。细胞凋亡可以是生理性的也可以是病理性的。细胞凋亡的主要形态特征是：染色质聚集、分块、位于核膜上，胞质固缩最后核断裂，细胞通过出芽的方式形成许多凋亡小体，因无内容物释出，故不发生炎症反应。核酸内切酶活化，DNA 以核小体的整倍数断裂，凝胶电泳图谱显示 DNA 呈梯状条带。

在概念上常将程序性细胞死亡（programmed cell death，PCD）与细胞凋亡混淆，其实 PCD 是一个功能概念，而细胞凋亡是一个形态学概念，两者有实质上的差异。PCD 的最终结果是细胞凋亡，但细胞凋亡并非都是程序化的。

思 考 题

1. 什么是细胞增殖周期？各时期的特点是什么？
2. 有丝分裂和减数分裂各时相的主要特点。
3. 比较有丝分裂和减数分裂的异同。
4. 细胞的死亡方式有哪些？比较细胞坏死和细胞凋亡的不同。

第八章 干细胞与细胞工程

干细胞的研究是当今生命科学研究中一个非常活跃的领域，有关干细胞的分离和体外培养技术已获得了重大进展，研究成果层出不穷。当前，对干细胞的研究多集中在造血干细胞、神经干细胞和胚胎干细胞等方面。这些干细胞将为临床上提供无排斥反应的移植用组织或器官。一种是全功能干细胞，可直接克隆人体；另一种是多能干细胞，可直接复制各种脏器和修复组织。人类寄希望于利用干细胞的分离和体外培养，在体外繁育出组织或器官，并最终通过组织或器官移植，实现对临床疾病的治疗。

1998 年 11 月，美国生物学家 Thomson 与 Gearhant 等分别从流产胎儿和体外受精技术得到的多余胚胎中分离出多能性干细胞，并成功地在体外进行了培养。

干细胞在体外具有无限或较长期进行自我更新和多向分化的潜能，这不仅使得干细胞成为医学生物学基础领域的重要研究工具，也使干细胞移植治疗各种难治性疾病及在实验条件内生产各种组织器官成为可能。1999 年 12 月，美国权威杂志 Science 将人类干细胞研究列入人类十大科学成就榜首。

第一节 干 细 胞

一、干细胞的分类和特征

干细胞（stem cell）是指具有无限或较长期的自我更新能力，并能产生一种以上高度分化的子代细胞的细胞。根据这一定义，在个体发育的各个阶段及成体的不同组织中均有干细胞存在，但随着年龄的增长，干细胞的数量逐渐减少，其分化潜能也会逐渐变窄。在干细胞的发育过程中还有一种中间类型的细胞称为祖细胞（progenitor cell），祖细胞也具有有限的增殖和分化能力，与干细胞不同的是，祖细胞没有自我更新能力，它在经过几轮细胞分裂周期后产生两个子代细胞，这些细胞均为终末分化细胞（terminal differentiated cells）。

（一）干细胞的分类

干细胞的分类方法有两种，一是根据干细胞所处的发育阶段分为胚胎干细胞和成体干细胞。二是根据干细胞分化潜能的宽窄程度将干细胞分为：全能干细胞（totipotent stem cell，TSC）、多能干细胞（pluripotent stem cell）和单能干细胞（unipotent stem cell）。

1. 胚胎干细胞（embryonic stem cell，ES cell） 胚胎干细胞是指源自囊胚内细胞团的 ES 细胞。通常人们将从畸胎瘤中分离、筛选到的多能性 EC 细胞和从早期胎儿原始生殖细胞（primordial germ cells，PGCS）分离出来的 ES 细胞也归为胚胎干细胞。

哺乳动物的生命始于受精卵，受精卵具有分化为体内多种不同类型细胞的潜能，并能发育成一个完整的个体，细胞的这一潜能称为全能性，具有这种潜能的细胞称为全能干细胞。

在胚胎发育过程中的囊胚腔滋养层内的细胞称为内细胞团（inner cell mass，ICM），这里的细胞是整个胚胎发育过程中最早开始发生细胞分化的细胞，具有分化成个体包括生殖细胞在内的各种细胞的潜能，具有这种多向分化潜能的细胞称为多胚层多能干细胞。而单胚层多能干细胞的分化潜能相对要窄，它只能分化成几种特定类型的细胞，如间充质干细胞通常只能分化形成骨、肌肉、软骨、脂肪及其他结缔组织，却不能分化为除此以外的其他组织。有的干细胞只能分化为一种细胞，如神经元干细胞只能分化为神经元，而不能分化为神经胶质细胞，这样的细胞称为单能干细胞。

2. **成体干细胞**（somatic stem cell） 成体干细胞是一类成熟较慢、只能自我维持增殖的未分化的细胞。这种细胞存在于各种组织的特定位置上，一旦需要，这些细胞可按发育途径先进行细胞分裂，然后经过分化产生出另外一群具有有限分裂能力的细胞群。

成体干细胞与胚胎干细胞一样，都可在体外进行自我更新，并且在适宜的条件下，均可分化成为具有特殊形态和特定功能的子代细胞，但两者之间又有许多不同之处。胚胎干细胞和成体干细胞最根本的区别在于两者的来源不同，目前胚胎干细胞多取自胚胎或流产胎儿，尤其是极早期的胚胎，如桑椹胚。而成体干细胞主要来自于成体的各种组织。

多数情况下，成体干细胞分化为与其组织来源一致的细胞，在某些情况下，还可能分化为其他不同谱系的细胞，如神经干细胞可以分化为造血细胞，骨髓干细胞可以转分化为神经细胞或心肌细胞，造血干细胞在特定培养条件下可诱导分化为神经干细胞。

（二）干细胞的基本特征

1. **干细胞的形态特征** 干细胞通常呈圆形或椭圆形，体积小，核质比较大。

2. **干细胞的生化特征** 干细胞都具有比较高的端粒酶活性，不同的干细胞具有各自特异的生化标志。

3. **干细胞增殖的缓慢性** 干细胞通常分裂较慢。

4. **干细胞增殖系统的自稳定性** 干细胞可以在生物个体生命区间中自我更新并维持自身数目恒定。

5. **干细胞的多向分化潜能** 干细胞能分化为各种不同类型的组织细胞。

6. **干细胞转分化特性** 一种组织类型的干细胞在适当条件下可以分化为另一种组织细胞。

7. **干细胞的去分化特性** 一种干细胞向其前体细胞的逆向转化。

二、几种干细胞

（一）胚胎干细胞

与成体干细胞相比，胚胎干细胞的体外增殖能力更强，分化潜能更广。胚胎干细胞具有两个显著特征：一是它具有体外高度自我更新的能力；二是它可被定向诱导分化为体内各种细胞类型。

1. 胚胎干细胞的生物学特性 胚胎干细胞的形态结构与早期胚胎细胞相似，细胞较小，核质比高，细胞核显著，有一个或多个核仁，染色质较分散，胞质内除游离核糖体外，其他细胞器很少；细胞呈多层集落状生长，精密堆积在一起，无明显细胞界限，形似鸟巢。但不同物种、不同类型的胚胎干细胞的结构特征又有所不同。

胚胎干细胞通常增殖比较迅速，如小鼠 ES 细胞一般每 12 小时分裂增殖 1 次，而人 ES 细胞的生长相对要缓慢些，通常每 36 小时分裂 1 次。

胚胎干细胞的细胞周期与已分化的体细胞的周期有所不同，在细胞周期的整个过程中，细胞大多数时间处于 S 期，进行 DNA 的合成，G_1、G_2期很短，它没有 G_1检测点（G_1 check point），不需要外部信号来启动 DNA 的复制。

胚胎干细胞也是通过细胞分裂来进行增殖的，胚胎干细胞的分裂方式有两种：对称性细胞分裂与不对称性细胞分裂。胚胎干细胞要进行自我更新，就需要不断地进行细胞分裂，以增加干细胞的数目，这些细胞始终维持未分化状态。

2. 胚胎干细胞的分化 胚胎干细胞是多能干细胞，从理论上讲，它可分化为体内任何类型的细胞。正是因为胚胎干细胞具有很宽的发育潜能，胚胎干细胞才会备受世人的瞩目。如果在适宜的条件下，胚胎干细胞将按照人们的意愿分化为某一特定谱系的细胞，这就是定向分化。目前全世界有很多实验室都在进行有关胚胎干细胞定向分化的研究。现有的研究报道表明，小鼠 ES 细胞在体外可定向分化为神经元、神经胶质、胰岛细胞、脂肪细胞、心肌细胞、横纹肌细胞、平滑肌细胞、成骨细胞、软骨细胞、内皮细胞、树突状细胞及各类血细胞等。近年来，有关人 ES 细胞定向分化的研究也取得了很大的进展，目前已能使人的 ES 细胞定向分化为神经细胞、胰岛样细炮、心肌细胞等。

胚胎干细胞最令人瞩目之处在于它可作为移植疗法中的“种子”细胞，治疗各种难治性疾病，这些疾病包括帕金森病、糖尿病、脊髓外伤、慢性心脏疾病、晚期肾脏疾病、肝脏衰竭、肿瘤等。用胚胎干细胞移植进行治疗，不仅可弥补当今器官移植所面临的供体匮乏问题，而且还可避免移植过程中引起的免疫排斥问题。

（二）神经干细胞

神经干细胞（nerve stem cell）源于胚胎干细胞，是未分化、多潜能的、可自我更新的细胞，具有分化为神经元、神经胶质细胞的潜能。

中枢神经系统的干细胞（stem cell of central nervous system）是 21 世纪神经科学研究的热点之一，这不仅涉及人类深入探讨大脑的功能，研究神经系统的发生，更重要的是神经系统的干细胞在神经损伤修复和在退行性疾病的治疗中存在着巨大的应用潜能。

神经干细胞有两种分裂方式：一种是对称性细胞分裂，即分裂所产生的子代均为干细胞；另一种是不对称性细胞分裂，即分裂所产生的子代分为两类，一类是干细胞，另一类是祖细胞。这类细胞仅有有限的自我更新能力，最终逐步分化成熟，成为神经元或神经胶质细胞。

神经干细胞的获取：①取 ES 或 EG 细胞后，选择适当的培养条件，可以定向诱导分化。

②成熟组织中成体干细胞原貌不得而知，但神经干细胞在胎儿脑内主要集中在脑室外侧的室管膜区（位于前脑）、下脑室区、海马区、嗅球、脊髓、小脑和大脑皮层以及发育过程中脑变化的各种区域，都可以分离出神经干细胞。

1. 干细胞向神经细胞的分化

（1）胚胎干细胞向神经细胞的定向诱导分化方法　目前胚胎干细胞定向分化的方法大致分为以下三类：①体外诱导法，此种方法很多，也是最为常用的，包括维A酸（维甲酸，RA）诱导；基质细胞源性的诱导；活性、生长或分化因子诱导；按谱系限制性发育控制基因的方向进行分化等。②导入外源性基因，使其分化为某一特定类型的细胞。③体内定向分化，使胚胎干细胞多数分化为该组织特异性的细胞。

（2）骨髓干细胞向神经细胞的定向诱导分化　定向分化为神经细胞的骨髓干细胞是指骨髓间充质干细胞，又称为骨髓基质（干）细胞，简称骨髓干细胞。BMSC在合适的体外环境中可长期生长，呈成纤维样细胞表型，可诱导分化为成骨细胞、软骨细胞、脂肪细胞、平滑肌细胞、成纤维细胞、骨髓基质细胞、血管内皮细胞、肝细胞和神经细胞等。

2. 神经干细胞的应用　神经系统移植——使神经损伤后的功能重建。

（1）基础研究通过比较不同发育时期相关基因表达差异，可以阐明发育过程中神经系统的异常分化与肿瘤的关系。另一重要研究领域是，深入研究胚胎发育过程中，一些生长因子和营养因子作用机制，可以用于控制体外培养的干细胞，诱导干细胞的分化。

（2）作为携带特殊基因的载体用于治疗。

（3）人的干细胞可以作为治疗药物筛选和评价药物毒性的模型。

（三）造血干细胞

造血干细胞是最早发现、研究最多和最先用于治疗疾病的成体干细胞。长期以来，一直认为干细胞只属于造血系统，随着干细胞的不断深入研究，近年来，几乎在所有组织中都发现了干细胞。干细胞生物学和干细胞生物工程已成为继人类基因组大规模测序之后最具活力，最有影响和最有应用前景的生命学科。

1. 原始造血干细胞　造血干细胞（hematopoietic stem cell，HSC）从胚胎卵黄囊全能间叶细胞分化而来，是一小群不均一的最原始的造血前体细胞，具有高度的自我复制和多向分化潜能。可存在于造血组织和血液中，能保持数量和质量不变，在造血细胞发育谱系中，兼有髓系和淋巴系多向分化的潜能，移植后可在重建造血的同时重建免疫，故也称为多能干细胞。造血干细胞是干细胞中研究最早、最多、最深入的一种。

关于HSC是如何自我更新、如何分化为各系血细胞的机制至今不清，仍然是一个尚未完全解决的问题。

2. 造血干细胞的特性　造血干细胞至少可被确定有四种特性：自我更新、多向潜能、长期的重新构成能力和二次可移植性。

3. 造血干细胞的临床应用　随着基础研究的不断深入、移植相关技术的发展与完善、造血干细胞来源的不断扩大（除来源于骨髓外，外周血和脐带血逐渐增多），配型部分相合的移植也迅速增多、疗效大大提高，造血干细胞移植正广泛应用在血液系统疾病、实体瘤、免疫缺陷性疾病、遗传性疾病、自身免疫性疾病、急性放射病等各种疾病的治疗。

（四）骨髓间充质干细胞

骨髓间充质干细胞（bone marrow mesenchymal stem cells，BMSC）是骨髓中存在的除造血干细胞外的另一类干细胞，由德国病理学家 Cohnheim 于 1867 年首次提出。间质干细胞（mensenchymal stem cells，MSCs）属于成体干细胞的一种，广泛存在于胎儿和成人的各种组织和脏器中，其中骨髓中的含量最多，具有多向分化潜能，可迅速扩增，易于获取，能长期存活，易于转染并能长期表达外源基因等特点。MSCs 作为细胞治疗和基因治疗的种子细胞，已经广泛应用于心血管、神经、呼吸系统和创伤等方面的基础研究，部分成果已用于临床。

MSCs 的生物学特性：作为一种多潜能细胞，MSCs 可分化为成纤维细胞、成骨细胞、成软骨细胞、脂肪细胞和肺泡上皮细胞等。在正常生物体内，绝大多数 MSCs 处于 G_0期和 G_1期，即处于相对静止的状态。只有在某些信号的诱导下，其分化潜能才被激发出来，经过多个细胞分裂周期，最终分化成为某种分化细胞。MSCs 的分裂方式有两种，一种是对称分裂，形成两个相同的 MSCs 细胞；另一种是非对称方式，一个子细胞保持亲代的特征，仍作为干细胞保留下来，另一个子细胞不可逆地分化成为功能专一的分化细胞。在理论上 MSCs 可以无限的分裂和增殖，但实际上尽管 MSCs 可以长期存在，但是它并不是永生不灭的，它的数量取决于患者的年龄、取材部位、全身状况和体外培养的环境等。

（五）表皮干细胞

表皮干细胞（epidermis stem cell）是指一生中均保持有增殖能力，可增殖分化为表皮中的各种细胞的细胞。

1. **表皮干细胞的形态学特点**　干细胞通常处于静息状态，分裂缓慢，在形态学上具有未分化细胞的特点，表现为细胞体积小，胞内细胞器稀少，细胞内 RNA 含量低，在组织结构中位置相对固定等。

2. **细胞定位**　对表皮干细胞的确切定位还有争论。表皮干细胞主要存在于环境稳定、血管丰富的区域。目前对有毛皮肤中干细胞的位置还有不同的观点，有观点认为毛囊间表皮干细胞位于表皮的基底层，而另一观点认为毛囊间表皮内无干细胞，其更新所需的干细胞可能来源于毛囊的膨出区。

3. **表皮干细胞的主要应用前景**　细胞治疗用自体培养的角质形成细胞实现表皮再生对大面积全层烧伤病人的治疗是很有益的。

（六）肌肉干细胞

肌肉干细胞（muscle stem cell）即可以自我更新并产生子代的肌原细胞，它们出现于发育早期，可保持终生，并可以产生能够发育为成肌细胞和肌纤维的子代细胞。由于肌肉干细胞具有与其他组织干细胞相同的特征，因此可将肌肉干细胞在细胞水平上定义为不表达肌肉分化标志性结构的肌源性祖细胞，它具有自我更新及定向分化的潜能，其后代注定发育为成肌细胞和肌纤维。

1. 成人骨骼肌干细胞的来源

(1) 骨骼肌来源的卫星细胞 肌卫星细胞（彩图 8 - 1）最早是 Mauro（1961 年）在蛙的肌肉中发现的。肌卫星细胞是小的单核性细胞，位于肌纤维的基膜和浆膜之间，是一种具有定向分化潜能的肌源性细胞。它对出生后肌肉的生长、肌肉再生及肌肉修复是必需的。在正常成年骨骼肌中它不进行有丝分裂，也不表达终末分化的标志物。所以它是成人骨骼肌干细胞的主要来源。

(2) 骨髓来源的肌肉干细胞 除造血干细胞及间充质干细胞外，骨髓还包含了另外一个多能细胞群体，它们可通过血液循环到达肌肉受损区域，并通过终末分化参与损伤肌肉的修复，构成了体内肌肉修复时的又一生肌细胞源。

(3) 主动脉来源的肌肉干细胞 通过细胞克隆分析的方法，发现来自胚胎背主动脉的祖细胞同时表达内皮细胞和生肌细胞的标记，并参与出生后肌肉的生长与再生，卫星细胞可能部分来自这些祖细胞，这些细胞与来自成年骨骼肌的卫星细胞有相似的形态。

(4) 其他来源的肌肉干细胞 成体干细胞一直被认为只能朝着某一特定方向分化，即只能产生与它具有相同组织类型的细胞，但随着干细胞“转分化”现象的发现，这种观点已受到挑战。

2. 肌肉干细胞的可塑性 肌肉干细胞具有造血干细胞潜能。通过研究成年鼠骨骼肌干细胞与骨髓干细胞之间的关系，发现骨骼肌的大量细胞具有造血分化能力。从小鼠骨骼肌中分裂得到的细胞移植到经致死量照射的小鼠体内，移植细胞可再造整个造血系统，说明这些细胞具有高度的原始属性。

三、干细胞分化与中医药

1. 中药干预干细胞定向分化的实验研究 目前虽然中药干预胚胎干细胞分化的研究尚没有报道，但是已有很多中药干预神经干细胞分化和骨髓干细胞定向分化的报道。现将目前有关此方面研究的现状略作介绍。

中药促进干细胞分化的研究分为两方面。一方面是利用有清热泻火、活血化瘀等药效的单种中药提取物在体外诱导神经干细胞分化。有学者发现鹿茸多肽在体外可明显促进神经干细胞向神经元分化。也有报道，用仙茅水提物对大鼠骨髓间质干细胞进行刺激，认为中药仙茅水提物能定向诱导骨髓干细胞向神经细胞分化。有学者采用含黄芪的无血清培养基诱导分化为神经细胞样细胞，观察细胞形态变化，结果发现经黄芪诱导后，骨髓间充质干细胞形态发生改变，nestin、NSE 和 GFAP 阳性，分化为神经元或胶质细胞样细胞。还有报道采用含丹参注射液或硫代甘油诱导 BMSC 分化为神经元。

另一方面是应用血清药理学原理，利用复方中药血清促进神经干细胞的分化，如补阳还五汤，能促进并维持神经干细胞（NSCs）的增殖。

2. 中药在干细胞研究中的问题与展望 干细胞移植治疗各种疾病近年来受到了广泛的关注，胚胎干细胞和骨髓干细胞的定向分化也成了研究的热点之一。虽然实验技术和方法现在得到了很大的改进，但是在很多方面都存在问题，如胚胎干细胞的来源、定向分化的方法选择、移植后的免疫排斥等问题。自体骨髓干细胞移植虽然能解决胚胎干细胞的来源困难、免疫排斥的问题，但是骨髓干细胞的分离纯化困难、表达率低等，也是亟待解决的关键所在。中药干预干细胞的研究兴起较晚，目前也仅是局限于体外实验研究阶段，不管是单药提取还是复方制剂在体外培养都脱离了人体环境，这违背了中医整体观念和辨证论治的思维方法。但是干细胞的移植还是为临床实践带来了希望。

四、干细胞在中医药学的应用

在中医藏象理论研究中的应用众所周知，生物个体是由受精卵在母体中发育形成的，由于伦理道德原因，人们无法直接研究和干预个体的发育，然而对胚胎干细胞的研究应用却使之成为可能。

胚胎干细胞来自于受精卵囊胚期的内细胞团，具有永生性和全能性，能分化为个体几乎所有组织。中医学认为个体的形成是先天精气作用的结果，如《内经》有“生之来者，谓之精；两精相搏，谓之神”，《灵枢·决气》说：“两神相搏，合而成形，常先身生，是谓精”。可见，胚胎干细胞与中医“先天之精”有一定的关联。中医学又认为，肾“主藏精，受五脏六腑之精而藏之”，“肾主骨，生髓”，“脑为髓海”，先天之精－肾精－脑有密切联系。因此，我们可以体外培养胚胎干细胞定向诱导为成体细胞，在此过程中施加一定的中医因素，分析细胞基因组学或蛋白组学的变化，进而为中医藏象理论提供客观依据。

（一）在中医治疗中的应用

干细胞的出现，为细胞损伤、恶性肿瘤等疾病的细胞移植治疗带来了无限光明，但目前尚存在不少问题，如：急性排斥反应、安全性问题、移植细胞功能建立等等。中医以整体观念为指导思想，强调辨证论治，重视正气在疾病中的作用，可以在上述难题上有所作为。已有的研究主要体现在三个方面：①直接影响体内的微环境，间接作用于体内的成体干细胞，促进其增殖、分化；②调整机体的免疫功能，减轻或消除免疫排斥反应；③形成一个有利于移植细胞的环境，促进细胞成活与功能建立。如中药复方活血汤可改善骨髓造血微环境的条件，改善骨髓基质细胞与造血干细胞之间的连接而促进造血干细胞的分化增殖。

（二）在中药研究中的应用

如前所述，胚胎干细胞体外自然分化过程与个体发育形成十分相似，可以不违反社会道德，在体外研究中药干预胚胎干细胞后胚胎形成有否畸形，如在干细胞分化初期进行中药处理后，再种植于假孕母体，观察新生个体有无畸变；同时干细胞系因其性状稳定，借助基因组学或蛋白质组学，观察用药后目标基因的变化，可以作为药物筛选的平台。另一方面干细胞可以作为一个良好的药物载体，将药物制备成纳米级微粒摄入干细胞内带到病变部位达到直接治疗作用。

（三）中药与造血干细胞

1. **中药对造血干细胞的生物学影响** 造血干细胞是最早发现、最多研究和最先应用于临床治疗疾病的成体干细胞，也是传统中医药较早介入的有关干细胞的研究领域。我国开展中草药对造血干细胞生物学影响的研究由来已久，利用传统中医药学治疗血液病、抗放、化疗副作用等，不仅获得了丰富的基础研究资料，同时还获得大量临床资料。近年来利用细胞生物学和分子生物学技术，从细胞和分子水平对临床上具有回升外周血白细胞、红细胞、血红蛋白、髓有核细胞的中药进行了深入研究，发现并证实了许多中草药可以作用于不同周期的造血干细胞，并从蛋白质和分子水平影响参与造血干细胞的增殖分化，达到重建恢复骨髓造血机能的目的。

2. 中药对造血干细胞影响的作用机理　近年来有关中药对血液病治疗的临床和基础研究文献资料显示，表明中药对造血系统的正向调节作用，证实了作用机理是通过直接或间接影响造血干细胞的生物学特性实现的。

中草药通过影响造血干细胞的生物学特性，恢复骨髓造血机能，在治疗血液病，改善肿瘤患者生存质量，延长生命时间方面具有独特的功效，但迄今为止中草药促进骨髓造血机能和诱导造血干细胞增殖分化的机制还不清楚，与目前干细胞生物学研究现状相比还有一定差距。

第二节　细胞工程

细胞工程（cell engineering）是应用细胞生物学和分子生物学的理论和方法，按照人们的设计蓝图，在细胞水平上或细胞器水平上的遗传操作及进行大规模的细胞和组织培养，从而获得细胞产品。当前细胞工程所涉及的主要技术领域有细胞培养、细胞融合、细胞拆合技术、染色体操作及基因转移技术、胚胎移植技术和组织培养技术等方面。通过细胞工程可以生产出有用的生物产品或培养有价值的植株，并可以产生新的物种或品系。

根据设计要求，按照需要改造的遗传物质的不同操作层次，可将细胞工程学分为染色体工程、染色体组工程、细胞质工程和细胞融合工程等几个方面。

1. 染色体工程　染色体工程是按人们需要来添加或削减一种生物的染色体，或用别的生物的染色体来替换。可分为动物染色体工程和植物染色体工程两种。动物染色体工程主要采用对细胞进行微操作的方法（如微细胞转移方法等）来达到转移基因的目的。

2. 染色体组工程　染色体组工程是整个改变染色体组数的技术。自从1937年秋水仙素用于生物学后，多倍体的工作得到了迅速发展，例如得到四倍体小麦，八倍体小黑麦等。

3. 细胞质工程　又称细胞拆合工程，也是细胞核（包括细胞器）移植技术。是通过物理或化学方法将细胞质与细胞核分开，再进行不同细胞间核质的重新组合，重建成一个新的细胞，把从细胞中分离出来的染色体或基因转入另一个细胞中，赋予重建的细胞某种新的功能。可用于研究细胞核与细胞质的关系的基础研究和育种工作，属于染色体导入或基因转移的技术范畴。

4. 细胞融合工程　是用自然或人工的方法使两个或几个不同细胞融合为一个细胞的过程。可用于产生新的物种或品系（植物上用得多，动物上用得少）及产生单克隆抗体等。其中单克隆抗体技术是利用克隆化的杂交瘤细胞分泌高度纯一的单克隆抗体，具有很高的实用价值，在诊断和治疗病症方面有着广泛的应用前途。

5. **细胞培养** 组织或细胞培养即泛指所有的体外培养，其含义是指从动物活体体内取出组织，于模拟体内生理环境等特定的体外条件下，进行孵育培养使之生存并生长。如果以产生形成培养物的方法而言，可分为组织培养、细胞培养、器官培养。

组织培养是指把活体的一小片组织置于底物上孵育，细胞自其周围移出并生长。细胞培养是把取得之组织用机械或消化的方法分散成单个细胞悬液，然后进行培养。这些培养物的主要成分均属细胞，而这些细胞在体外生长时，仍然是相互依存、互相影响的。所以细胞培养与组织培养区别不大。此外，体外培养中尚有一种培养物，系将活体中器官或一部分器官取出，置于体外生存、生长并同时保持其一定的结构和功能特征，称为器官培养。

体外细胞培养技术是一种研究活组织和活细胞的良好方法，并已广泛应用于医学和生物技术领域，包括病毒学、免疫学、遗传学、肿瘤学、临床医学、生物分化与发育、细胞毒性研究等。具有临床应用发展前景的干细胞培养、干细胞移植和干细胞体外定向诱导分化、组织工程、试管婴儿等也离不开细胞培养技术。

细胞工程已经渗透到人类生活的许多领域，取得了许多具有开发性的研究成果，有的在生产中推广，收到了明显的经济和社会效益。随细胞工程技术研究的不断深入，它的前景和产生的影响将会日益地显示出来。

思考题

1. 什么是干细胞？
2. 简述干细胞的基本特征。
3. 简述干细胞在中药中的应用。
4. 简述干细胞的分类。

第二篇　医学遗传学

第九章 医学遗传学概述

第一节　医学遗传学概念及其研究内容

遗传学（genetics）是研究生物遗传物质的结构与功能，遗传信息的传递、表达以及遗传和变异的科学。

医学遗传学（medical genetics）是利用遗传学的原理和方法来研究人类遗传性疾病的一门科学。它是医学与遗传学两个学科相互交叉渗透所形成的一门边缘学科。具体来说，医学遗传学主要研究与探讨人类遗传病的物质基础、发生机制和传递方式等基本问题，为临床上诊断、治疗、预防遗传病提供理论依据和技术手段，从而对改善和提高人类健康素质作出贡献。

第二节　医学遗传学研究方法

医学遗传学的研究方法要根据研究目的来设计，这里介绍对于一些病因不明的疾病识别其遗传基础的常用方法。

一、系谱分析

系谱（pedigree）是根据先证者线索调查遗传病家族成员发病情况，按照一定形式绘制而成的家族成员遗传病分布图解。

系谱分析法（pedigree analysis）是根据系谱图分析家族遗传病传递方式的方法。依系谱特征进行分析，往往可以确认为单基因病中某一种类型的遗传病。

如果对该病的几个系谱进行分析，无法确认为单基因病中的何种类型，就要考虑为多基因病了。

二、群体筛选法

群体筛查法即选定某一人群，采用简便、精确的方法对某种疑为遗传病的疾病进行普查的方法。这种普查需在一般人群和特定人群（如患者亲属）中进行，通过对患者亲属发病率与群体发病率比较，从而确定某病是否与遗传有关。如果发现一种疾病的患者亲属中的发病率高于一般人群，一级亲属（父母、同胞、子女）的发病率＞二级亲属（祖父母、外祖父母、叔、伯、姑、舅、姨、侄、甥）的发病率＞三级亲属（堂、表兄弟姐妹等）的发病率＞一般群体发病率，而且有特定发病年龄，则表明不同的遗传继承关系影响该病发生，可以认为该病有遗传基础。为了排除同一家族成员的共同生活环境对发病的影响，还应将血缘亲属与非血缘亲属加以比较，此时应见到血缘亲属发病率高于非血缘亲属发病率。

三、染色体分析法

对一些有多发畸形、体格和智能发育不全的患者或是怀孕早期有反复流产的妇女，如果怀疑其有染色体改变，经过染色体检查、核型分析可以确认是否有染色体异常的病因。

四、双生子法

双生子可分为两类：一类是同卵双生或称单卵孪生（monozygotic twins，MZ），是由一个受精卵在第一次卵裂形成两个卵裂球后，彼此分开，各形成一个胚胎。因为这两个胚胎来自同一受精卵，所以他（她）们的遗传基础是相同的，其性别相同、表型特征也基本相同。另一类是异卵双生或称双卵孪生（dizygotic twins，DZ），是两个卵子同时与两个不同精子受精后发育成的两个胚胎，他（她）们之间的遗传基础像一般同胞那样，性别不一定相同，遗传特征及表型仅有某些相似，只是胚胎发育环境相同。

两种双生子可从外貌、血型、皮纹、同工酶谱、HLA 分型、DNA 多态性等加以鉴定。通过对比 MZ 和 DZ 的发病一致率，可估计某种疾病或性状的发生中遗传因素所起作用的大小，即：

$$\text{发病一致率（\%）}=\frac{\text{同病双生子（同卵和异卵）对数}}{\text{总双生子（同卵或异卵）对数}}\times 100\%$$

如果这种一致性的差异越大，就表示这种病与遗传的关系越大；如果一致性的差异不显著，则表示遗传因素对发病所起作用较小或无作用。比如，在原发性癫痫，同卵双生的发病一致率为 60.1%，异卵双生的发病一致率为 9.4%，二者差异很大，这说明遗传基础在该病的发病中起相当重要的作用。

五、种族差异比较

不同种族的个体不但在肤色、发色、发型、虹膜、身材有明显差异，而且在血型、血清型、HLA 类型、同工酶谱等方面也各不相同，这说明种族的差异具有遗传学基础。因此，如果某种疾病在不同种族中的发病率、发病年龄、性别和临床表现等方面有显著差异，则说明该病与遗传密切相关。当然，由于不同种族生活的地理环境、气候条件、饮食习惯、社会经济状况等也会存在差异，故应严格排除这类环境因素的影响，最好将这种调查安排在不同种族居民混杂居住的地区进行。例如，在中国出生、侨居美国的华侨，鼻咽癌的发病率比当地美国人高34倍，强烈提示鼻咽癌的发病有明显的遗传因素。

六、疾病组分分析

一些复杂的疾病其发病机制不清，要研究其遗传基础，可先将疾病“拆开”，即分解为若干环节（组分），然后对某一发病环节进行单独的遗传学研究，如能确定某个或某些发病环节受遗传控制，则可认为该发病环节所在的疾病也受遗传控制。如冠心病是有复杂病因的疾病，高脂血症是其组分之一。已知家族性高胆固醇血症是常染色体显性遗传的，据此可以认为，冠心病是受遗传控制的。

七、伴随性状研究

伴随性状研究是指某一疾病或性状总是伴随另一确定由遗传因素决定的某一疾病或性状的出现，则说明该疾病或性状与遗传因素有关。伴随性状研究有两种情况：一是连锁，二是关联。

连锁（linkage）是指控制两种性状的基因位于一条染色体上，例如椭圆形红细胞增多症常见于Rh阳性血型者，已知Rh血型由基因决定，则说明椭圆形红细胞增多症与遗传因素有关，这两种性状的基因都位于第1号染色体短臂3区。

关联（association）是指两种遗传上独立的性状非随机地同时出现，而且并非连锁所致。如O型血与十二指肠溃疡相关联；HLA－B8与慢性活动性肝炎相关联等。如果其中一种性状决定于某个基因座的等位基因，就可作为遗传标记，来检测另一种性状与之是否关联，如果确证有关联，则表明后一性状也有遗传基础。例如溃疡性结肠炎常与强直性脊柱炎伴随出现，由于强直性脊柱炎已经被证明是遗传病，所以溃疡性结肠炎也可认为与遗传因素有关。

第三节　遗传病的概述

一、遗传病的概念

遗传物质结构或功能改变所导致的疾病称为遗传性疾病，简称遗传病（genetic disease）。这种改变可以是生殖细胞或受精卵内遗传物质结构和功能的改变，也可以是体细胞内遗传物质结构和功能的改变；它可以是细胞核内遗传物质结构和功能的改变，还可以是细胞质线粒体内遗传物质结构和功能的改变。

二、遗传病的特点

（一）遗传病的垂直传播

遗传病的垂直传播是指遗传病具有亲代向子代传递的特点。这是由于亲代的生殖细胞或受精卵的遗传物质发生了改变，这在显性遗传方式的病例中特别突出。

但不是所有遗传病患者的家系中都可观察到这一现象，有的患者是家系中的首例，即首次突变产生的病例；有些遗传病患者，特别是染色体异常的患者活不到生育年龄或不育。在这些情况下，都看不到垂直传递的现象。另外，在体细胞遗传病，如肿瘤，由于只是体细胞内遗传物质的改变，故也无垂直传递的现象。

（二）遗传病的家族性

遗传病常常表现为家族性发病，这类疾病的发生往往具有家族的聚集性，如 Huntington 舞蹈病常表现为亲代与子代间代代相传。但不是所有的遗传病都表现为家族性，常染色体隐性遗传病就常常看不到家族性聚集性发病而是散发病例，如白化病在家系中很可能仅仅是偶发的，患儿父母亲均为正常。罕见的常染色体显性或 X 连锁隐性遗传病，也可看到由于新生突变而致的散发病例，家族性疾病可能是遗传的，如 Huntington 舞蹈病。有的家族性疾病不是遗传的，由于同一家族的不同成员生活于相同的环境中，也可以表现出发病的家族聚集，例如在某些缺碘地区，甲状腺肿的发病就有家族聚集，但是，不能认为这是遗传病。

（三）遗传病的先天性

遗传病往往有先天性特点。所谓先天性疾病（congenital disease）是指出生时即表现出来的疾病。一种病如果是遗传因素决定的，而且致病基因或染色体异常在出生前即已表达，这种病当然具有先天性。如白化病是一种常染色体隐性遗传病，婴儿刚出生时就表现有“白化”症状。

有的遗传病不表现为先天性发病。不少遗传病的致病基因在出生后才表达，常有特定的发病年龄，因此不表现为先天性，如 Huntington 舞蹈病是一种典型的常染色体显性遗传病，但它往往在 35 岁以后才发病。

先天性疾病有两种可能性，即有些先天性疾病是遗传性的，如白化病；而有些先天性疾病不是遗传的，如妇女妊娠时因风疹病毒感染，致胎儿患有先天性心脏病，出生时虽然具有心脏病，但从传统概念来说它是不遗传的。

（四）遗传病的数量关系

患者在亲祖代和子孙中是以一定数量比例出现的，即患者与正常成员间有一定的数量关系，通过特定的数量关系，可以了解疾病的遗传特点和发病规律，并预期再发风险等。

三、遗传病的分类

遗传病的种类繁多，目前每年新发现的各种遗传性疾病有 100 余种。对于遗传病的分类，可以依据不同标准进行划分。例如可以将遗传病按人体发生病变的系统进行分类：神经系统遗传病、血液系统遗传病、生殖系统遗传病、心血管系统遗传病、泌尿系统遗传病、内分泌系统遗传病等。现在一般按照发病所涉及的遗传物质的改变和遗传方式进行分类。从细胞水平可以分为生殖细胞引起的遗传病和体细胞遗传病（肿瘤等）；从亚细胞水平分为细胞核遗传引起的疾病和细胞质的线粒体遗传病。其中细胞核遗传引起的疾病又分为基因病和染色体病。基因病又可分为单基因病和多基因病；染色体病则可分为常染色体病和性染色体病。遗传病的类型可见图 9－1。

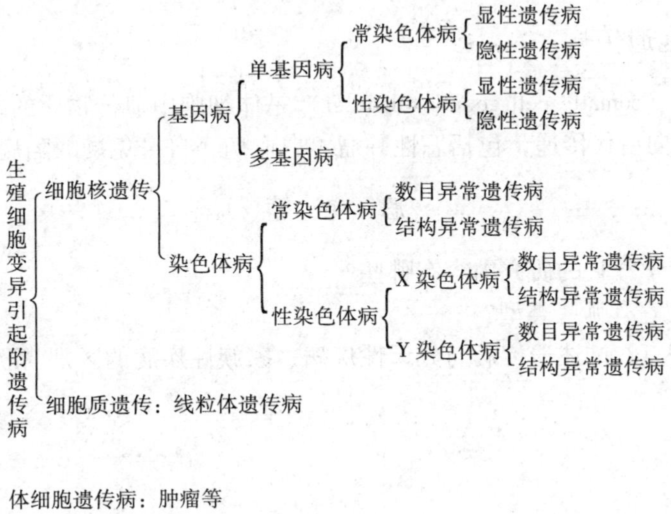

图 9－1　人类遗传病的分类

（一）生殖细胞变异引起的遗传病

1. **细胞核遗传引起的疾病**　细胞核遗传引起的疾病又可分为基因病和染色体病两种。而基因病和染色体病的遗传异常发生在人体所有细胞包括生殖细胞（精子和卵子）的 DNA 中，并能传递给下一代。

（1）基因病　遗传物质的改变仅涉及基因水平的疾病称为基因病，又分为单基因病和多基因病。

①单基因病　人类体细胞中的染色体是成对的，其上的基因也是成对的。由一对基因的作用导致的遗传病称为单基因病（single gene disease），单基因病呈明显的孟德尔式遗传，目前已发现的单基因病达 4000 种以上。

②多基因病　由多对基因与环境因素共同作用产生的遗传病，称为多基因病（polygenic disease），也称为多因子病。其遗传基础涉及许多对基因，这些基因称为微效基因（minor gene）。近年来研究表明，多基因中也可能有主基因的参与。

（2）染色体病　人的体细胞中有 23 对染色体，共有约 3 万～4 万对基因，每条染色体上都载有许多基因。染色体数目或结构的改变所致的疾病称为染色体病（chromosome disease）。由于染色体病往往涉及许多基因，对个体的危害往往大于单基因病和多基因病，所以常表现为复杂的综合征（syndrome）。

2. **线粒体遗传病**　线粒体中所含的 DNA，是独立于细胞核染色体外的遗传物质，称线粒体基因组。线粒体遗传病（mitochondrial genetic disorders）是线粒体基因突变所导致的疾病。因为这类疾病通过来自母体的线粒体传递，所以呈母系遗传。线粒体中所含的 DNA 是位于细胞质中的遗传物质，所以属于细胞质遗传。此类疾病也属于单基因病，但是线粒体遗传病和位于细胞核染色体上的单基因病遗传规律并不相同。

（二）体细胞遗传病

体细胞遗传病（somatic cell genetic disorder）是体细胞中遗传物质的改变所导致的疾病，该类疾病一般并不向后代传递，包括恶性肿瘤、白血病、自身免疫缺陷病以及衰老等。

思 考 题

1. 什么是医学遗传学？它的研究内容有哪些？
2. 什么是遗传病？它有哪些类型？
3. 遗传病有什么特点？试述遗传病与先天性疾病、家族性疾病的区别与联系。

第十章 基因及基因突变

人类对基因的认识经历了一个由浅入深的历史发展过程。基因的概念随着遗传学、分子生物学、生物化学等领域的发展而不断完善。从经典遗传学的角度看，基因（gene）是具有特定“遗传效应”的DNA片段，它决定细胞内RNA和蛋白质（包括酶分子）等的合成，从而决定生物的遗传性状。从现代遗传学的角度看，基因是决定一定功能产物的DNA序列。这种功能产物主要是蛋白质和RNA。一个基因的结构除了编码特定功能产物的DNA序列外，还包括对这个特定产物表达所需的邻近DNA序列。

第一节　核基因的序列组织

基因的化学本质是DNA，人类所有DNA构成了人类基因组（genome），人类基因组包括两个相对独立又相互关联的基因组：线粒体基因组（mitochondrial DNA，mtDNA）与核基因组（nuclear genome）。线粒体基因组是指线粒体内的环状双链DNA。核基因组是指每个体细胞核中的父源或母源的全套DNA，即每个体细胞核中有两个核基因组。每个核基因组DNA约含3.2×10^9bp，可编码蛋白质的结构基因约3万~4万。通常人类基因组是指核基因组。

人类基因组按DNA序列分类，既有单拷贝的单一序列，也有多拷贝的重复序列及多基因家族等。

一、单一序列和重复序列

（一）单一序列

单一序列（unique sequence）：在一个基因组中一般仅有单个或几个拷贝，其长度在800~1000bp之间，约占基因组的60%~70%。这种序列大多数是编码蛋白质和酶的结构基因。单一序列还以间隔顺序和散在分布的重复序列构成侧翼。

（二）重复序列

重复序列（repetitive sequence）：在一个基因组中有很多拷贝，约占基因组的30%以上，这种序列又可分为两类。

1. 高度重复序列（highly repetitive sequence）　每一拷贝长度可能是2、4、6、8等几个bp，较长的序列可达200bp，但是拷贝数可达10^6次以上。例如，染色体着丝粒、端粒和

Y 染色体长臂上的异染区就是由高度重复序列 DNA 特化成卫星 DNA（satellite DNA），卫星 DNA 是指 DNA 在氯化铯密度梯度离心中，在 DNA 主峰旁形成的一个小峰，称为卫星 DNA。

2. **中度重复序列**（moderately repetitive sequence） 每一拷贝长度 300 ~ 7000bp，拷贝数在 10^2 ~ 10^6 次之间，一般都是不编码的序列。根据重复序列的长度和拷贝数不同，可分为两类：短分散核元件和长分散核元件。

（1）短分散核元件（short interspersed nuclear element，SINE） 每一拷贝长度 300 ~ 500bp，拷贝数在 10^5 以上，散在地分布在基因组中。Alu 家族（Alu family）是短分散核元件典型的例子，是人类基因组含量最丰富的中度重复序列，占基因组总 DNA 含量的 3% ~ 6%，其长度 300bp，在一个基因组中重复 30 万 ~ 50 万次。Alu 序列内含有一个限制性内切酶 Alu Ⅰ 的特异性识别位点 AGCT，因此这一序列称为 Alu 序列，它可被 Alu Ⅰ 酶裂解为一个 170bp 和 130bp 的两个片段。平均 5kbDNA 就有一个 Alu 序列。Alu 序列与 DNA 复制的启动、基因转录的调节及 hnRNA 的加工有关。

（2）长分散核元件（long interspersed nuclear element，LINE） 每一拷贝长度 5000 ~ 7000bp，拷贝数在 10^2 ~ 10^4 次之间，散在地分布在基因组中。Kpn Ⅰ 家族（Kpn Ⅰ family），是长分散核元件典型的例子，形成 6.5kb 的中度重复顺序，拷贝数为 3000 ~ 4800 个。用限制性内切酶 Kpn Ⅰ 消化，可分解成四个长度不等的片段，分别是 1.2、1.5、1.8 和 1.9kb，约占基因组的 3% ~ 6%，其功能不详。

二、多基因家族和假基因

1. **多基因家族**（multigene family） 是由一个祖先基因经过重复、变异所形成的一组基因。它们是结构相似、功能相关的基因，称为多基因家族。多基因家族可分为两类：一类基因家族的成员可以集中于一条染色体上。集中成簇的一组基因称为基因簇（gene cluster）。例如组蛋白基因簇则群集于 7q32 - q36 上。一类基因家族的成员可以分布于几条不同染色体上，人类的 α 和 β 珠蛋白基因簇分别串联排列于 16p13 和 11p15 上。

2. **假基因**（pseudogene） 又称拟基因，是多基因家族中的某些成员不产生有功能的基因产物，称为假基因。假基因起始也可能有功能，后来由于缺失、倒位或点突变等原因使这些基因成为无功能的基因。如 α 珠蛋白基因簇中的 Ψξ、Ψα1、Ψα2，β 珠蛋白基因簇中的 Ψβ 等。

第二节 真核生物结构基因的结构

大多数真核生物包括人类的基因是由编码的序列、非编码序列所组成，基因的编码序列在 DNA 分子上是不连续的，被非编码序列所隔开称为断裂基因（split gene）。这是真核生物结构基因的结构特点，而原核生物基因是连续编码 DNA 片段。真核生物结构基因的结构主要是由外显子、内含子和侧翼序列所构成（图 10 - 1）。

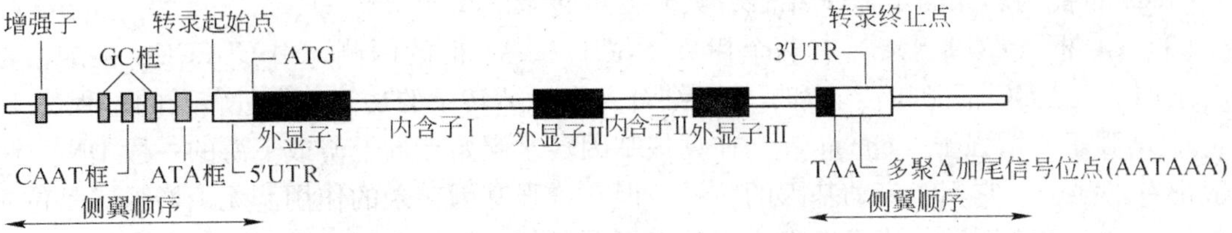

图 10－1 真核生物结构基因的结构示意图

一、外显子和内含子

1. **外显子（exon）** 多数是基因内编码的序列，内含子（intron）是基因内非编码序列，又称插入序列。内含子只转录，在前 mRNA（pre－mRNA）时被剪切掉。因此在成熟 mRNA 中无内含子序列。如果一个基因有几个内含子，一般总是把基因的外显子分隔成n＋1部分。内含子的核苷酸数量可以比外显子多许多倍。例如，人类血红蛋白的 β 基因含有 3 个外显子、2 个内含子，长约 1700bp，编码 146 个氨基酸。而假肥大型肌营养不良症（duchenne muscular dystrophy，DMD）基因含有 79 个外显子、78 个内含子，全长 2300kb，编码 3685 个氨基酸，是迄今认识的最巨大的人类基因。

2. **外显子－内含子接头** 每个外显子和内含子接头区都有一段高度保守的一致序列（consensus seqence），即内含子 5′末端大多数是 GT 开始，3′末端大多是 AG 结束，称为 GT－AG法则，是存在于真核生物基因中 RNA 剪接的识别信号。断裂基因中的外显子和内含子不是固定不变的，即在同一条 DNA 分子上的某一段 DNA 序列，在编码某一条多肽链的基因时是外显子，而编码另一条多肽链的基因时是内含子，结果同一段 DNA 序列，产生两条或者两条以上的 mRNA 链。这在真核生物基因的表达中，由于一个基因的内含子成为另一个基因的外显子，产生基因的差别表达，而构成了断裂基因结构上一个重要特点。这主要是基因启动子的序列不同或由于 mRNA 剪接加工的方式不同所致。另外，还发现内含子中还含有若干小基因，即基因内基因。

二、侧翼序列

侧翼序列（flanking sequence） 每个断裂基因中的 5′端和 3′端都有一段不被转录的非编码区，称为侧翼序列。主要有启动子、增强子和终止子等。侧翼序列含有基因调控序列，对基因的转录表达起着调控作用。

1. **启动子** 启动子（promoter）一般位于转录起始点上游约 100bp 范围内，是能与 RNA 聚合酶和转录因子相互作用的核苷酸序列，能促进转录过程；包括下列几种不同序列。

（1）TATA 框（TATA box） 位于基因转录起始点上游约 20～30bp 处，其一致序列为 TATAA/TAA/T，由 7 个碱基组成，其中有两个碱基可以变化。TATA 框能与转录因子 TFⅡ结合，再与 RNA 聚合酶Ⅱ形成复合物，准确识别基因转录起始点，启动基因转录。

（2）CAAT 框（CAAT box） 位于转录起始点上游约 70～80bp 处，其一致序列为 GGC/TCAATCT，由 9 个碱基组成，其中有一个碱基可以变化。是真核生物基因常有的调节区，CAAT 框能与转录因子 CTF 结合，具有促进转录的功能。

（3）GC 框（GC box）　有两个拷贝，位于 CAAT 框的两侧，由 GGCGGG 组成，是一个转录调节区，GC 框能与转录因子 SP1 结合，有激活转录的功能，促进转录的过程。

2. **增强子**　增强子（enhancer）在真核基因转录起始点的上游或下游的一段 DNA 序列，一般都有增强子。它不能启动基因的转录，但有增强基因转录的作用。无论增强子是位于转录起始点的上游或下游，均可发生作用。而无明显的方向性，可以是 5′→3′方向，也可以是 3′→5′方向。研究表明，增强子通常有组织特异性，例如，免疫球蛋白基因的增强子只有在 B 细胞中活性最高。

3. **终止子**　终止子（terminator）在一个基因的末端由 AATAAA 和一段回文序列组成，它具有转录终止的功能，这段终止信号的序列称为终止子。AATAAA 是多聚腺苷酸（polyA）附加信号，回文序列转录后形成的 RNA 具有发夹结构，发夹结构阻碍了 RNA 聚合酶的移动，这样对转录物从 DNA 模板上释放出来是有利的，也可使 RNA 聚合酶从 DNA 上解离下来，实现转录的终止。

第三节　基因的表达与调控

基因表达（gene expression）是把基因所储存的遗传信息经过转录和翻译转变为由特定的氨基酸种类和序列构成的多肽链，再由多肽链构成具有生物活性的蛋白质或酶分子，从而决定生物各种性状（表型）的过程。

基因表达包括两个步骤：①以 DNA 为模板转录合成 mRNA；②将遗传信息翻译成多肽链中相应的氨基酸种类和序列。

一、基因的表达

1. **转录**　转录（transcription）在 RNA 聚合酶的催化下，以 DNA 为模板合成 mRNA 的过程。在双链 DNA 分子中，作为转录模板的链称为非编码链，或转录链；而不作为转录模板的链称为编码链，或非转录链。在双链 DNA 分子中与转录模板互补的一条 DNA 链即编码链，它与转录产物的差异仅在于 DNA 中 T 变为 RNA 中的 U。在含许多基因的 DNA 双链中，每个基因的模板链并不总是在同一条链上，即一条链可作为某些基因的模板链，也可是另外一些基因的编码链（图 10－2）。

转录后的 mRNA 称核内异质 RNA（heterogenuous nuclear RNA，hnRNA），hnRNA 必须经过加工和修饰，才能形成合成多肽链的模板——成熟的 mRNA。一般经过剪接、戴帽和加尾等步骤。

（1）剪接（splicing）　是把 hnRNA 中的非编码的内含子 RNA 序列剪切掉，再把编码的外显子 RNA 序列连接起来的过程。

在 RNA 剪接酶的作用下，剪接发生在外显子的 3′末端的 GT 和内含子 3′末端与下一个外显子交界的 AG 处。剪接起始的 GT 端和相邻的保守序列构成了剪接供体位点，剪接终止

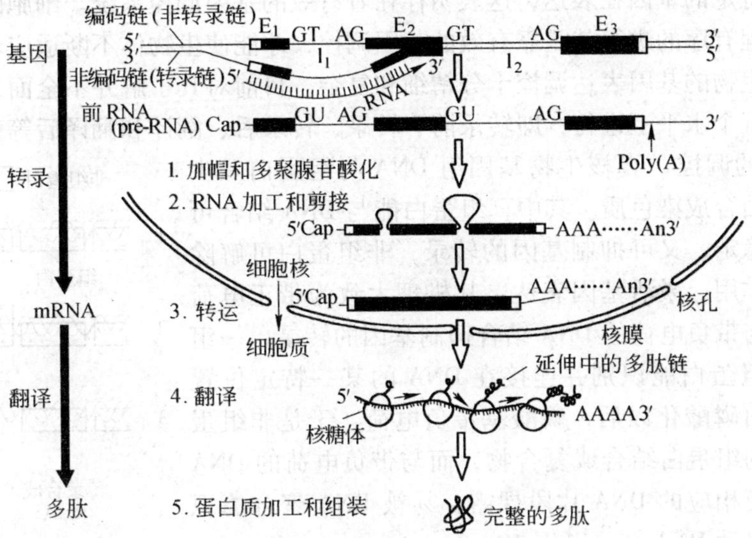

图 10－2　转录及加工过程

的 AG 端和相邻的保守序列构成了剪接受体位点，在内含子 3′端上游 30 个碱基处有一个保守序列称分支点，这些序列构成了剪接信号，可被小核 RNA 蛋白识别并与之结合形成剪接体后，再切除内含子。小核 RNA 蛋白是由小核 RNA 和蛋白质组成。

（2）戴帽（capping）　是在 mRNA 的 5′端戴一个 7－甲基鸟苷酸帽，封闭 mRNA 的 5′端，称为戴帽。

mRNA 帽的功能：①有效地封闭 mRNA 的 5′端，以保护 mRNA 的 5′端不受核酸酶和磷酸酶的降解，增强 mRNA 的稳定性。②能被核糖体小亚基识别，促使 mRNA 和核糖体的结合。

（3）加尾（tailing）　是在 mRNA 的 3′末端加上一段多聚腺苷酸（poly A）的尾巴，长度约 100～200 个腺苷酸。这一过程称为加尾。

在戴帽的同时，mRNA 的 3′端加尾信号 AAUAAA 下游的序列被切掉，然后以 ATP 为原料在多聚腺苷酸聚合酶作用下，把 100～200 个 A 加到 AAUAAA 的 3′端。poly A 尾巴的作用目前还不完全清楚，可能与避免 mRNA 的 3′端被核酸酶降解，增加 mRNA 的稳定性有关。

2. **翻译**　翻译（translation）是在 mRNA 指导下的蛋白质生物合成的过程。实际上就是把 DNA 转录到 mRNA 的遗传信息“解读”为多肽链上的不同氨基酸种类和顺序的过程。翻译过程十分复杂，需要各种活化的氨基酸作为原料，还需要 mRNA、tRNA、rRNA、核糖体、有关酶以及蛋白质辅助因子的共同作用，并依赖 ATP、GTP 水解提供能量。整个过程在细胞质中的核糖体上进行（蛋白质合成见第五章）。

二、基因表达的调控

生物体的每个体细胞都含有该物种的全套基因，每个细胞在特定的时期内，在一定的条件下只有部分特定的基因在表达，这表明存在着有效的基因调控系统。细胞的生长、代谢等复杂的生命过程有序的进行就是靠有效的基因调控，才能使生物体不断适应环境变化、生存并繁衍。真核生物的基因表达调控十分精细和复杂，目前对其了解并不全面，一般认为真核基因的调控在五个水平上进行，即转录前、转录、转录后、翻译和翻译后等五个水平。

1. **转录前的调控** 真核生物基因组DNA与组蛋白及少量非组蛋白等结合成染色质。其中，组蛋白能与DNA结合可维持基因组的稳定，又可抑制基因的转录，非组蛋白可解除组蛋白的抑制作用、激活基因表达。其机理大致为带正电荷的碱性组蛋白与带负电荷的DNA结合抑制基因的转录，一组特异性酸性非组蛋白能识别并连接在DNA的某一特定位置上，当非组蛋白磷酸化以后，磷酸基带负电荷，于是非组蛋白与带正电荷的组蛋白结合成复合物，而与带负电荷的DNA排斥而脱离，使相应的DNA片段裸露，易被RNA聚合酶识别结合，从而启动DNA转录（图10-3）。

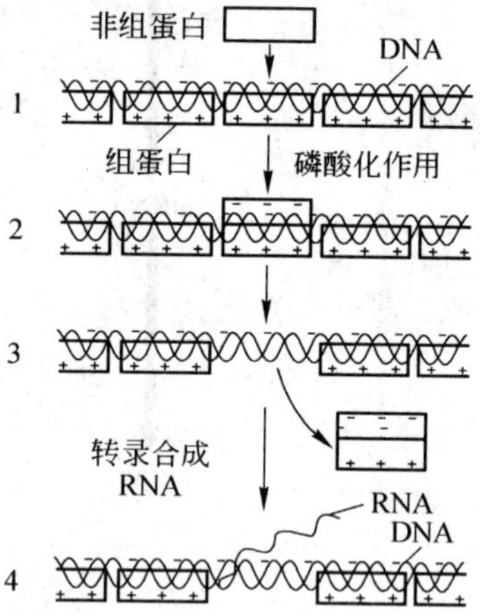

图10-3 组蛋白转位模型

2. **转录水平的调控** 转录水平的调控是基因表达调控的重要环节。涉及DNA顺式作用元件（cis-acting element）和反式作用因子（trans-acting factor）之间的DNA-蛋白质的相互作用，以及反式作用因子之间的蛋白质-蛋白质相互作用。

顺式作用元件：指转录因子（蛋白）的DNA结合位点或DNA序列，即可影响自身表达活性的DNA序列。如启动子、增强子、沉默子等。

反式作用因子：又称转录因子，是一些转录调节蛋白，如基本转录因子TFⅡ、转录激活因子、转录抑制因子、RNA聚合酶等。

负责转录mRNA的RNA聚合酶Ⅱ本身不能启动转录，必须在许多转录因子TFⅡ的帮助下，才能激活RNA聚合酶Ⅱ，从转录起始点开始合成RNA。

首先TFⅡD识别DNA链上的TATA序列并与之结合，随后TFⅡB加入装配，形成TFⅡD-启动子聚合体，然后在TFⅡF协助下，RNA聚合酶识别并结合TFⅡD和TFⅡB，形成有活性的转录基本起始复合物，该复合物需进一步结合TFⅡE、TFⅡH和TFⅡJ等因子后，才能有效地控制转录启动的准确性和频率。

真核基因转录水平的调控是十分复杂而关键的调控环节，不同基因的调控方式既有共同之处，又不尽相同。但就某一特定基因而言，转录因子，尤其是特异转录因子的性质、数量是转录调控的关键。

3. **转录后的调控** 真核细胞中，基因转录的最初产物RNA包括mRNA、tRNA、rRNA。RNA要经过加工和修饰，才能具备成熟正常的功能。转录后的调控主要是对hnRNA进行加工和修饰。它需经过剪接、戴帽、加尾等过程，才能形成成熟的mRNA。相同的基因在不同的组织中由于剪接方式的不同及polyA附加部位的不同而产生不同的成熟的mRNA，翻译成不同的蛋白质。其中一些特异酶决定了加工和修饰的方式、效率和精确性。

4. **翻译水平的调控** 翻译水平调控主要包括了 mRNA 的稳定性、翻译效率等的调节。真核细胞的翻译水平调控受核糖体的数量、mRNA 的成熟度、起始因子、延长因子和释放因子等蛋白质以及各种酶类、tRNA 类型和数量等影响因素的调控。

5. **翻译后的调控** 是对翻译的初级产物多肽链的加工和组装的调节，才能成为具有生物活性的蛋白质。例如，翻译后的人类 α、β 珠蛋白链必须各结合一个血红素并以特定方式聚合成 $\alpha_2\beta_2$ 四聚体才能具有携带氧气和二氧化碳活性的血红蛋白，这一组装、聚合的过程均属翻译后调控。

第四节　基因突变

在自然界，所有生物细胞内的遗传物质都能保持其相对的稳定性，但是在一定内外因素的影响下，就可能发生变化，这种由于遗传物质的变化所引起的表型改变称为突变（mutation）。突变包括两大类，一类是染色体畸变（chromosome aberration）（见第十三章），另一类是基因突变（gene mutation）。

一、基因突变的概念

基因突变是指基因组 DNA 分子在结构上发生碱基对组成或序列的改变。最小的变化是 DNA 链中一个或两个碱基对的改变，称为点突变（point mutation）。基因突变通常只涉及某一基因的部分遗传信息的改变，导致组成蛋白质的氨基酸的改变，从而引起表型改变，甚至是遗传病的发生。基因突变是生物界中存在的普遍现象，也是生物进化发展的根本源泉。

二、基因突变的特性

基因突变普遍存在于自然界，可以发生在生殖细胞中也可以发生在体细胞中。可以是自发突变，也可以是诱发的突变，无论是那种突变都具有共同的特性，即稀有性、多向性、可逆性、有害性等。

1. **稀有性** 基因突变在自然界是稀有的，各种基因在一定群体中都有一定的自发突变率（或称突变率）。自发突变率（spontaneous mutation rate）是指在自然状态下，某一基因在一定群体中发生突变的频率。各种生物的突变率是很低的，人类基因的突变率约为 $10^{-6}\sim10^{-4}$/生殖细胞/代，即每代每一万个至百万个生殖细胞中，有一个基因发生突变。

2. **多向性** 是指在同一基因座位上的基因可以向多个不同的方向突变而形成复等位基因（multiple alleles），所谓复等位基因是指在某一群体中，同一基因座位上存在两个以上的基因。例如，人类 ABO 血型基因。

3. **可逆性** 基因突变的方向是可逆的，即基因 A 可以突变为等位基因 a，反过来，基因 a 也可以突变成等位基因 A。

4. **有害性** 绝大多数基因突变是有害的，不利于生物的生长发育，可以引起人类许多疾病的发生，绝大多数遗传病是由基因突变造成的。因为基因突变扰乱了人类在长期发展过程中遗传基础的均衡状态。

三、基因突变分子机制

从分子水平来讲，DNA 分子中碱基的种类和排列顺序发生改变，是基因突变的本质。是在各种诱变剂的作用下，使其遗传效应也随之变化，特定的生化功能也发生改变甚至丧失。一般可以分为碱基替换、移码突变和动态突变。

1. 碱基替换（base substitution） DNA 链中碱基之间互相替换，从而使被替换部位的三联体密码意义发生改变。碱基替换可分为转换和颠换两种类型。①转换（transition）是一种嘌呤被另一种嘌呤所取代，或一种嘧啶被另一种嘧啶所取代，这是点突变的最常见的一种形式。②颠换（transversion）是一种嘌呤被另一种嘧啶所取代，或一种嘧啶被另一种嘌呤所取代，这种点突变的形式比较少见（图 10－4）。

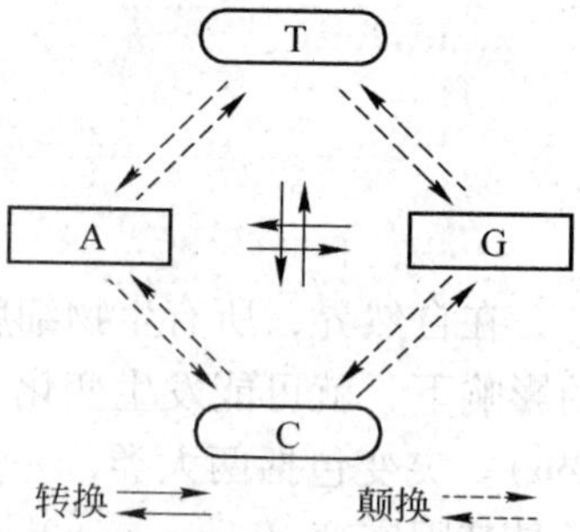

图 10－4　转换和颠换

假如碱基替换是发生在某一基因的编码区内时，可导致 mRNA 中密码子的改变，则会对多肽链中氨基酸的种类或顺序发生影响，就会出现同义突变、无义突变、错义突变和终止密码突变等遗传学效应。

（1）同义突变（same sense mutation）　是指碱基被替换之后，使一个密码子变成了另外一个密码子，由于密码子具有兼并性，所以改变后的密码子与改变前的密码子所编码的是同一种氨基酸，因此同义突变并不产生突变效应。

（2）错义突变（missense mutation）　是指碱基被替换之后，编码某种氨基酸的密码子变成编码另一种氨基酸的密码子，从而使多肽链的氨基酸种类和序列发生改变。这种突变可导致机体内某些蛋白质或酶的结构和功能发生异常，例如，人血红蛋白分子异常－镰形红细胞贫血症（sickle cell anemia）就是如此（图 10－5）。

			颠　换		转　换	
DNA		…TGC…	←	…AGC…	→	…GGC…
	转　录	↓	T 替换 A	↓	G 替换 A	↓
mRNA		…ACG…		…UCG…		…CCG…
	翻　译	↓		↓		↓
多肽链		…苏氨酸…		…丝氨酸…		…脯氨酸…

图 10－5　错义突变

（3）无义突变（non－sense mutation）　是指碱基被替换之后，改变了 mRNA 上的一个编码氨基酸的密码子成为终止密码子（UAA、UAG 或 UGA），这样使翻译多肽链的延伸提前到此终止，形成一条无活性的多肽片段。多数情况下会影响蛋白质的正常功能，从而引起致病效应（图 10－6）。

	颠换				转换		
DNA	…ATT…	←	…ATG…	…ACC…	→	…ACT…
转录	↓	T替换G	↓	↓	T替换C	↓
mRNA	…UAA…		…UAC…	…CGG…		UGA
翻译	↓		↓	↓		↓
多肽链	…终 止…		…酪氨酸…	…色氨酸…		…终 止…

图 10－6 无义突变

（4）终止密码突变（terminator codon mutation） 是指碱基被替换之后，使原来的终止密码子突变为编码某个氨基酸的密码子，从而使多肽链的合成至此仍能继续下去，直至下一个终止密码子为止，形成延长的异常多肽链，又称延长突变（elongation mutation）。例如，常见的血红蛋白的 α 链突变型 Hb Costant Spring 可因终止密码子发生突变，而形成比正常 α 链多 31 个氨基酸的异常链。

2. **移码突变**（frame－shift mutation） 由于 DNA 分子中插入或缺失 1 个或几个碱基对，从而使插入或缺失的那一点以下的三联体密码的组合发生改变，引起编码的氨基酸种类和序列发生变化。

由于 DNA 分子中插入或缺失碱基对的数目和位置不同，对其后的密码子组合的改变的影响程度不同。最小变化是在 DNA 链上增加或减少一个密码子导致其编码合成的多肽链多或少一个氨基酸，如果十个、百个乃至上千个大范围改变所引起的整条多肽链的氨基酸种类及序列的变化后果是严重的，通常是导致一条或几条多肽链丧失活性或根本不能合成，进而产生严重的遗传病，例如假性肥大型肌营养不良症（DMD）（表 10－1）。

表 10－1 几种移码突变结果示意图

移码类型	移码突变的几种结果							
正常密码组合	… … G－	亮－ CU	天酰－ AAC－	半胱－ UGU－	苏－ ACA－	谷－ GAA－	丝－ UCC－	… …
1. 插入一个碱基	… …	亮－ CUC－	赖－ AA－↑[A]	亮－ CUG－	酪－ UAC－	精－ AGA－	异亮－ AUC－	… G…
2. 缺失一个碱基	… …	亮… CUC－	天酰－ AA↓[C] U－	缬－ GUA－	谷酰－ CAG－	天酰－ AAU－	… CC…	
3. 插入三个碱基	… …	亮－ CUC－	赖－[苏]－ AA↑[A－AC] C－	半胱－ UGU－	苏－ ACA－	谷－ GAA－	丝－ UCC－	… …
4. 缺失三个碱基	… …	亮－ CUC－	天酰－ AA↓[CUG] U－	苏－ ACA－	谷－ GAA－	丝－ UCC－	… …	

注：↑插入位点，↓缺失位点，[A]插入或缺失的碱基，[苏]插入的氨基酸。

3. 动态突变（dynamic mutation） 是串联重复的三核苷酸序列随着世代传递而拷贝逐代累加的突变方式。是近年来发现的一类可导致人类遗传病的新的突变方式，引起临床遗传学家的关注。现已发现二十几种与动态突变有关的疾病，例如，脆性 X 综合征，患者的 X 染色体 q27.3 存在脆性部位，利用限制性内切酶 Pst Ⅰ 切割 X 染色体，可得到包括脆性部位在内的限制性片段，经序列分析表明，在这一限制性片段中存在的（CGG）n 重复拷贝数可达 50～1000 个，而正常人仅为 30 个。经研究证明，（CGG）n 的两边侧翼序列与正常人无差异。而重复序列正好位于 X 染色体的脆性部位。

四、基因突变的表型效应

基因受环境因素的影响，使其造成突变，突变的结果是 DNA 分子发生了改变，导致所编码的蛋白质的数量与质量的改变，从基因到表型效应是一个非常复杂的过程，由基因突变造成其表型效应也是十分复杂并多种多样的。根据基因突变对机体影响的程度，将基因突变的表型效应大致分为以下几种。

1. 对机体不产生有害效应 一般基因突变是相对无害的，变异后果轻微，对机体不产生可察觉的效应。

2. 遗传多态现象（genetic polymorphism） 是指突变一般对人体并无影响，是引起正常人体生物化学组成的遗传学差异的重要原因。这种差异可在 DNA、mRNA、蛋白质、染色体等不同水平体现出来。例如，ABO 血型、HLA 类型以及各种同工酶型等都是基因突变形成的。遗传多态现象可以作为基因定位、个人身份鉴定、器官移植、遗传的易感性等重要的依据。

3. 引起遗传性疾病 导致个体生育能力降低和寿命缩短或致死，包括基因突变导致蛋白质结构和数量异常的分子病（molecular disease）及基因突变导致酶活性降低或增高所引起的遗传性酶病（hereditary enzymopathy）。

4. 引起肿瘤 基因突变导致肿瘤形成。某些基因产物参与其他基因表达的调控，如果这些基因突变，导致肿瘤的发生。

五、DNA 损伤的修复

自然界中的各种物理、化学及生物因素对生物体内 DNA 分子或基因直接或间接的作用，对碱基组成或排列顺序产生深刻的影响，但是在正常的生理状态下，DNA 分子能保持相对的稳定性，是因为生物体细胞内存在着多种 DNA 修复系统，可以部分地修正 DNA 分子的损伤，恢复正常结构。

1. 切除修复（excision repair） 又称暗修复。切除修复发生在复制之前，需要核酸外切酶、核酸内切酶、DNA 聚合酶、连接酶四种酶的参与。由于 UV 照射后，形成胸腺嘧啶二聚体（TT），半箭头表示链的极性。首先核酸内切酶在胸腺嘧啶二聚体（TT）等附近切开，造成缺口。然后由 DNA 聚合酶以正常的互补 DNA 链为模板，合成新的 DNA 片段，合成方向是 5′－3′，弥补 DNA 的缺口。随后由专一的核酸外切酶切除含有二聚体的一段核苷酸链。再在连接酶作用下，将缺口封闭，DNA 恢复原状。这种修复方式除了能切除嘧啶二聚体外，还可切除 DNA 上的其他损伤。人的色素性干皮症，隐性纯合体的体征，皮肤肿瘤、光过敏、白内障、神经异常，这是由于患者的成纤维细胞 DNA 损伤后，造成被切除修复缺陷，解旋酶、核酸内切酶基因突变异常所致（图 10－7）。

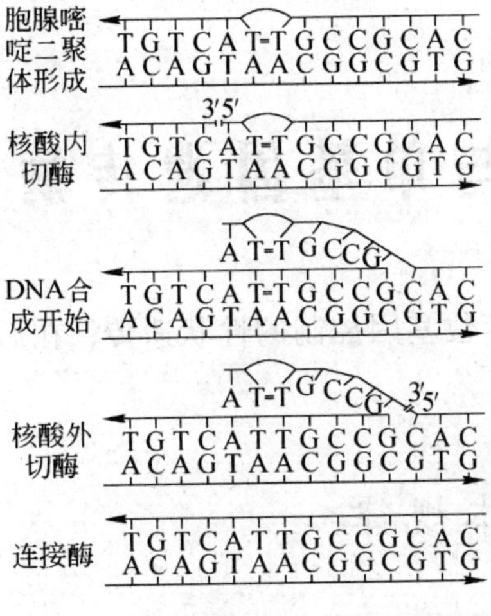

图 10－7　嘧啶二聚体的切除修复示意图图

2. **重组修复**（recombination repair）　大致过程是：含有嘧啶二聚体或其他结构损伤的 DNA 仍可进行复制，当复制到损伤部位时，DNA 子链中与损伤部位相对应的部位出现缺口。完整的母链与有缺口的子链重组，使缺口转移到母链上。母链上的缺口由 DNA 聚合酶合成互补片段，再由连接酶使新片段与旧链连接完整，从而使复制出来的 DNA 分子的结构恢复正常。在重组修复过程中，不能从根本上消除亲代 DNA 结构中的二聚体损伤，但它能使复制出来的 DNA 分子结构保持正常，当第二次复制时，又要重复上述过程。虽然二聚体始终没消除，但是经多次复制之后，受损伤的 DNA 分子在生物体的比例会大大降低，逐渐被“稀释”（图 10－8）。

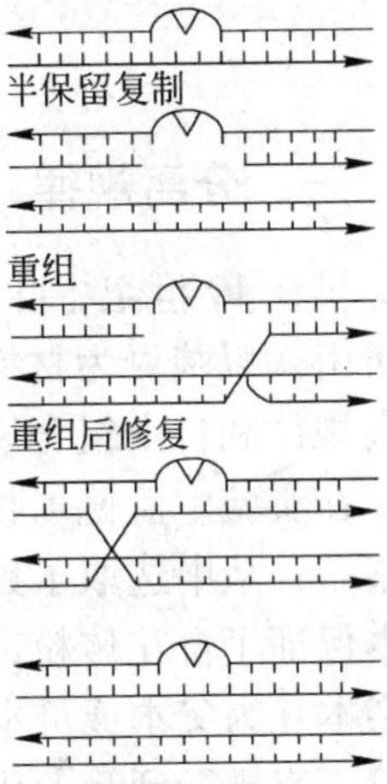

图 10－8　重组修复示意图

科学家经过不懈的努力，对 DNA 修复的研究不断深入，日臻完善，深刻认识到生物体对 DNA 损伤的修复过程是普遍存在的，属于细胞的正常生理功能。由电离辐射、紫外线引起的损伤可以被修复，许多化学诱变剂所引起的损伤也可以被修复。修复作用在一定程度上保持着遗传物质的稳定性，但往往达不到尽善尽美的程度。否则生物就没有变异，进化就不可能了。

思　考　题

1. 什么是多基因家族？
2. 典型的真核基因结构由哪些部分组成？
3. 转录后的加工有哪些过程？分别具有什么作用？
4. 何为基因突变？基因突变的特性？基因突变有哪些后果？
5. 简述 DNA 损伤的修复机制。

第十一章 单基因遗传与单基因遗传病

单基因遗传（single gene inheritance）是指受一对等位基因控制的性状遗传，在后代的传递受孟德尔规律的制约，所以又称为孟德尔遗传。

第一节 遗传学基本规律

一、分离规律

早在19世纪中叶，遗传学的奠基人，奥地利学者孟德尔，用了十余年时间，将统计学分析引入以豌豆为材料的植物杂交实验，并于1865年发表论文《植物杂交实验》，提出了分离规律和自由组合规律。

在实验中孟德尔收集了34个豌豆品种，种植两年后从中选出22个纯系的实验材料仔细观察后，从中选取了具有7对相对性状的一些植株进行杂交，并在严格控制的条件下进行，基本保证了自花传粉，防止了自然传粉发生误差，同时采取了互交进行比较（即让两个杂交亲本互为父本或母本），对各种相对性状在杂种后代中的表型都做了仔细的观察、记载，实验一直进行到第七代。

性状（trait）是指生物所具有的形态的、机能的或生化的特点；相对性状是指同一性状的相对差异，一个个体非此即彼；相对性状的形成是受等位基因控制的；等位基因（allele gene）是指位于一对同源染色体的相同位点上，影响和控制一对相对性状的两个基因。

孟德尔选用纯合体的亲本进行杂交实验。纯合体（homozygote），即一对等位基因的组成相同，在严格自交情况下，后代一般不会发生性状分离；杂合体（heterozygote），即一对等位基因的组成不同，自交时后代必然发生性状分离；生物个体表现出的性状，称为表现型（phenotype），简称表型；控制生物性状的遗传组成称为基因型（genetype）；同时，杂合体状态下表现出的性状，称为显性性状（dominant character）；而未表现出的性状，称为隐性性状（recessive character）；杂合状态下发挥作用，控制显性性状的基因称为显性基因；杂合状态下不发挥作用，控制隐性性状的基因称为隐性基因。孟德尔观察了子一代（F_1）植株自花授粉后形成的子二代（F_2）植株情况，发现其中有显性性状，也有隐性性状，且二者的数量之比约为3:1，这种现象称为性状分离（segregation）。

（一）亲本杂交实验

以圆形种子植株和皱形种子植株为亲本杂交为例，F_1杂合体植株的种子全部为圆形，而

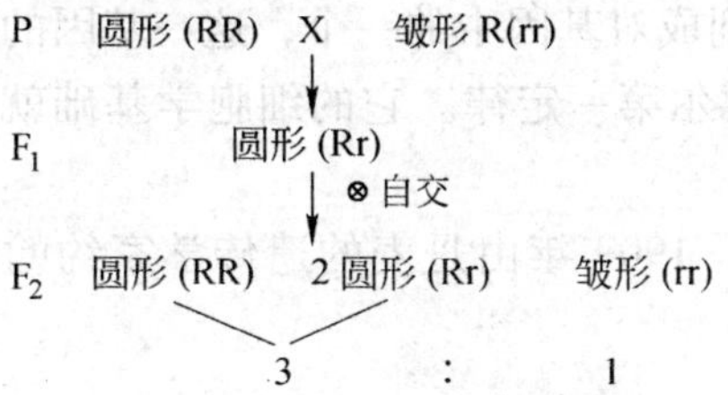

图 11－1 豌豆杂交实验结果

F_2中除圆形种子外，还出现了与亲代一样的皱形种子，经统计二者之比为 2.96:1，接近 3:1（图 11－1）。

孟德尔进行七对相对性状的杂交实验，子二代杂交后代的实验结果记录如表 11－1 所示。

表 11－1　　豌豆杂交试验标的子二代结果

相对性状		子二代	子二代	子二代	显隐性比例
显 性	隐 性	植株总数	显性数	隐性数	
黄子叶	绿子叶	8023	6022	2001	3.01:1.00
圆子叶	皱子叶	7324	5474	1850	2.96:1.00
红 花	白 花	929	705	224	3.15:1.00
凸豆荚	凹豆荚	1181	882	299	2.95:1.00
绿豆荚	黄豆荚	580	428	152	2.82:1.00
腋 花	顶 花	858	651	207	3.14:1.00
长 茎	短 茎	1064	787	277	2.84:1.00
总 数		19959	14949	5010	2.98:1.00

（二）遗传因子假说的证实

1. **测交（回交）实验** 隐性纯合亲本所产生的配子，只带隐性基因，不会掩盖 F_1 配子中基因的作用，能使 F_1 中被掩盖的基因完全表现出来。下例中，F_1 与隐性纯合亲本测交，若 F_1 中含有的一对基因是 Rr，且产生配子时 Rr 确实分离，那么它将产生含有 R 和 r 的两种配子，而测交的隐性亲本所含的一对因子若为 rr，就只能产生一种带有 r 的配子，因此它们受精结合后必将产生 Rr 和 rr 两种合子，发育成数目相等的显性杂合体（Rr）和隐性纯合体（rr）两种后代，比例为 1:1（图 11－2），实验结果与理论分析完全相符。

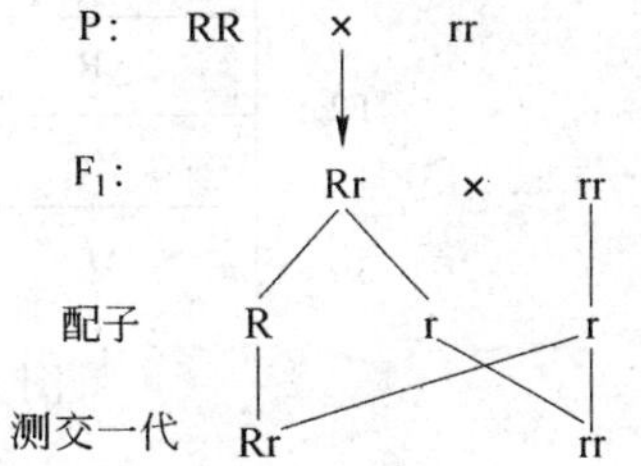

图 11－2 孟德尔分离定律的测交验证

2. **自交实验** 以 F_2 自交产生 F_3，他设想：若遗传因子分离，那么自交后 F_2 中的 1 份纯合隐性个体只能产生纯合隐性个体，而 3 份显性个体应有 1/3 自交后只产生显性个体不发生性状分离；应有 2/3 自交后发生性状分离，出现显性、隐性两种个体，比例为 3:1，出现性状分离的是性状不分离的两倍，实验结果也与孟德尔的预期想法一致。

综合上述实验结果，孟德尔提出：生物在形成生殖细胞时，成对的等位基因彼此分离，分别进入到不同的生殖细胞，每个生殖细胞只能得到成对基因中的一个，这一基因的行动规律就称为分离规律（law of segregation），也称为孟德尔第一定律。它的细胞学基础就是减数分裂过程中同源染色体的彼此分离。

孟德尔所称的遗传因子现在通称为“基因”，是 1909 年由丹麦的遗传学家约翰逊提出的。

二、自由组合定律

（一）两对性状亲本杂交实验

孟德尔在应用一对相对性状进行实验的基础上，又针对两对相对性状进行了杂交实验。他用圆形黄色种子和皱形绿色种子的纯种豌豆做亲本进行杂交，F_1种子全为黄色圆形，说明圆形和黄色是显性性状，F_1自交，F_2出现 4 种不同的表型，比例接近 9:3:3:1。除亲本类型圆形黄色和皱形绿色外，还出现了皱形黄色与圆形绿色，原有的性状组合叫亲组合（parental combination），原来没有的性状组合叫重组合（recombination）（图 11－3）。

黄圆 9：绿圆 3：黄皱 3：绿皱 1

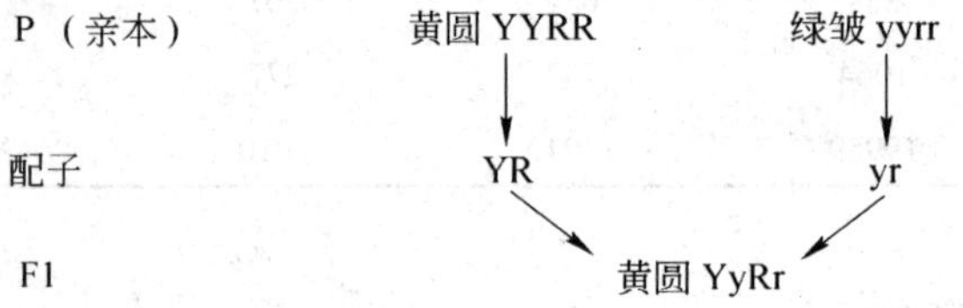

F1

精子＼卵子	YR	yR	Yr	yr
YR	YYRR	YyRR	YYRr	YyRr
yR	YyRr	yyRR	YyRr	yyRr
Yr	YYRr	YyRr	YYrr	Yyrr
yr	yyRr	yyRr	Yyrr	yyrr

F2

图 11－3　豌豆两对相对性状杂交图解

（二）测交实验

孟德尔用F_1黄色圆滑种皮的豌豆（YyRr）与绿色皱缩种皮的双隐性亲本（yyrr）测交，并预测：YyRr 型豌豆应可产生数目相等的四种配子，即：YR、Yr、yR 和 yr 型；它们分别与双隐性个体产生的 yr 型配子随机受精后，子代的基因型和表现型均应为四种，即：YyRr（黄色圆滑）、Yyrr（黄色皱缩）、yyRr（绿色圆滑）、yyrr（绿色皱缩），比例应为 1:1:1:1（表 11－2），实验结果与预期完全一致。

表 11－2 自由组合定律的测交验证

F_1代所产生配子的基因型			YR Yr yR yr （YyRr 型豌豆）	yr（双隐性个体）
测交后代	预期结果	基因型 表 型 比 率		YyRr Yyrr yyRr yyrr 黄圆 黄皱 绿圆 绿皱 1 ∶ 1 ∶ 1 ∶ 1
	实际结果	测交 1 实得数		31 27 26 26
		测交 2 实得数		24 22 25 26
		总 数		55 49 51 52
		相对比例		1 ∶ 1 ∶ 1 ∶ 1

（三）自交实验

从理论上预测：全部的 F_2 组合可以分成三类：全部纯合类——自交后不再发生分离，如 YYRR、yyRR、YYrr、yyrr；一对等位基因纯合而另一对杂合：自交后一对性状稳定，另一对以 3∶1 分离，如 YyRR、Yyrr、YYRr、yyRr；两对基因都是杂合的：自交后的 F_3 将按 9∶3∶3∶1分离，如 YyRr。实验结果与推断完全相符。

孟德尔总结实验结果，又提出：生物形成生殖细胞时，在每对等位基因彼此分离的同时，不同对的非等位基因之间可分可合，独立行动，随机组合在一个生殖细胞中。这就是自由组合定律（law of independent assortment），也称为孟德尔第二定律。它的细胞学基础是减数分裂过程中非同源染色体之间的自由组合。

生物变异的原因很多，自由组合定律为我们解释生物的多样性提供了理论基础。假如一个生物有 20 种性状，每种性状由一对基因控制，它的基因型的数目就有 $3^{20}=34$ 亿种，表型的数目为 2^{20}，超过 100 万，而实际上生物的性状远远超过 20 种，这反映了遗传基础的无限多样性。

三对或三对以上的非等位基因，也遵循自由组合定律。以三对基因为例（表 11－3）。

表 11－3 亲代基因对数与子代基因型和表型的关系

亲 代 基因相对数	子一代 配子数	子一代 配子组合数	子二代 配子数	子二代 表型数	分离比
1	2	4	3	2	$(3+1)^1$
2	4	16	9	4	$(3+1)^2$
3	8	64	27	8	$(3+1)^3$
4	16	256	81	16	$(3+1)^4$
⋮	⋮	⋮	⋮	⋮	⋮
n	2^n	4^n	3^n	2^n	$(3+1)^n$

三、连锁与互换律

当孟德尔的杂交实验广泛引起人们关注后，在1905年，美国学者摩尔根用果蝇为材料进行遗传实验，发现了生物的另一类遗传现象，确定了连锁与互换规律，补充和发展了孟德尔的遗传规律。

果蝇体型小，饲养容易；生活史短，生殖能力强，在适宜的培养基上繁殖很快；所以代代间观察很方便，现在仍是遗传实验的常用材料。杂交实验表明，灰身对黑身为显性，长翅对残翅为显性。

摩尔根在实验中选择灰身长翅（BBVV）和黑身残翅（bbvv）的果蝇为亲代，杂交后形成的F_1果蝇全部是灰身长翅（BbVv）；之后，他用F_1雌果蝇与黑身残翅（bbvv）的雄果蝇进行测交，按自由组合定律预测，F_2中应出现灰身长翅（BbVv）、灰身残翅（Bbvv）、黑身长翅（bbVv）和黑身残翅（bbvv）四种类型，而且其比例应为1:1:1:1，然而实验的结果却是F_2中所出现的上述四种类型，比例分别为灰身长翅（BbVv）和黑身残翅（bbvv）各占41.5%、灰身残翅（Bbvv）和黑身长翅（bbVv）各占8.5%，其中前2种是亲代中出现过的性状组合——亲组合型，共占83%；后2种是亲代中未曾出现的新的性状——重组合型，共占17%。这样亲组合型远远多于重组合型的现象称为不完全连锁（图11-4）。

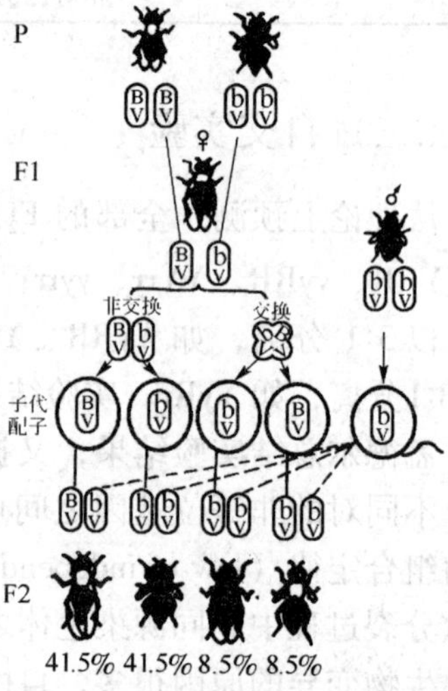

图11-4 雌果蝇的不完全连锁遗传

如果在实验中用F_1雄果蝇与黑身残翅的雌果蝇进行测交，其结果是F_2只有2种类型：灰身长翅（BbVv）和黑身残翅（bbvv），而且二者的数目之比为1:1。这种不同对的基因之间完全联合在一起传递给后代的现象称为完全连锁（图11-5）。

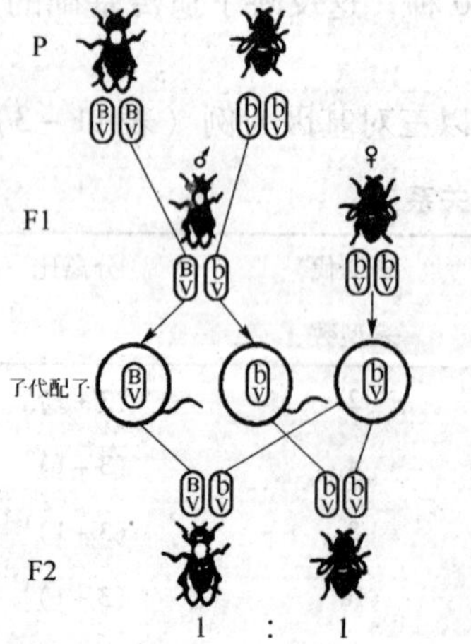

图11-5 雌果蝇的完全连锁遗传

综合上述实验结果，摩尔根总结：染色体可以自由组合，基因在染色体内呈直线排列，不能自由组合，这些不同的基因将伴随染色体共同传递——连锁（linkage）。如果连锁的基因在减数分裂时没有发生互换，都随染色体作为一个整体向后代传递，这种连锁称为完全连锁（complete linkage）；如果同源染色体上的等位基因之间发生交换，使原来连锁的基因发生变化，构成新的连锁关系，这一现象称为互换（crossing over）。如果同一条染色体上连锁的基因大部分联合传递，仅有一小部分由于等位基因之间发生互换而重组，这种现象称为不完全连锁（incomplete linkage）。它的细胞学基础是减数分裂过程中，同源染色体的联会、非姐妹染色单体之间的片段交换。在生物界，完全连锁的情况很少见，只发现雄果蝇和雄家蚕有此情况，其他生物中普遍存在的是不完全连锁。

第二节　单基因疾病的遗传方式

单基因遗传病（single gene disease，monogenic disease）：一对等位基因突变所导致的疾病。根据致病基因所在染色体不同（常染色体或性染色体）及其性质不同（显性与隐性），可分为常染色体显性遗传、常染色体隐性遗传、X－连锁显性遗传、X－连锁隐性遗传以及Y连锁遗传等不同的遗传方式。

一、系谱与系谱分析法

研究人类性状或疾病的遗传规律，最常见的方法是系谱分析法。

所谓系谱（或系谱图）是从先证者入手，追溯调查其所有家族成员（直系亲属和旁系亲属）的数目、亲属关系及某种遗传病（或性状）的分布等资料，并按一定格式将这些资料绘制而成的图解（常用的系谱绘制符号见图11－6）。先证者（proband）是某个家族中第

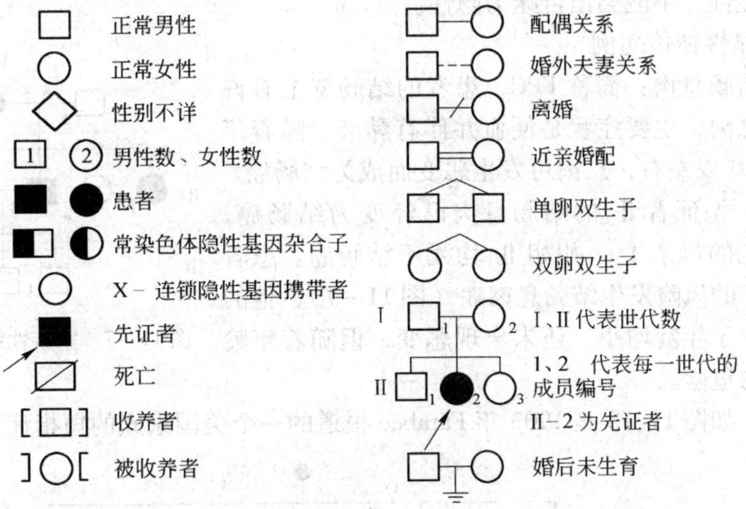

图11－6　遗传常用系谱符号

一个被医生或遗传研究者发现的罹患某种遗传病的患者或具有某种性状的成员。系谱中不仅要包括具有某种性状或患有某种疾病的个体，也应包括家族的正常成员，这样才可以确定所发现的某一特定性状或疾病在这个家族中是否有遗传因素的作用及其可能的遗传方式，从而为其他具有相同遗传病的家系或患者的诊治提供依据。系谱分析法（pedigree analysis）是根据系谱图分析家族遗传病传递方式的方法。但要强调的是，在对某一种遗传性状或遗传病作系谱分析时，通常需要将多个具有相同遗传性状或遗传病的家族的系谱作综合分析（统计

学分析），才能比较准确而可靠地作出判断。另外在调查过程中，全部工作除要求信息准确外，还要注意患者的年龄、病情、死亡原因和是否有近亲婚配等。

二、常染色体遗传

控制某种性状或疾病的基因位于1～22号常染色体上的遗传方式。分为常染色体显性遗传、常染色体隐性遗传。

（一）常染色体显性遗传（autosomal dominant inheritance，AD）

控制某种性状或疾病的基因位于1～22号常染色体上，其性质是显性基因，特点是显性基因A无论是纯合状态（AA）还是杂合状态（Aa）都能表现出其所代表的遗传性状或疾病，此致病基因所导致的疾病称为常染色体完全显性遗传病。

1. 完全显性遗传（complete dominant）

（1）完全显性遗传的概念　杂合个体与纯合个体，即AA和Aa的表型完全一样。这种遗传方式称为常染色体完全显性遗传。

（2）完全显性遗传性状　①在决定人耳形态的三个主要性状中，长耳壳对短耳壳为显性；宽耳壳对狭耳壳为显性；有耳垂对无耳垂为显性；②人类对苯硫脲（PTC）尝味能力，能尝出苦味为显性，不能尝出苦味为隐性。

（3）完全显性遗传病例

①家族性结肠息肉：简称FPC，患者的结肠壁上有许多大小不等的息肉，主要症状是便血并伴有黏液。随着年龄的增长，在20岁左右，息肉可发生恶变而成为结肠癌。

在系谱中，先证者Ⅱ$_3$的结肠息肉已经变为结肠癌，手术后复发。他的母亲Ⅰ$_2$、姐姐Ⅱ$_1$均死于结肠癌。患者的子女将有1/2的风险发生结肠息肉症（图11－7），他的三个子女可能由于年龄均小，还未出现恶变，但随着年龄的增长有发病的危险。

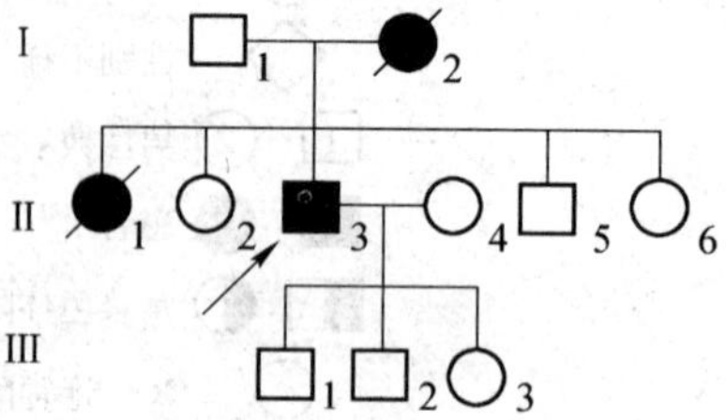

图11－7　家族性结肠息肉症系谱

②短指症：如图11－8是1903年Farabee报道的一个美国家族的短指症系谱。

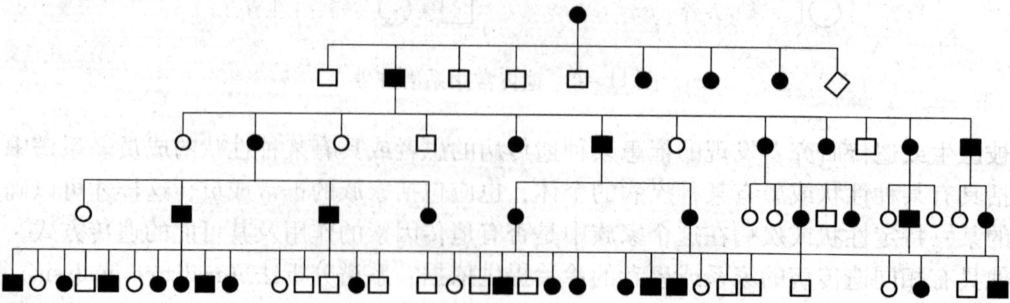
图11－8　短指症系谱

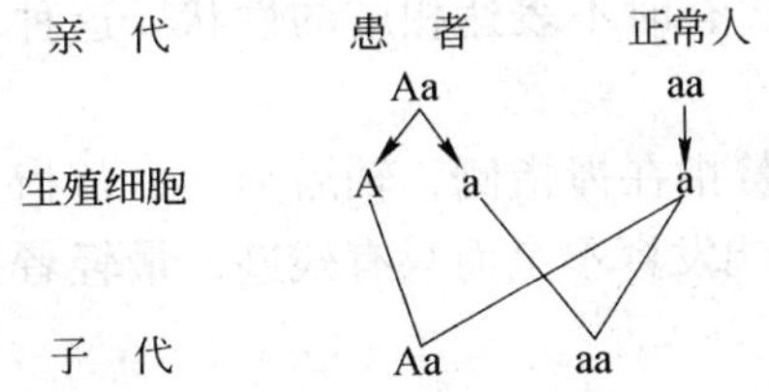

图 11－9 AD 患者与正常人婚配图解

（4）完全显性遗传病再发风险估计 大多常染色体显性遗传病患者都是以杂合子（Aa）出现，很难有显性纯合子（AA）出现。一般情况下，患者（Aa）与正常人（aa）婚配，生育子女时，生下正常后代与患病后代的几率为 1:1，即有 1/2 正常人、1/2 患者。如：齿质形成不全症患者的牙齿有明显的缺陷，牙齿上出现灰色或蓝色的乳光，并且容易被磨损（图 11－9）。

（5）常染色体显性遗传的系谱特征 ①病人的双亲中，必有一方患有相同遗传病。②病人的同胞中，1/2 正常，1/2 患遗传病。③在系谱中，一般情况下，遗传病在每代中都有发生，即连续传递。④双亲无病时，子女一般无病（除非发生新的基因突变）。

2. 不完全显性遗传

（1）不完全显性遗传（incomplete dominant inheritance）的概念 杂合子（Aa）的表型介于纯合显性（AA）与纯合隐性（aa）之间，也称为半显性（semi－dominance）或中间型遗传（intermediate inheritance）。如是疾病则纯合显性患者病情严重，杂合子患者病情较轻。

（2）不完全显性遗传病例

①软骨发育不全症：出生时即体态异常、四肢短粗、躯干相对长、垂手不过髋关节、手指短粗、各指平齐、前额突出、马鞍形鼻梁、下颏明显前凸、臀部后突、下肢向内弯曲。主要原因是长骨骺端软骨细胞的形成及骨化有障碍而影响了骨的增长，患者几乎都为杂合子（Aa），纯合子（AA）因病情严重多死于胎儿或新生儿期。

②地中海贫血：原发于地中海区域，我国也有，原因是造血系统的血红蛋白 HbA 的形成受影响，化学成分发生改变，临床上有重型和轻型患者。β 型地中海贫血的致病基因是 Th，重型患者基因型为 $\beta^{Th}\beta^{Th}$，轻型患者基因型为 $\beta^{Th}\beta^{th}$，正常人为 $\beta^{th}\beta^{th}$。

$$P: \quad \beta^{Th}\beta^{th} \times \beta^{Th}\beta^{th}$$

$$\downarrow$$

$$F_1: \quad \beta^{Th}\beta^{Th} \qquad 2\beta^{Th}\beta^{th} \qquad \beta^{th}\beta^{th}$$

重症 1: 轻型患者 2: 正常人 1

③家族性高胆固醇血症：是以血浆中低密度脂蛋白（low density lipoprotein，LDL）清除缺陷和早发冠心病为特征，属一种原发性的血脂代谢异常疾病。临床特征为肌腱黄瘤、高胆固醇血症和早期主要发生在冠状动脉的粥样硬化。纯合子患者通常在 30 岁以前死于心肌梗死或猝死，杂合子患者一般 40～60 岁发生冠心病。女性杂合子患者绝经前，由于有雌性激素的保护作用，冠心病的发生率和死亡率都较男性杂合子低。

（3）不完全显性遗传病再发风险估计 如软骨发育不全症，患者几乎都为杂合子（Aa），纯合子（AA）因病情严重多死于胎儿或新生儿期。若两个杂合子（Aa）患者婚配，其后代有 1/4 的可能是正常人（aa）、2/4 的可能是杂合患者（Aa）、1/4 的可能是纯合患者（AA）（图 11－10）。

3. 不规则显性遗传

（1）不规则显性遗传（irregular dominance inheritance）的概念 是杂合子（Aa）由于

受遗传背景或环境因素的影响，有时表达性状（或疾病），有时不表达相应的性状。这种不规则传递方式，称不规则显性遗传。

（2）不规则显性遗传病例　多指（趾）：轴前型——赘指在拇指侧，轴后型——赘指在小指侧。赘生指可能有完整的指骨、关节、肌肉等，也可能发育不全而只有残迹，最轻者只有赘生的皮肤蒂（图11－11）。

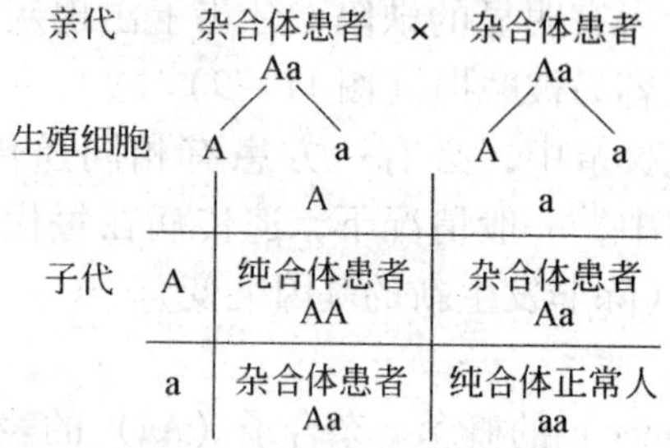

图11－10　软骨发育不全症婚配图解

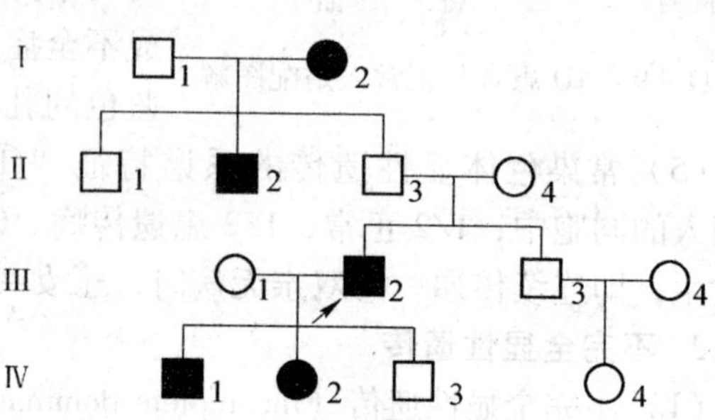

图11－11　多指（趾）症系谱

系谱分析：先证者Ⅲ$_2$的子女Ⅳ$_1$和Ⅳ$_2$也多指，其父母Ⅱ$_3$和Ⅱ$_4$均不多指，但其伯父Ⅱ$_2$多指，这样分析可以肯定先证者Ⅲ$_2$的基因型应是杂合子，又因其子女中的Ⅳ$_3$型是正常的，所以致病基因不是突变而来，从他的伯父Ⅱ$_2$得以旁证，因而Ⅲ$_2$的致病基因应从其父亲Ⅱ$_3$传来，且Ⅱ$_3$也应是杂合子，只不过存在不完全外显，而表现正常的不多指。

（3）不规则显性遗传的原因　①可能是那些本身没有表型效应的修饰基因（基因组中除了主基因A和a以外的其他基因）影响主基因所致。②环境因素也可造成表现度不一致和不完全外显。

4. 共显性遗传

（1）共显性遗传（codominance）的概念　一对等位基因的作用在杂合子时同时发挥作用，所代表的性状同时表达出来，不存在显性与隐性的关系。

（2）共显性遗传的实例

①人类中的ABO血型系统　人类的红细胞表面有两种抗原，血清中有α和β两种天然抗体，按抗原和抗体的情况血型可分为A型：I^AI^A、I^Ai；B型：I^BI^B、I^Bi；O型：ii，AB型：I^AI^B，决定于9号染色体上的I^A、I^B、i构成的一组复等位基因，I^A、I^B对i是显性，但每个人只能具有其中任何两个基因（表11－4）。AB型是典型的共显性遗传。

表11－4　ABO血型的特点

血　型	基因型	红细胞抗原	血清中的天然抗体
A	I^AI^A，I^Ai	A	β
B	I^BI^B，I^Bi	B	α
AB	I^AI^B	A，B	—
O	ii	—	α，β

复等位基因：一个基因座位上不只有两个基因，而是三个以上或三个的基因成员组成。

②人类中的MN血型系统　M血型的人红细胞表面有M抗原，决定于4号染色体上的基因M，N血型的人红细胞表面有N抗原，决定于基因N，M和N是一对等位基因，M血型的人基因型：MM，N血型的人基因型：NN，这样的两个人结婚后便生下MN血型的孩子，为共显性。

P：　MM（L^ML^M）×NN（L^NL^N）
　　（M型）　↓　（N型）
F_1：　MN（L^ML^N）
　　（MN型）

5. **延迟显性**

（1）延迟显性（delayed dominance）的概念　指某些带有显性致病基因的杂合体，在生命早期不表达相应症状，当发育到一定年龄后，致病基因的作用才表达出来。

（2）延迟显性的实例

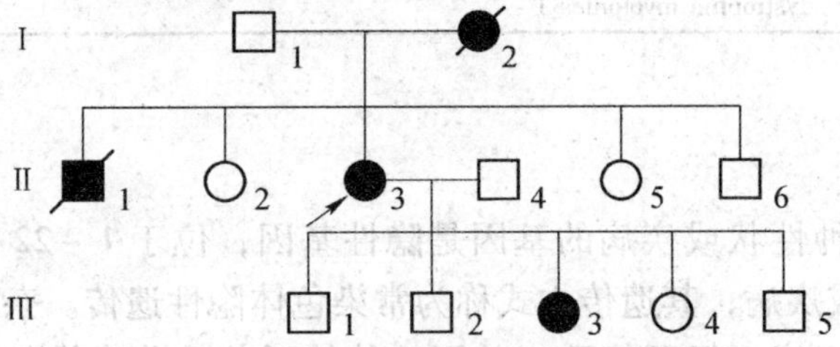

图11-12　家族性多发性结肠息肉症系谱

家族性多发性结肠息肉症临床症状：患者的结肠壁上有许多大小不等的息肉，便血时伴有黏液，随着年龄的增长，35岁左右结肠息肉可发生恶变成为结肠癌（图11-12）。

系谱分析：$Ⅰ_2$、$Ⅱ_1$、$Ⅱ_3$、$Ⅲ_3$的息肉已恶变成了结肠癌，说明他们的基因型均为（Aa），$Ⅱ_3$是先证者，其母亲$Ⅰ_2$和哥哥$Ⅱ_1$已死于该病，而$Ⅲ_1$、$Ⅲ_2$、$Ⅲ_4$、$Ⅲ_5$都有1/2的发病风险，可建议他们到医院做Ba灌肠检查，如有息肉则表明基因型为（Aa），应及早做手术防止恶变；如无息肉，表明基因型为（aa），是正常人，无须担心。

6. **早现遗传**（anticipation）　一些遗传病在连续世代传递过程中，发病年龄一代比一代提早，且病情加重，这种现象称为早现遗传。

如强直性肌营养不良（myotonic dystrophy，MD），肌营养不良而无力，从面部开始逐渐遍及全身，并常伴有轻度智力低下。

7. **从性遗传**（sex-conditioned inheritance）　一些常染色体显性遗传，杂合子（Aa）的表达受性别影响，在某一性别表达出相应表型，而另一性别不表达出相应表型；或者某一性别发病率高于另一性别。

如秃顶，人群中男性秃顶明显多于女性，因为杂合子男性表现秃顶，杂合子女性则不表现秃顶，但可以传递给后代。

8. **其他一些常见且主要的常染色体显性遗传病**　见表11-5。

表 11-5　一些常染色体显性遗传病

疾病中文名称	疾病英文名称
家族性高胆固醇血症	familial hypercholesterolemia
遗传性出血性毛细血管扩张	hereditary - hemorrhagic telangiectasia
遗传性球形红细胞症	elliptocytosis
急性间歇性卟淋症	porphyria, acute intermittent
迟发性成骨发育不全症	osteogenesisimperfecta, type Ⅰ
成年多囊肾病	polycystic kidney disease, adult
α-珠蛋白生成障碍性贫血	alpha - thalassemias
短指（趾）症 A1 型	brachydactyly, type A1
特发性肥大性主动脉瓣下狭窄	supravalvular aortic stenosis
遗传性巨血小板病，肾炎和耳聋	Fechtner syndrome
神经纤维瘤	neurofibromatosis, type Ⅰ
结节性脑硬化	tuberous sclerosis
多发性家族性结肠息肉症	adenomatous polyposis of the colon
肌强直性营养不良	dystrophia myotonica 1

（二）常染色体隐性遗传

1. **常染色体隐性遗传的概念**　控制某种性状或疾病的基因是隐性基因，位于 1～22 号常染色体上，纯合子时表现出相应的性状或疾病，其遗传方式称为常染色体隐性遗传。杂合子的表型与正常人相同，不表现出相应的疾病，但可将致病基因遗传给后代，称为携带者（carrier）。

2. **常染色体隐性遗传的病例**　白化病、苯丙酮尿症、尿黑酸尿症、镰形细胞贫血、先天性聋哑、高度近视、糖原累积病（Ⅰ型）、先天性肌迟缓等。

（1）先天性代谢缺陷　由于基因的改变，转录、翻译表达出活性降低或缺失的酶，导致代谢过程的中断或混乱而造成的疾病，也可称为遗传性代谢病。

①苯丙酮尿症（Pku）：某种纯合基因 pp 存在，导致苯丙氨酸不能形成酪氨酸而形成苯丙酮酸及其代谢产物，并聚积在血液和脑脊液中，部分经尿排出。患者的代谢混乱，脑发育障碍而成为白痴，另外由于酪氨酸缺少，黑色素形成减少，皮肤、毛发色淡。

②白化病：某种纯合基因 aa 存在，导致不能形成黑色素。患者全身毛发呈白色；皮肤、虹膜呈粉红色或淡红色，非常畏光，紫外线照射下皮肤易发生癌变（图 11-13）。

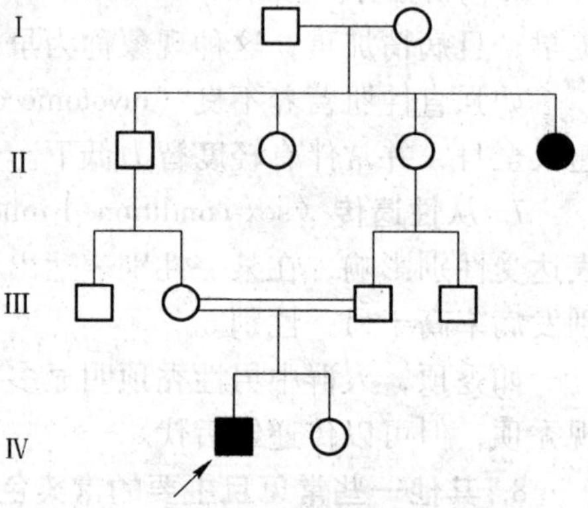

图 11-13　白化病家族系谱

③尿黑酸尿症　某种纯合基因的存在，以致尿黑酸不能分解而聚积在血液中，经尿排出体外被氧化呈

黑色，尿黑酸多聚物沉积于软骨和关节中，形成变性关节炎。

（2）分子病　由于分子结构异常所造成的疾病。如镰状细胞贫血：由于纯合隐性基因编码的氨基酸有误所致，患者的静脉里由于氧分压低下，使血红蛋白形成结晶而导致红细胞呈镰刀状，从而使血液黏着性增高，形成红细胞堆积，阻塞各器官，进而出现脾大、腹痛、四肢疼痛、血尿及肾衰竭、心力衰竭、脑血管意外等。

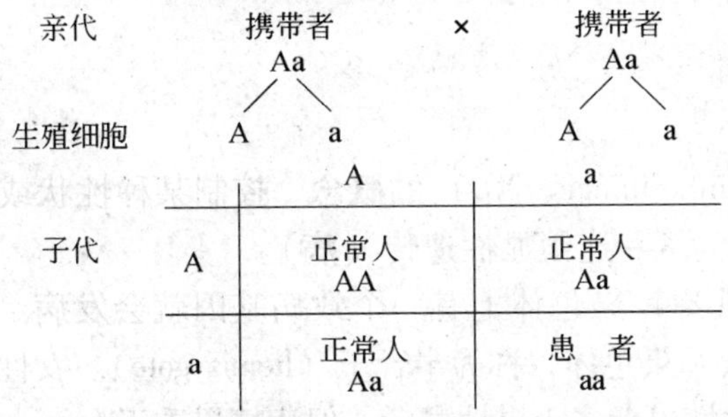

图 11－14　致病基因（a）的两个携带者婚配图解

3. 常染色体隐性遗传病再发风险估计　常染色体隐性遗传病中，只有在致病基因纯合状态（aa）时才发病。而隐性致病基因发生的频率低，一般为 0.001～0.01，所以达到纯合状态（aa）而发生的患者极少，仅为 1/100，000～1/10，000。一般情况下，病人（aa）的双亲表型正常，但都是致病基因（a）的携带者，因此他们每次生育孩子，都将有 1/4 几率生下患病的子女，3/4 几率生下表型正常的子女，其中 2/3 是致病基因携带者（图 11－14）。

4. 常染色体隐性遗传病系谱的特点

（1）患者双亲都无病，肯定是致病基因的携带者。

（2）患者同胞中约有 1/4 为患病个体，男女机会均等。

（3）患者的子女一般无患儿，看不到连续的传递，往往是散发的。

（4）近亲婚配时，子女中患病风险比非近亲婚配者高。

5. 其他一些常见且主要的常染色体隐性遗传病　见表 11－6。

表 11－6　一些常染色体隐性遗传病

疾病中文名称	疾病英文名称
镰状细胞贫血	sickle cell anemia
婴儿黑蒙性白痴	Tay－Sachs disease
β－地中海贫血	beta－thalassemias
同型胱氨酸尿症	homocystinuria
苯丙酮尿症	phenylketonuria
丙酮酸激酶缺乏症	pyruvate kinase deficiency of erythrocyte
尿黑酸尿症	alkaptonuria
半乳糖血症	galactosemia
肝豆状核变性	Wilson disease
黏多糖累积症Ⅰ型	mucopolysaccharidosis type Ⅰ
先天性肾上腺皮质增生	adrenal hyperplasia，congenital
血浆活酶前体缺乏症	PTA deficiency
囊性纤维变性	cystic fibrosis
血色素沉着症	hemochromatosis

三、性连锁遗传

人类有些性状或疾病在男女个体中出现的几率不同，是因为控制这些性状或疾病的基因位于X染色体上，在上下代之间的传递随着X染色体的行动而进行，而且男性的致病基因只能从母亲传来，将来传给自己的女儿，称为交叉遗传。可分为X－连锁显性遗传和X－连锁隐性遗传。

（一）X－连锁显性遗传

1. **X－连锁显性遗传（X－linked dominant inheritance，XD）的概念** 控制某种性状或疾病的显性基因位于X染色体上，其遗传方式称为X－连锁显性遗传（病）。

由于致病基因是显性，所以不论男、女，只要X染色体上有一个致病基因就会发病。女性细胞中有2条X染色体，男性细胞中只有1条X染色体，称为半合子（hemizygote）。女性获得致病基因的机会比男性多1倍，所以人群中女性患者多于男性患者，但病情男重于女。

2. **X－连锁显性遗传病例** 抗维生素D佝偻病（vitamin D－resistant rickets）又称低磷酸盐血症（hypophosphatemia），是一种以低磷酸盐血症导致骨发育障碍为特征的遗传性骨病（如图11－15）。患者由于肾小管对磷酸盐再吸收障碍，使血磷下降，尿磷增多，肠道对磷、钙的吸收不良而影响骨质钙化，形成佝偻病。患儿多于1周岁左右发病，最先出现的症状为O型腿，严重的有进行性骨骼发育畸形、多发性骨折、骨痛、不能行走、生长发育缓慢等症状。从临床观察，女性患者的病情较男性患者轻，少数只有低磷酸盐血症，而无佝偻病的骨骼变化，这可能是因为女性患者多为杂合子，其中正常X染色体的基因发挥了一定的平衡作用。

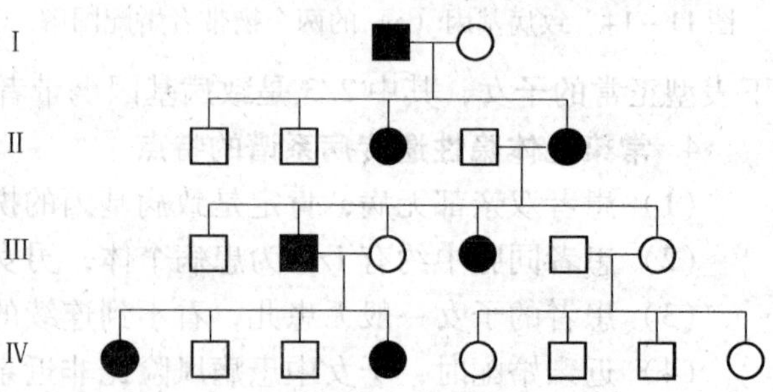

图11－15 抗维生素D佝偻病系谱

3. **X－连锁显性遗传病复发风险估计** 如果用D表示致病基因，则d表示相应的正常等位基因，若本病男性患者与正常女性婚配时，女儿都患病，儿子都正常（图11－16）；若女性杂合子患者与正常男性婚配，则儿子、女儿各有1/2的发病风险（图11－17）。

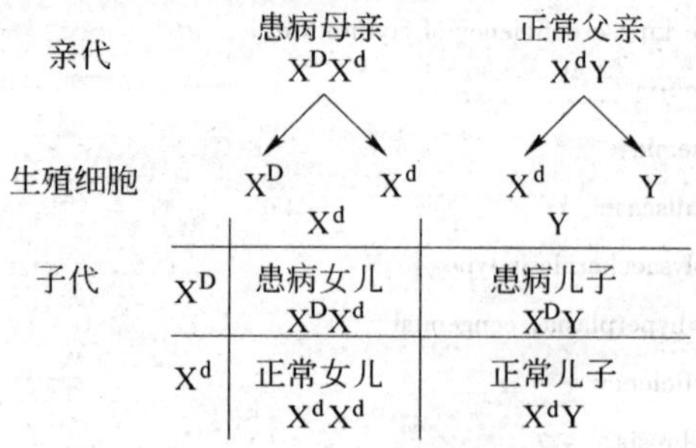

图11－16 抗维生素D性佝偻病（母亲患病）

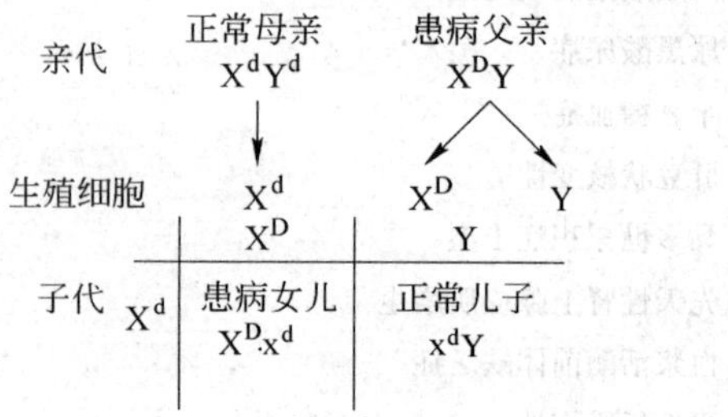

图11－17 抗维生素D性佝偻病（父亲患病）

4. X－连锁显性遗传的特点

（1）人群中女性患者多于男性患者，前者病情较轻。

（2）患者的双亲之一为患者。

（3）男性患者的女儿均为患者，儿子均正常。

（4）女性患者的后代中，女儿和儿子各有50%的发病风险。

（5）系谱中常可看到连续传递的现象。

5. 其他一些常见且主要的X－连锁显性遗传病 见表11－7。

表11－7 一些X－连锁显性遗传病

疾病中文名称	疾病英文名称
口面指综合征Ⅰ型	orofaciodigital syndrome Ⅰ
高氨血症Ⅰ型（鸟氨酸氨甲酰基转移酶缺乏）	Ornithine transcarbamylase deficiency Ⅰ
色素失调症	incontinentia pigmenti

（二）X－连锁隐性遗传

1. X－连锁隐性遗传（X－recessive inheritance，XR）的概念 控制某种性状或疾病的隐性基因位于X染色体上，其遗传方式称为X－连锁隐性遗传（病）。女性细胞中有2条X染色体，在纯合隐性（X^aX^a）状态时才患病，在只有1个致病基因的情况下，只能是携带着（X^AX^a）。因此，人群中男性患者多于女性患者。

2. X－连锁隐性遗传的病例

（1）人类的红绿色盲 患者不能正确区分红色和绿色。

（2）血友病A（hemophilia A） 又称经典型血友病或第Ⅷ因子缺乏症。患者血浆中缺少抗血友病球蛋白（AHG）或称第Ⅷ因子，而不能使凝血酶原变成凝血酶，导致凝血功能发生障碍。患者的皮肤、肌肉内反复出血，形成瘀斑；下肢各关节的关节腔内出血，可使关节呈强直状态，常累及膝关节，导致跛行，不经治疗者往往造成关节永久性畸形；颅内出血可导致死亡，但大量出血罕见。

历史上有一个著名的X－连锁隐性遗传病家系，其第一代血友病基因携带者为英国的维多利亚女王，涉及欧洲多个国家的王室成员（图11－18）。

3. X－连锁隐性遗传病再发风险估计 如人类的红绿色盲，患者不能正确区分红色和绿色。

（1）女性色盲基因携带者与正常男性婚配 后代中儿子将有1/2的几率发病，且致病基因来源于母亲，女儿都不发病，但其中1/2为携带者（图11－19）。

（2）男性红绿色盲患者与正常女性婚配 后代中儿子都正常，女儿都是携带者，且致病基因源于父亲（图11－20）。

（3）女性色盲基因携带者与男性患者婚配 后代中女儿将有1/2的几率发病，1/2的几率为携带者；儿子将有1/2的几率发病，1/2的几率正常（图11－21）。

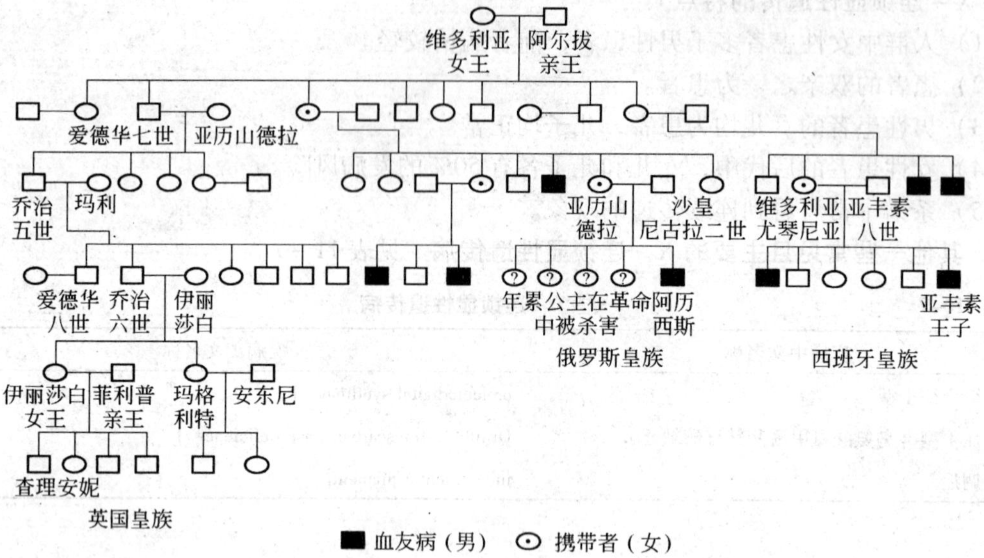

图 11－18　英国的维多利亚女王家族的血友病 A 系谱

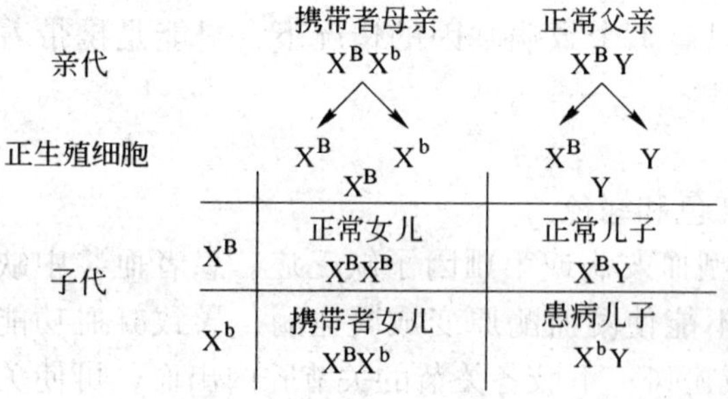

图 11－19　X－连锁隐性遗传病婚配图解 1

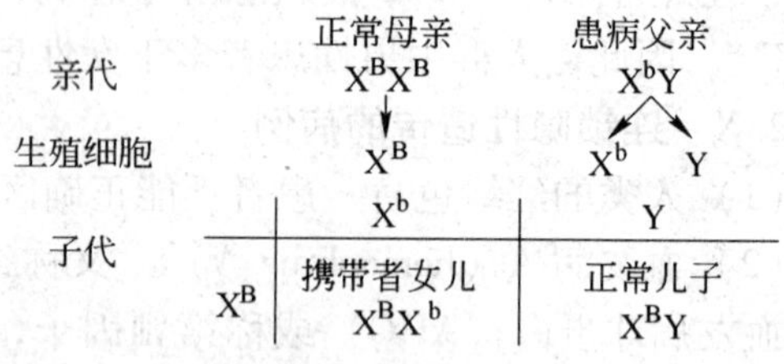

图 11－20　X－连锁隐性遗传病婚配图解 2

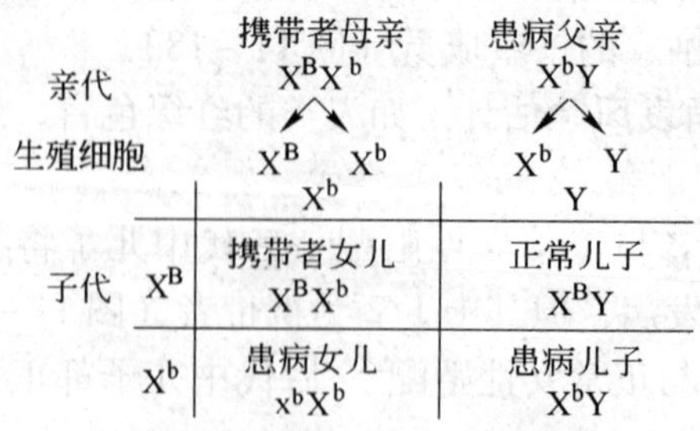

图 11－21　X－连锁隐性遗传病婚配图解 3

4. X－连锁隐性遗传的特点

（1）人群中男性患者远多于女性患者。

（2）双亲无病时，儿子可能患病，女儿则不会发病。

（3）男性患者的兄弟、外祖父、外甥、舅父、姨表兄弟、外孙等可能是患者，其他亲属则不可能是患者。

（4）如果女性是患者，其父亲一定是患者，母亲一定是携带者。

5. 其他一些常见且主要的 X－连锁隐性遗传病　见表 11－8。

表 11－8　　一些 X－连锁隐性遗传病

疾病中文名称	疾病英文名称
色盲	colorblindness
睾丸女性化	androgen insensitivity syndrome
鱼鳞癣	ichthyosis
眼白化病	albinism, ocular, type Ⅰ
无丙种球蛋白血症	immunodeficiency with hyper－IgM, type Ⅰ
肾性尿崩症	diabetes insipidus, nephrogenic, X－linked
慢性肉芽肿病	granulomatous disease
血友病 B	hemophilia B
无汗性外胚层发育不良症	ectodermal dysplasia 1

（三）Y 连锁遗传

控制某种性状或疾病的基因位于 Y 染色体，其传递方式称为 Y－连锁遗传（Y－linked inheritance）。目前已知的 Y 连锁遗传的性状或遗传病比较少，较肯定的有 H－Y 抗原基因、外耳道多毛基因和睾丸决定因子基因等。如图 11－22 为一个外耳道多毛症系谱，该系谱中的全部男性均到了青春期，外耳道中可长出 2～3cm 的成丛黑色硬毛，常可伸出于耳孔之外。

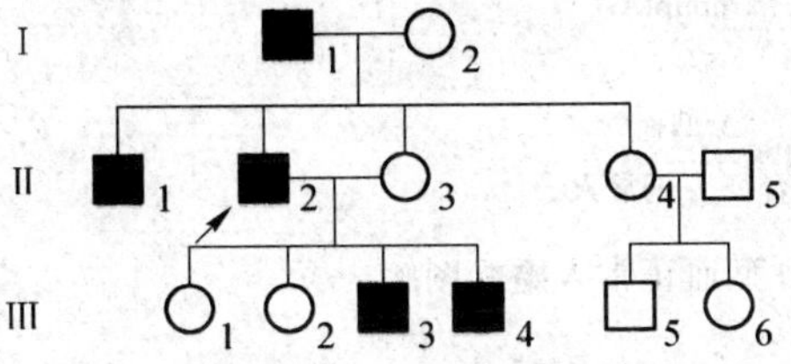

图 11－22　外耳道多毛症系谱

Y 连锁遗传的传递规律比较简单，具有 Y 连锁基因者均为男性，这些基因将随 Y 染色体行动而传递，父传子、子传孙，又称全男性遗传。

第三节　单基因疾病传递的两种规律

一、两种单基因病的自由组合

当控制两种疾病的基因位于不同对染色体上时，将遵循孟德尔的自由组合规律。

例如：并指（AD）与先天性聋哑（AR）在一个家庭中的同时出现，一位并指父亲与一位正常的母亲生下一个先天性聋哑的孩子，根据自由组合律，他们以后每次生育孩子时，情况如图 11－23（并指：致病基因 S；先天性聋哑：致病基因 d）。

父亲：SsDd × 母亲 ssDd

↓

♀ \ ♂	SD	Sd	sD	sd
sD	SsDD	SsDd	ssDD	ssDd
sd	SsDd	Ssdd	ssDd	ssdd

正常：3/8　1/2 ×3/4 =3/8　　并指：3/8　1/2 ×3/4 =3/8

并指、聋哑：1/8　1/2 ×1/4 =1/8　　聋哑：1/81/2 ×1/4 =1/8

图 11－23　并指父亲与正常母亲婚配图解

二、两种单基因病的连锁与互换

当控制两种疾病的基因位于同一对染色体上，将遵循摩尔根的连锁互换规律。

例如：ABO 血型的基因和指甲髌综合征（AD 患者指甲发育不良，且髌骨缺如）的致病基因（NP）都位于 9 号染色体上（9q34），且紧密相邻，其中，NP 基因和 IA 基因相连锁，NP 的正常等位基因 np 与 IB 基因或 i 基因连锁，但已知 NP 和 IA 之间的重组率为 10%。假设一位 A 型血指甲髌综合征患者与一位正常 O 型血正常人婚配，他们生育子女的情况将是：5% A 型血正常，5% O 型血患指甲髌综合征（图 11－24）。

NpnpIAi　×　npnpii

↓

NpnpIAi	npnpii	Npnpii	npnpIAi
45%	45%	5%	5%
A 型血	O 型血	O 型血	A 型血
指甲髌综合征	正常人	指甲髌综合征	正常人

图 11－24　A 型血指甲髌综合征患者与 O 型血正常人婚配图解

思考题

1. 父亲是红绿色盲患者，母亲表型正常，生下一个女儿是红绿色盲，一个男孩是甲型血友病，①他们所生的女孩中，色盲的概率是多少？正常的概率是多少？血友病的概率是多少？②他们所生的男孩中，色盲的概率是多少？血友病的概率是多少？正常的概率是多少？（用 X^b 表示色盲基因，X^h 表示血友病基因）
2. 医院里一夜间出生了 4 个孩子，血型分别为 A、B、O 和 AB 型。他们父母的血型分别为：O 和 O、AB 和 O、A 和 AB、B 和 B。请将 4 个孩子准确无误地分送给各自的父母。
3. 从遗传学角度解释以下情况：①双亲全正常，其后代出现先天性聋哑；②双亲全为先天性聋哑，后代全为先天性聋哑；③双亲全为先天性聋哑，后代不聋哑。
4. 比较 AD 和 AR 的遗传特点，各举两例代表疾病。

第十二章 多基因遗传与多基因病

按遗传性状形成的遗传基础，人体的性状可以分为单基因性状和多基因性状两大类。单基因性状（或单基因遗传病）的遗传基础是一对等位基因，这类性状的形成主要是一对基因作用的结果；而多基因性状（或多基因病）的遗传基础是多对基因，人类的许多性状、畸形或疾病的形成是由两对以上的基因所控制的。这种多基因性状的遗传基础所具有的特点是：每对基因的作用较小，称为微效基因（minor gene），但多对微效基因的作用可以累加起来，形成一个明显的表现型效应，称为累加效应（additive effect）；这些基因之间没有显性和隐性的区别，是共显性的；各对基因的传递遵循分离、自由组合、连锁与互换等遗传学的基本规律。这些就是瑞典遗传学家 Nilsson - Ehle 提出的著名遗传学理论——多基因学说（polygene theory）。

一种多基因性状、畸形或疾病的形成，除了受多对微效基因的作用或控制以外，还要有环境因素的作用，所以，这类性状的遗传称为多基因遗传（polygenic inheritance）或多因子遗传（multifactoral inheritance）。目前的研究认为，在多基因性状或多基因遗传病的遗传背景中，除了多对微效基因外，可能还存在着对性状的形成起主导作用的主基因（major gene）。

临床上，许多常见的疾病的发生有一定的遗传基础，常常表现出家族倾向，但其遗传方式一般不符合常染色体显性、常染色体隐性或性连锁遗传等单基因遗传的规律，同胞的发病率远低于1/2或1/4，仅有1% ~10%，这些疾病就是多基因遗传病，如糖尿病、哮喘、精神分裂症、原发性癫痫、原发性高血压、动脉粥样硬化、先天性心脏病以及唇裂与腭裂等。这些疾病中有的发病率较高，严重危害着人类的健康。因此，深入研究多基因病发生的遗传背景和传递规律，对这类疾病的诊断、治疗和预防工作具有重要的意义。

第一节 多基因遗传的特点

一、质量性状与数量性状

单基因性状或单基因遗传病的形成主要由基因组内的一对等位基因所控制。其最大特点在于性状的变异是相对的，变异之间的差异显著。不同变异在群体中的分布是不连续的，可以明确地分为2 ~3个群。显然，常染色体完全显性遗传和常染色体隐性遗传的性状可以分为两个群；不完全显性的性状可分为三个群，群与群之间存在质的差异，在遗传学上，这类遗传性状被称为质量性状（qualitative character）。例如，苯丙氨酸羟化酶（Phenylalanine Hydroxylase，PAH）是由肝脏产生的一种氨基酸代谢酶，能催化苯丙氨酸转变成酪氨酸。检测发现，正常人血液中的 PAH 活性为 100%，杂合子携带者 PAH 活性为正常人的 45% ~50%，苯丙酮尿症患者的 PAH 活性仅为正常人的 0 ~5%。所以，人群中的不同个体可以根据 PAH 的活性明确分为三个群，分别受控于 PP、Pp 和 pp 三种基因型。如果将 PAH 活性这一性状的变异作图，可以呈现出三个不连续的峰（图 12 -1）。

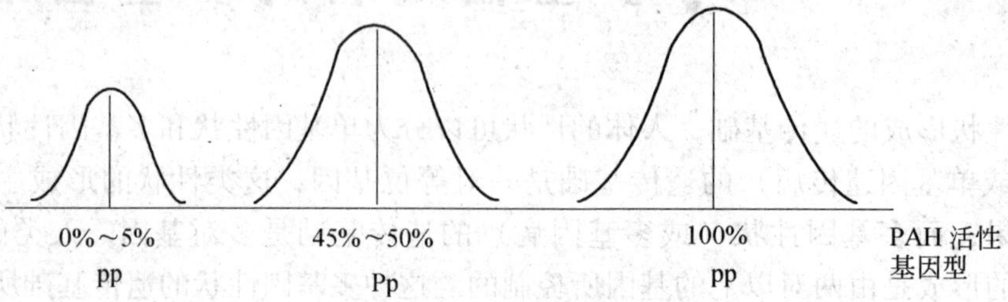

图 12 -1　质量性状变异的分布图

人体的多基因性状的特点则明显不同于质量性状。如人以身高为例，其变异的分布在一个群体中是连续的，不同变异个体之间的差异没有质的不同而只有数量的区别，这类性状称为数量性状（quantitative character）。如果将随机聚在一起的一大群人按身材的高矮不同排成队列，可以看到他们身材的高矮是逐渐过渡的，也就是说身高这一性状的变异是连续的。如果将这群人身高变异的分布绘成曲线，可以发现这个曲线呈正态分布（normal distribution）。其中，很高的个体（高于 190cm）或很矮的个体（低于 140cm）是很少的，大部分个体具有中等身高，接近平均值（图 12 -2）。另外，人体的许多其他性状如体重、血压、智力、肤色等，也都属于数量性状。

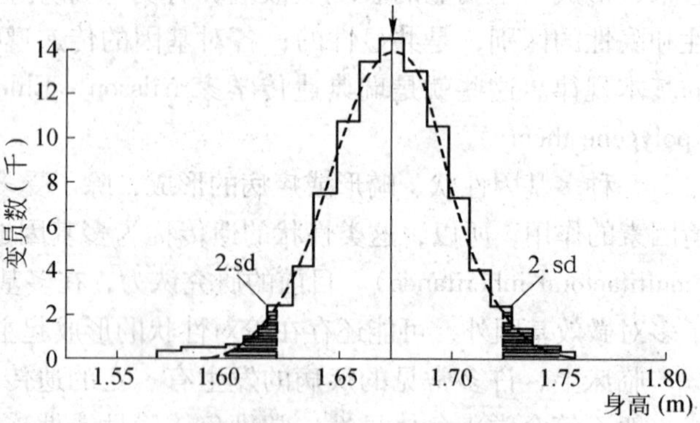

图 12 -2　数量性状（人体身高）的变异的分布图

二、多基因遗传的特点

多基因遗传或者说数量性状的遗传具有以下几个特点：①两个极端变异类型的纯种杂交后，其子一代都表现为中间类型，但由于受到环境因素的影响，子一代群体也具有一定范围的变异。②两个中间类型的子一代个体杂交后所产生的子二代大部分也是中间类型，但由于多对基因的分离和自由组合以及环境因素的作用，子二代的变异范围更加广泛，有时甚至出现少数接近极端类型的个体。③在一个随机交配的群体中，由于多对基因和环境因素的共同作用，变异的范围是很广泛的，但大多数个体为中间类型，极端变异的个体很少。

现以人的身高为例说明多基因遗传的特点。假设人的身高的形成由 AA′、BB′、CC′三对非连锁的基因所控制，这三对基因中，A、B、C 较 A′、B′、C′对身高有增强作用。A、B、C 三个基因能使个体的身高在平均值（165cm）的基础上分别增加 5cm，而 A′、B′、C′三个基因可使个体的身高在平均值的基础上分别降低5cm，那么具有AABBCC基因型的个体就是极高的人，具有A′A′B′B′C′C′的个体是极矮的人。如果两人婚配，则后代的基因型都为杂合状态（AA′BB′CC′），所以，从理论上说都将具有中等身高，但由于环境因素的影响，后代中的不同个体的身高仍会出现一定差异。子代中的不同个体如果再进行婚配，根据基因的分离和自由组合定律，父亲和母亲可能产生的配子种类分别都是8种（ABC、A′BC、AB′C、ABC′、A′B′C、AB′C′、A′BC′和A′B′C′），这样，孙代的不同个体变异的范围进一步加大，可以出现64种可能的基因型，其中，大部分个体仍将接近中等身高，极高与极矮的个体所占比例很小。实际上，决定身高或其他数量性状的基因远不止3对，而且每一基因的作用也并不是等同的，再加上环境因素（如营养、阳光、运动等）的作用影响，使得身高等数量性状在群体中的变异范围将更加广泛，通常表现为一种连续的正态分布。

第二节　多基因病的遗传特点

在群体中，多基因遗传病的发病率比单基因遗传病高得多，大多超过了千分之一，其中有一些还属于常见病，如高血压、冠心病、动脉粥样硬化、哮喘、糖尿病、胃及十二指肠溃疡、精神分裂症、风湿病、原发癫痫等以及唇裂、腭裂、脊柱裂等先天畸形。但与单基因病相比，多基因遗传病患者同胞中的发病率要低得多，仅为1%～10%，而单基因病患者同胞中的发病率可高达25%～50%。

一、易患性与发病阈值

易患性（liability）是指由多对微效基因和环境因素共同决定的一个个体患多基因遗传病的可能性或者说发病风险。在人群中，对某种多基因遗传病来说，易患性很高或很低的人都很少，大部分个体的易患性都接近平均值，也就是说，人群中易患性变异的情况像一般的多基因性状那样呈正态分布（图12－3），当某人的易患性达到或超过一定的限度后就将患病，所以这个限度就称发病的阈值（threshold）。阈值使得具有连续性的易患性变异的人群划分为两个部分：一部分为正常个体，另一部分为发病的个体。阈值的本质可以看作是在一定的环境条件下发病至少所需要的易患性基因的数量。

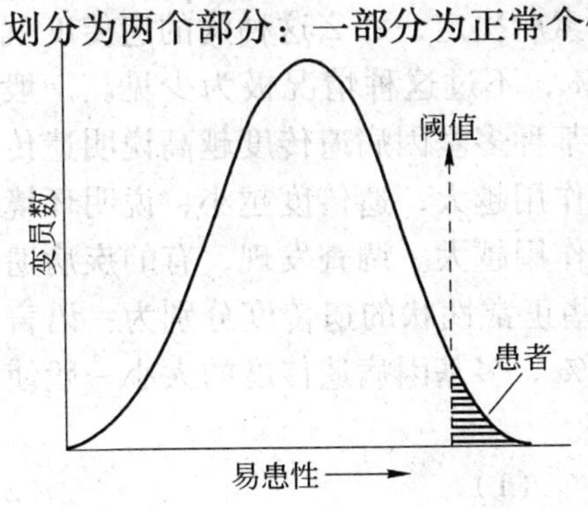

图12－3　易患性变异的分布图图

对于个体的易患性高低是难以测量的，但一个群体的易患性平均值的高低可以从该群体的发病率作出估计。其方法是利用正态分布中的平均值（μ）与标准差（σ）之间已知的固定关系（图12－4）求出阈值与易患性平均值之间距离的大小（以标准差为度量单位）。因为一个群体中某病的发病率高，说明这个群体中引起该病基因数量多，以致该群体的易患性平均值与阈值的距离接近。

从图12－4可以看出，正态分布曲线下的总面积为100%，在μ±σ范围内的面积为68.28%（μ=0）；μ±2σ

范围内的面积为95.46%；这个范围之外的面积为4.6%，左右各占2.3%。而在 $\mu \pm 3\sigma$ 范围内的面积为99.74%，这个范围之外的面积仅为0.26%，两边各占0.13%。对于多基因遗传病来说，正态分布曲线下的总面积代表群体中的总人数，超过阈值的那部分面积为患者所占的百分数，即发病率（图12－5）。显然，如果阈值与平均值相距2个标准差，则位于阈值以外而成为患者的频率为2.3%；如果相距3个标准差，则阈值以外的频率将为0.13%。反过来，如果通过调查得知某种多基因遗传病在甲乙两个群体中的发病率分别为0.13%和2.3%，则阈值与甲乙两个群体易患性平均值的距离应分别为3个和2个标准差。显然，对此病来说，甲群体的易患性低，而乙群体的易患性高。总之，对于任何一种多基因遗传病，如果知道了群体发病率，则都可以利用专门的正态分布X、a值表查到其群体易患性平均值的大小。如精神分裂症的群体发病率为1.0%，查表可知其易患性平均值距阈值约为2.3个标准差。

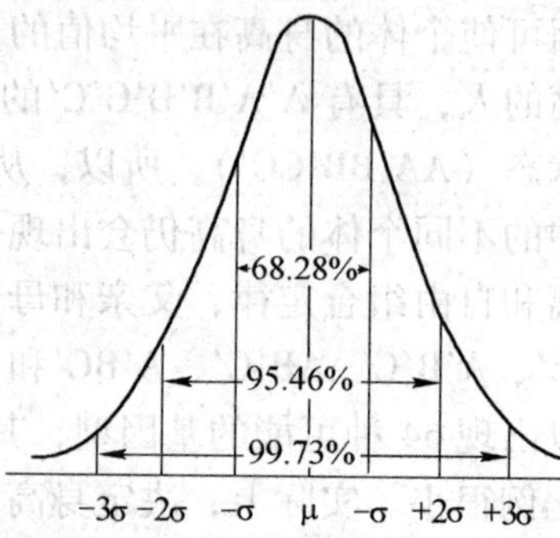

图12－4　正态分布中标准差的界限

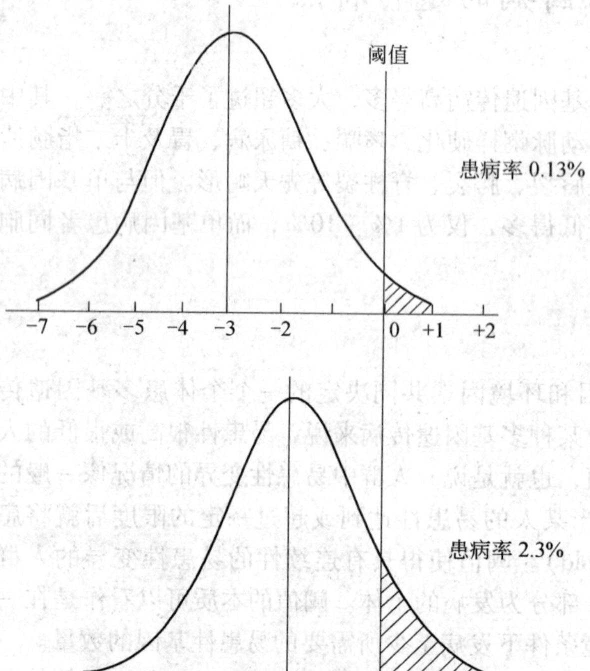

图12－5　易患性平均值的测量图解

二、遗传度

研究表明，不同多基因性状的形成或疾病的发生，遗传因素和环境因素所起的作用是不同的。在遗传学中，常把遗传因素在一种多基因性状或疾病的形成中所起作用的大小称为遗传度（heritability，h^2）。一般用百分率表示。显然，如果某种多基因遗传病的易患性和发病率完全由遗传因素所决定，那么这种病的遗传度就是100%，不过这种情况极为少见。一般来说，某种多基因病遗传度越高说明遗传因素的作用越大，遗传度越小，说明环境因素的作用越大。调查发现，有的疾病遗传度可达70%～80%，有的则低到30%～40%。人类某些正常性状的遗传度分别为：语言能力68%；计算能力12%；拼音能力53%；比奈智商68%。多基因病遗传度的大小一般使用Falconer的下列公式求出：

$$h^2 = b/r \qquad (1)$$

$$b = \frac{XG - Xr}{a_g} \qquad (2)$$

$$b=\frac{p\ (Xc-Xr)}{a_c}\qquad(3)$$

公式中，h^2代表遗传度，b 为亲属对患者的回归系数，r 为亲缘系数，Xg 为一般群体易患性平均值与阈值的差，a_g为群体易患性平均值与患者易患性平均值之差，Xr 为患者亲属的易患性平均值与阈值的差，p = 1 - q，q 为对照组亲属发病率，Xc 为对照组的易患性平均值与阈值的差，a_c为对照组的易患性平均值与患者易患性平均值之差（图 12 - 6）。Xg（Xc）值和 a 值可由 X、a 值表查得。

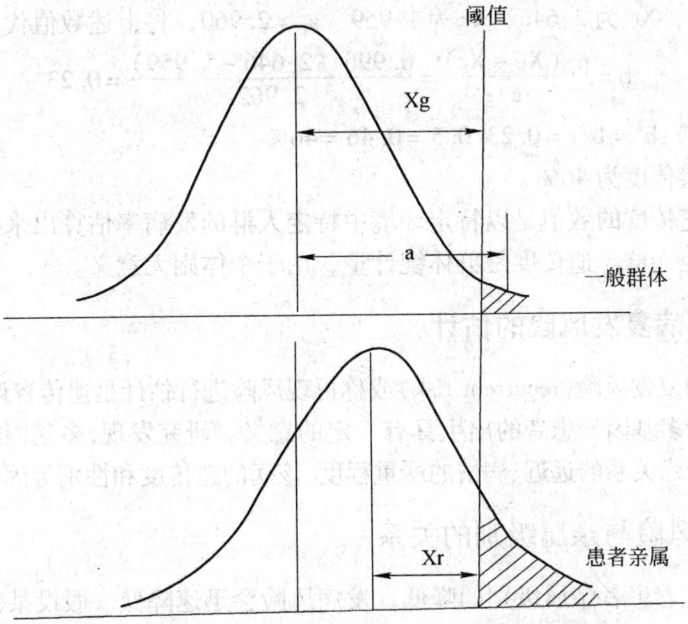

图 12 - 6　一般群体和患者亲属易患性平均值图解

Xg 表示一般群体易患性均值与阈值的差；a 表示群体易患性均值与患者易患性均值的差；Xr 表示患者亲属易患性均值与阈值的差。

利用上述公式求遗传度的依据是，患者一级亲属的发病率与遗传度有关。患者的一级亲属发病率越高，表明该病的遗传度越大。在已知患者一级亲属发病率的情况下，如果还知道该病的群体发病率，则使用公式（2）求出 b（Xg、Xr 和 a_g 利用 X、a 值表查得），如果不清楚群体发病率，而知道与患者一级亲属相对应的对照者的一级亲属发病率，则可利用公式（3）求得 b 的值，最后将 b 值和 r 值代入公式（1）便可算出该病的遗传度。

例 1　先天性房间隔缺损的一般群体发病率为 0.1%，有人在某地区调查了 100 个该病患者的家系，发现这些患者的 669 个一级亲属中有 22 人发病，即患者一级亲属的发病率为 3.3%。有了以上条件，利用公式（1）、公式（2）和 X、a 值可以很方便地求出该病的遗传度。

查 X、a 值表得知：Xg 为 3.090、Xr 为 1.838、a_g为 3.367，代入（2）式

$$b=\frac{Xg-Xr}{a_g}=\frac{3.090-1.838}{3.367}=0.371$$

已知一级亲属的亲缘系数为1/2，再将b值和r值代入公式（1）

$h^2 = b/r = 0.371/0.5 = 0.744 = 74.4\%$

这样，便计算出先天性房间隔缺损的遗传度约为74%。

例2　有人在某地区调查了肾结石患者的1437个一级亲属，发现有36人发病。另外，调查了年龄和性别与患者相对应的对照者的一级亲属1473人，其中只有6人发病。有了以上资料便可利用公式（1）和公式（3）求得该病的遗传度。这里，肾结石的一级亲属发病率为36/1437=2.5%，对照者一级亲属率为6/1473=0.4%，p=1-q=1-0.004=0.996，查X、a值表可知，Xc为2.646、Xr为1.959、$a_c = 2.960$，将上述数值代入公式（3）：

$$b = \frac{p\ (Xc - Xr)}{a} = \frac{0.996\ (2.646 - 1.959)}{2.962} = 0.23$$

代入公式（1）$h^2 = b/r = 0.23/0.5 = 0.46 = 46\%$

即肾结石的遗传度为46%。

需要指出，遗传度的数值是以特定环境中特定人群的发病率估算出来的，不能任意推广到其他地区或其他人群。遗传度是群体统计量，用于个体则无意义。

三、多基因病复发风险的估计

对多基因病的复发风险(recurrent risk)或称再现风险进行估计是遗传咨询的重要内容之一，在临床上对于减少多基因病患者的出生具有一定的意义。研究发现，多基因遗传病在患者亲属中的复发风险与亲缘关系的远近、病情的严重程度、该病的遗传度和性别等因素密切相关。

（一）复发风险与亲属级别的关系

一般来说，随着患者亲属级别的降低，发病风险会迅速降低。假设某种多基因病的遗传度为100%，则患者的一级亲属易患性平均值将位于群体易患性平均值与患者易患性平均值中间的地方（图12-7），因为患者的基因与其一级亲属相同的可能性为1/2。同理，二级亲属的易患性平均值将位于一级亲属与群体易患性平均值中间的地方。实际上，那些遗传度低于100%的多基因病的复发风险也有类似的规律。在遗传度70%~80%的情况下，患者一级亲属易患性均值会略向左移动而更靠近群体易患性均值，从而使得患者一级亲属的患病率将低于遗传度为100%时的情况；如果遗传度低于70%，则患者一级亲属的易患性均值将更为左移，发病率会更低。例如，遗传度为68%的先天性畸形足的群体发病率为0.1%，一级亲属的发病率为2.5%，二级亲属的发病率为0.2%。如果某种多基因病的一般群体发病率在0.1%~1%之间，遗传度在70%~80%之间，则该病患者一级亲属的发病率可利用Edward公式（$f=\sqrt{p}$）求出。公式中，f代表患者一级亲属发病率，p代表一般群体

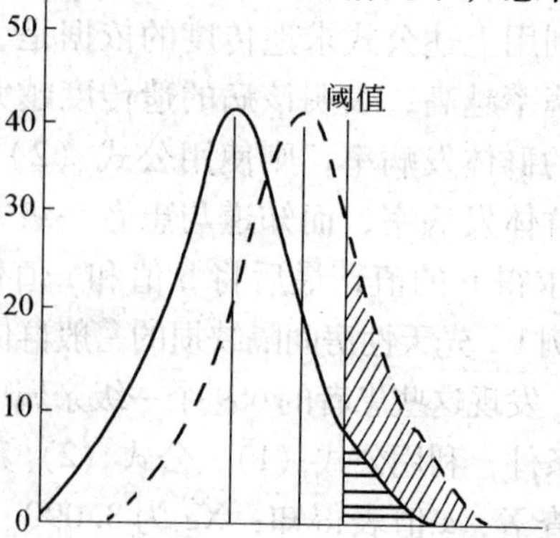

图12-7　群体易患性与患者一级亲属易患性

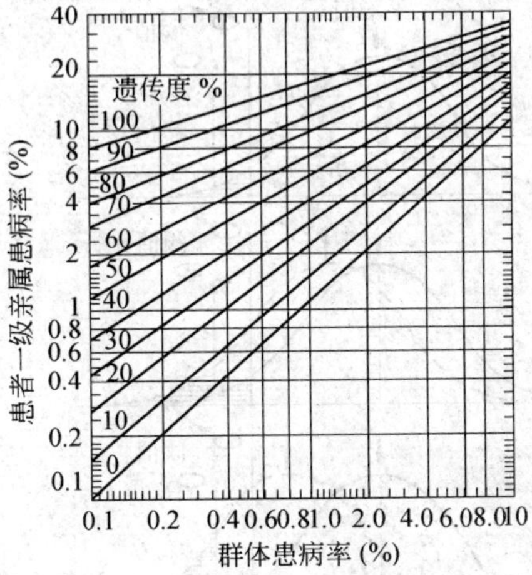

图 12－8　一般群体发病率、遗传度与患者一级亲属发病率的关系

发病率。即患者一级亲属的发病率近似于群体发病率的开方值。例如，精神分裂症的遗传度为 80%，群体发病率为 1.0%，患者一级亲属发病率为 10%，符合 1% 的开方值。又如哮喘的遗传度为 80%，群体发病率为 4%，患者一级亲属发病率为 20%，也符合 4% 的开方值。

对于群体发病率在 0.1% ~1.0% 范围之外，遗传度不在 70% ~80% 范围之内的多基因病，可利用专门研制的一般群体发病率和患者一级亲属发病率的关系图（图 12－8）查出患者一级亲属发病率。例如，无脑儿和脊椎裂的群体发病率为 0.38%，遗传度为 60%，先在图中横轴上查到 0.38，然后作一与纵轴平行的垂线，相交于遗传度为 60% 的斜线，以纵轴为尺度，相交点所处的位置（接近 4%）就是该病一级亲属发病率。另外，在已知群体发病率和一级亲属发病率的条件下，还可利用该图查到该病的遗传度。

（二）复发风险与家庭中患者人数的关系

如果一对夫妇生育了两个某种多基因病的患儿，那么这对夫妇再生一后代仍是患儿的风险高于只生育了一个患儿的夫妇。因为生育患儿越多，说明其父母所携带的易患性基因越多，再生育一个仍是患儿的可能性也就越大。虽然这对夫妇本身的易患性没有达到阈值而未患病，但与只生育了一个患儿的夫妇相比，必然更接近阈值，由于多基因的积累效应，复发风险必将相应增高。

（三）复发风险与病情严重程度的关系

一般来说，多基因病患者的病情越严重，则其亲属的发病风险越大。因为病情严重表明患者携带更多的易患性基因，其一级亲属的易患性也更接近阈值。以唇裂为例，如果患者仅为一侧唇裂，则其一级亲属的复发风险为 2.46%；如果患者是一侧唇裂并发腭裂，则复发风险为 4.21%；如果患者是双侧唇裂并发腭裂，则复发风险可达 5.74%。多基因病的这一特点与单基因病显然不同，对单基因病来说，不论病的轻重如何，其一级亲属的复发风险保持 1/2 或 1/4 不变。

（四）复发风险与近亲婚配的关系

研究资料表明，近亲婚配夫妇的后代中多基因病的发病风险将会增加，但不如常染色体隐性遗传病那样明显。据世界卫生组织（WHO）在埃及进行的一项调查显示，无脑儿和脊椎裂的发病率在近亲婚配夫妇的后代中可达 2.46%，而非近亲婚配者后代的发病率仅为 0.5%。

（五）复发风险与性别的关系

如果某种多基因病在不同性别中的发病率不同，则发病率较低性别的患者的后代发病风险会增高，特别是其性别相反的后代；反过来，发病率较高性别的患者后代中发病风险降低，特别是与其性别相反的后代，这种现象称为 Carter 效应。因为当一种多基因病的发病率有性别差异时，表明该病在不同性别中的发病阈值是不同的，发病率高的性别其阈值低于发病率低的性别。发病率低的性别一般不易发病，只有当这种性别中的某个人体内所携带的易患性基因多到超过那个较高的阈值时才会发病，故一旦发病，就表明这个患者带有较多的易患性基因，其后代发病的风险将会升高。例如，先天性幽门狭窄男性的发病率为0.5%，女性的发病率为0.1%，相差5倍。所以女性患者所生的后代中，男性发病率为20%，女性为7%；而男性患者所生后代中，女性发病率为1.4%，男性发病率为5.5%（图12－9）。

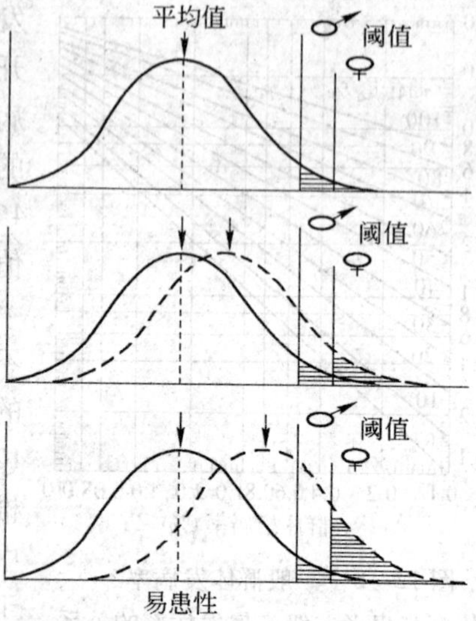

图12－9　发病阈值有性别差异的多基因病的易患性分布（先天性幽门狭窄）

思　考　题

1. 影响多基因病再发风险的因素有哪些？
2. 试比较数量性状与质量性状的不同点。
3. 如何判断一种疾病为多基因遗传病？
4. 先天性巨结肠为多基因遗传病，调查发现，女性发病率为男性的4倍。现有A、B两个家庭，A家庭生育了一个该病的男患儿，B家庭则生育了一个女患儿，如果这两个家庭再次生育，哪个家庭的发病风险高？
5. 作为一种多基因病，精神分裂症在我国人群中的发病率约为1‰，其遗传度约为80%。现有一对表型正常的夫妇生育了一个精神分裂症的男孩，而且已发现该男孩的亲叔叔也患有同样的病，试问这对夫妇再次生育，其子女发生精神分裂症的风险如何？
6. 一项调查表明，在风湿热患者的378名一级亲属中有65人患有该病，而正常个体的378名一级亲属中仅有11人为风湿热患者。试利用该调查结果计算出风湿热的遗传度。
7. 某地区的调查表明，外源性哮喘的一般群体发病率为0.8%，而在160名患者一级亲属中的发病情况是：320名双亲中有14人患病；474名同胞中有18人患病；220名子女有21人患病。试问该病与遗传因素是否有关？如果是多基因病，其遗传度为多少？
8. 如果皮肤颜色的深浅是由多对微效基因的累加效应所决定的，那么：①两个中间肤色的个体婚后能产生深色皮肤或浅色皮肤的子女吗？两个浅肤色的个体之间婚配能产生深色皮肤的子女吗？试回答上述问题并说明其理由。

第十三章 人类染色体与染色体病

染色体是遗传信息的载体；它由核酸和蛋白质共同构成，具有储存和传递遗传信息的作用。不同生物的染色体在数目、形态上各具特征，而且在世代间保持着相对恒定。位于染色体上的多种基因的组成与结构控制着生物体的性状表现，也代表着生物个体的遗传特征；通过染色体的复制和细胞的分裂，遗传信息可以完成在世代间的传递。当染色体发生数目改变或结构畸变时，将导致其上多种基因功能的异常或丧失，从而引起相应遗传病的发生。

第一节 人类染色体

染色质与染色体是同一物质在细胞间期和分裂期的不同表现形式。染色质一词是由 Flemming（1882）首先提出的，是指细胞核内易被碱性染料着色的物质，呈细长并缠绕成网状不规则的结构，是遗传物质在间期细胞的存在形式。而在分裂期，伸展的染色质纤维高度螺旋化形成粗短的棒状结构，称为染色体。间期细长的染色质纤维有利于遗传信息的复制或表达，而分裂期粗短的染色体结构有利于遗传物质向子代的平均分配。

一、性染色质

在间期核中，性染色体的异染色质部分所显现出来的特殊结构称为性染色质（sex chromatin）（彩图 13－1、13－2）；根据其所在的性染色体的不同，分别命名为 X 染色质（X－chromatin）和 Y 染色质（Y－chromatin）。

1. X 染色质 1949 年 Barr 等人在雌猫神经细胞核中发现一种浓缩小体，而在雄猫见不到这一结构；以后就将这一小体称为 Barr 小体或 X 染色质。后来人们发现 X 染色质在其他哺乳动物（包括人类）不同类型细胞的间期核中均可被观察到；如在人类正常女性口腔黏膜细胞的核内侧有一大小约 1μm 的 Barr 小体存在，正常男性则没有。为什么正常男女性的 X 染色质存在差异？女性具有二条 X 染色体，而其上的每一对等位基因所形成的产物为什么并不比只有一条 X 染色体、属于半合子的男性多？X 连锁的突变基因纯合子女性的病情为什么并不比半合子的男性严重？1961 年，Mary Lyon 提出了 X 染色体失活假说，即 Lyon 假说，对上述问题作出了解释，要点如下：①女性间期细胞核内的两条 X 染色体中，只有一条具有转录活性，另一条则高度螺旋化形成异固缩状态的 X 染色质，无转录活性。男性因只有一条具转录活性的 X 染色体，故无 X 染色质。所以男、女性在 X 染色体的基因产物上是基本相等的，这种效应也称为 X 染色体的剂量补偿（dosage compensation）。总之，一般来说细胞内只有一条 X 染色体具有转录活性；X 染色质的数目等于 X 染色体的数目减 1，如

XX 型和 XXY 型细胞均含 1 个 X 染色质，XXX 型细胞则含 2 个 X 染色质。②X 染色体的失活发生在胚胎发育早期（大约在妊娠第 16 天）。③X 染色体的失活是随机的，既可以是来自父亲的 X 染色体失活，也可以是来自母亲的 X 染色体失活而成为 X 染色质。④失活是永久、恒定和可遗传的。如果某一特定细胞内失活的 X 染色体是父源的，那么由此细胞分裂产生的子代细胞中失活的 X 染色体都将是父源的。

值得注意的是，失活的 X 染色体上并非所有基因完全失活，部分基因仍保持着一定的活性，因此 X 染色体数目异常的个体在表型上是有别于正常个体的。例如：47，XXY 的个体不同于 46，XY 的个体；47，XXX 的个体不同于 46，XX 的个体；而且含 X 染色体数目越多时，表型的异常越严重。

2. Y **染色质** 正常男性的间期细胞用荧光染料染色后，在细胞核内可出现一直径约 0. 3μm 的强荧光小体，称为 Y 染色质。Y 染色质就是 Y 染色体长臂远端的异染色质部分。因此，Y 染色质仅出现于含有 Y 染色体的男性细胞中，而且其数目与 Y 染色体的数目相同。女性细胞中则无 Y 染色质。例如：核型为 47，XYY 的个体，其细胞核内有 2 个 Y 染色质；而核型为 46，XX 的正常女性，其细胞核内无 Y 染色质。细胞核中染色质的这种性别差异称为核性别（nuclear sex）。

二、人类染色体的数目、形态与结构

在细胞增殖周期的不同时期，染色体的形态和结构是不断变化的。其中，在有丝分裂中期的细胞中，染色体的形态最为典型，最容易进行观察、辨认和分析，故常用于染色体研究及染色体病的诊断。

人类体细胞共含有 46 条染色体（彩图 13 – 3），为二倍体细胞，组成 23 对同源染色体，即 2n = 46。每条中期染色体均含有两条染色单体（chromatid），借助着丝粒彼此相连，它们各含一个 DNA 双螺旋分子，互称为姐妹染色单体。着丝粒区为结构异染色质，明显凹陷狭窄，称为主缢痕或初级缢痕（primary constriction）；着丝粒部位是纺锤丝的结合处，是分裂过程中染色体运动不可缺少的结构。着丝粒的存在使染色体分为长短不同的两个臂，较长的称为长臂（q），较短的称为短臂（p）。

根据着丝粒在染色体上相对位置的不同，染色体可分为 4 类：①中央着丝粒染色体（metacentric chromosome），着丝粒位于染色体纵轴的 1/2 ~ 5/8 处，两臂长度基本相等。②亚中着丝粒染色体（submetacentric chromosome），着丝粒位于染色体纵轴的 5/8 ~ 7/8 处，着丝粒将染色体分为长短不同的两个臂。③近端着丝粒染色体（subtelocentric chromosome），着丝粒位于染色体纵轴的 7/8 至末端，长臂与短臂相差较大。④端着丝粒染色体（telocentric chromosome），着丝粒位于染色体的端部，形成只有 1 个染色体臂的染色体（图 13 – 1）。人类染色体只有前三种类型，即中央着丝粒染色体、亚中着丝粒染色体和近端着丝粒染色体。

在染色体长、短臂的末端分别有一特化部位，称为端粒（telemere）。端粒具有维持染色体形态结构的稳定性和完整性的作用，并可防止染色体末端的彼此黏着。

在 1 号、9 号、16 号染色体的长臂和近端着丝粒染色体的短臂上，常可见有染色较浅的凹陷部位，称为副缢痕或次级缢痕（secondary constriction）。次级缢痕可以作为染色体的鉴别标志；位于近端着丝粒染色体短臂上的次级缢痕区域与分裂末期核仁的形成有关，故称为核仁组织区（nucleolar organizing region，NOR）。人类近端着丝粒染色体的短臂末端通过次级缢痕与一球状或棒状小体相连，该小体称为随体（satellite）（图 13－2）。随体主要由异染色质组成，其数目和大小是可遗传的，人类具有随体的近端着丝粒染色体共有 5 对。

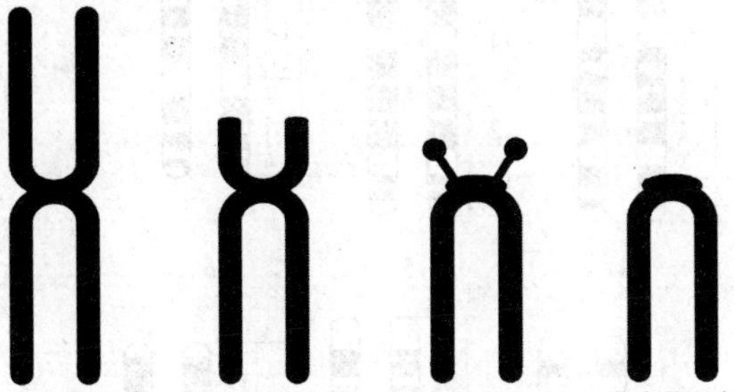

图 13－1 根据着丝粒位置的不同对染色体进行分类

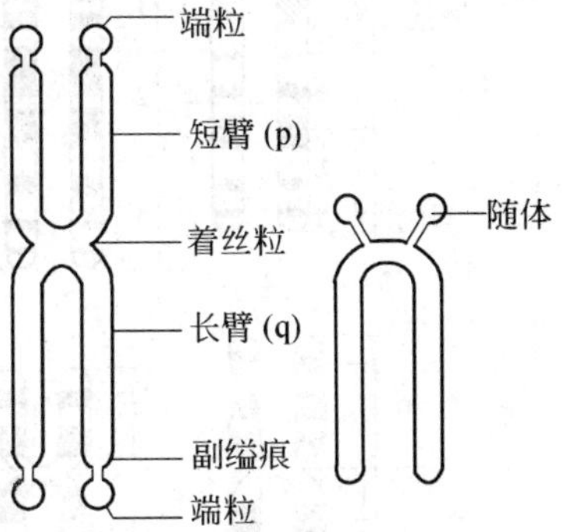

图 13－2 中期染色体结构示意图

三、染色体分组核型和显带技术

（一）染色体分组核型

人类正常体细胞的 46 条染色体中，共包括常染色体 22 对，性染色体 1 对。一个体细胞中的全部染色体按其大小和形态特征有序排列所构成的图像称为核型（karyotype），见图 13－3。

1960 年在美国丹佛（Denver）召开的第一届国际细胞遗传学会议上制定了人类染色体的特征描述方法及其分组原则，由此确定的人类染色体命名系统称为 Denver 体制。Denver 体制是识别和分析人类染色体病的基础；按照 Denver 体制将全部染色体配对、排列后，分析确定其与正常核型间的差异，即称为核型分析（karyotype analysis）。按照该体制，人类的 23 对染色体根据其长度和着丝粒所在位置的不同共分为 A～G 七个组，每组染色体的分类特征如下。

A 组（1～3 号染色体）：最大，1、3 号为中央着丝粒染色体，2 号为亚中着丝粒染色体，在非显带核型上彼此能够区分；1 号染色体长臂上有时可见次级缢痕。

B 组（4、5 号染色体）：较大，均为亚中着丝粒染色体，彼此间不易区分。

C 组（6～12 号、X 染色体）：中等大小，均为亚中着丝粒染色体，彼此间不易区分。其中，6、7、8、11 号染色体及 X 染色体的短臂相对较长；9 号染色体长臂上常可见到次级缢痕；X 染色体的大小介于 7 号和 8 号染色体之间。

D 组（13～15 号染色体）：中等大小，均为近端着丝粒染色体，彼此间不易区分；短臂

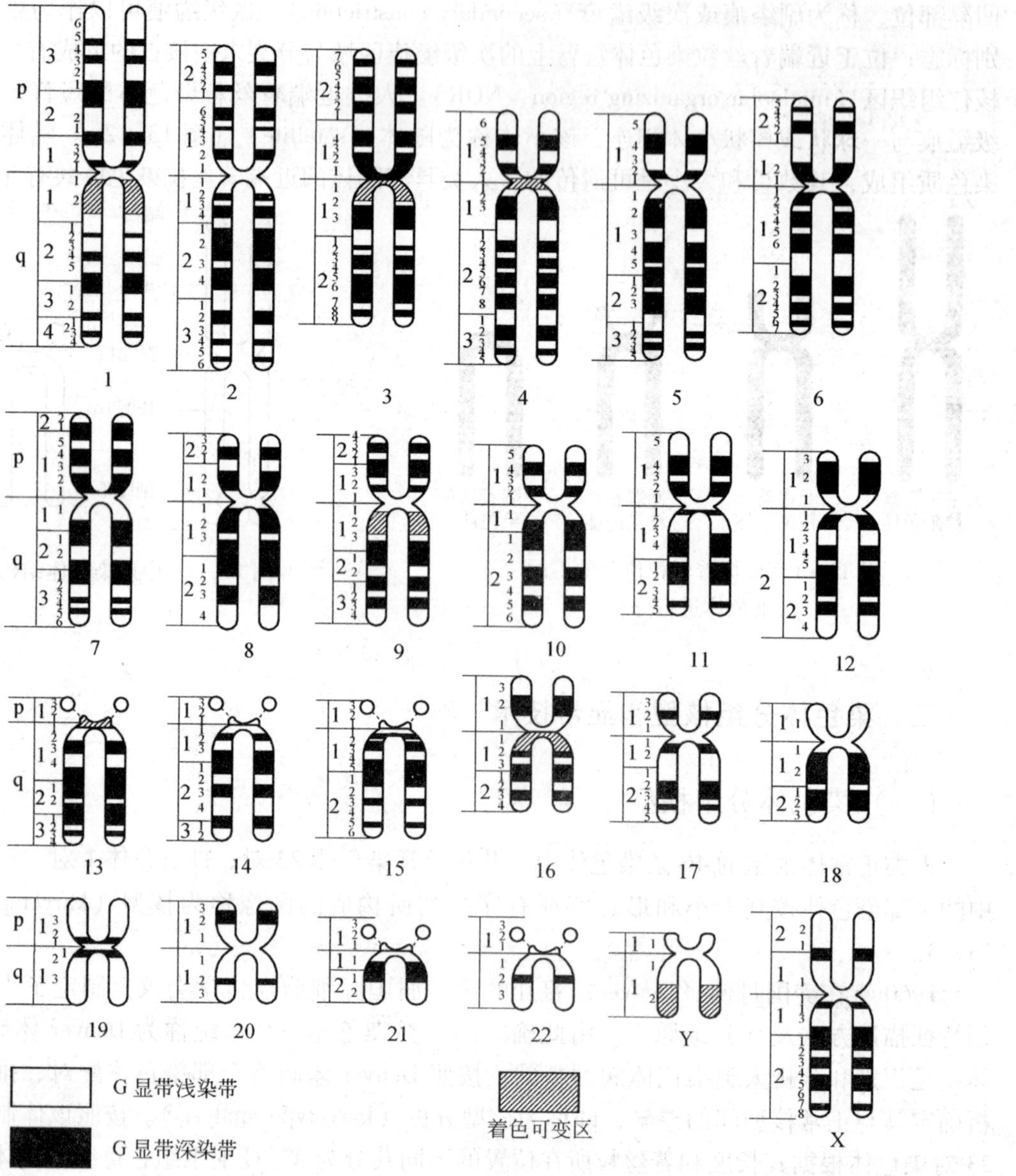

图 13－3　人类染色体 G 显带核型图

末端均具有随体。

E 组（16～18 号染色体）：较小，16 号为中央着丝粒染色体，17、18 号为亚中着丝粒染色体；17、18 号染色体彼此间不易区分，16 号染色体长臂上有时可见次级缢痕；与 17 号染色体相比，18 号染色体的短臂相对较短。

F 组（19、20 号染色体）：较小，均为中央着丝粒染色体；彼此间不易区分。

G 组（21、22 号及 Y 染色体）：最小，均为近端着丝粒染色体；彼此间不易区分。21、

22号染色体短臂末端均有随体，21号染色体略短于22号染色体；Y染色体比21、22号染色体略长，染色时着色往往较深，无随体。

人类体细胞中正常男性核型表示为：46，XY；正常女性核型表示为：46，XX。

在核型分析的过程中，国际上常用臂比、着丝粒指数和相对长度三个参数来鉴别不同的染色体，其含义为：

臂比：染色体短臂与长臂的长度之比，即p/q。

着丝粒指数：短臂占整条染色体长度的百分比，即［p/（p+q）］×100%。

相对长度：某条染色体的长度占一套染色体总长度的百分比。

（二）染色体显带技术

单纯用Giemsa染液染色的染色体标本，由于着色均匀，无法将每条染色体本身的细微特征完全显现出来，因此在进行染色体的鉴别和分析时常常会难以判断，尤其是在划分B、C、D、F、G等组别染色体，特别是在判断排序相邻的染色体的准确序号时就更为困难。而且，在应用于分析研究染色体的结构畸变，以及要解决一些临床实际问题时，这样的染色方法显然无法满足要求。直至1968年，出现了分带染色技术，才使染色体分析的特异性和准确性大为提高；其过程是先将未染色的中期染色体进行一定的预处理，再用不同方法染色，使每条染色体上出现明显而稳定的染色条带。人类24种染色体（1～22号常染色体和X、Y染色体）均能够显示出各自特异的带纹，称为带型（banding pattern）。根据其处理方法及显示部位、显色结果的差异，显带技术主要包括以下几种。

1. **Q显带** 应用氮芥喹吖因（quinacrine mustard，QM）等荧光染料处理中期染色体后，在荧光显微镜下可见各染色体沿其长轴均显示出一系列宽窄和亮度不同的横纹带，称为Q带（Q banding）。Q带清晰准确，带型鲜明，但因标本无法长期保留，故需立即观察、拍照。

2. **G显带** 是应用最广泛的显带技术。将染色体标本先经过盐溶液、碱、胰蛋白酶或加热等处理后，再用Giemsa溶液染色，染色体上可沿纵轴出现与Q带对应的深浅相间的带纹，称为G带（G banding），G带的深染带与Q带的亮带对应，浅染带与暗带对应。G带带纹清晰，操作简便，标本可长期保存，故应用十分广泛（彩图13－4）。

3. **R显带** 用一定的盐溶液处理染色体标本后再进行Giemsa染色，可显示出与G带对应但深浅相反的带纹，称为R带（R banding），也称为反带（reverse binding）。

4. **C显带** 先用NaOH或$Ba(OH)_2$等碱液预处理染色体标本后进行Giemsa染色，所显示的带纹称为C带（C banding）。C带可特异性显示染色体的着丝粒区域和副缢痕部位的结构异染色质区，并可使Y染色体长臂远侧区段着色。

5. **T显带** 加热处理染色体标本后再用Giemsa染色，可使染色体末端区域特异性深染，称为T带（T banding）。

6. **N显带** 用硝酸银处理可使染色体的核仁组织区（NOR）特异性深染，称为N带（N banding）。近端着丝粒染色体的随体和副缢痕即核仁组织区在N显带中呈现阳性反应。

显带技术的出现为人们准确辨认染色体和识别某一染色体的特定区段提供了可能。为了进一步便于这一技术的应用和国际的交流，在1971年巴黎召开的第四届国际人类细胞遗传学会议及1972年爱丁堡会议上，提出了区分每条显带染色体区带的标准体系，其中包括多种统一的符号和术语，称为《人类细胞遗传学命名的国际体系》（An International System for Human Cytogenetic Nomenclature，ISCN）（表13-1）。

表13-1　用来描述染色体和染色体畸变的常用符号和术语

符号术语	含　义	符号术语	含　义
+（加号）	多出或增加	i	等臂染色体
-（减号）	丢失或减少	ins	插入
:（单分号）	断裂，用于繁式命名体系	inv	倒位
::（双分号）	断裂和重接，用于繁式命名体系	MⅠ	第一次减数分裂中期
?（问号）	对某条染色体或某一染色体结构存在疑问	MⅡ	第二次减数分裂中期
/（斜线）	用于分开组成嵌合体的不同细胞系	mal	男性
→（箭头）	从……到……，用于繁式命名体系	mar	标记染色体
AⅠ	第一次减数分裂后期	mat	来自母方
AⅡ	第二次减数分裂后期	min	微小体
ace	无着丝粒断片	mn	众数
A-G	染色体组的名称	mos	嵌合体
b	断裂	p	染色体短臂
cen	着丝粒	pat	来自父方
chi	异源嵌合体	ph	费城染色体
chr	染色体	pro	近侧
ct	染色单体	psu	假
del	缺失	q	染色体长臂
der	衍生染色体	qr	四射体
dic	双着丝粒染色体	r	环状染色体
dir	正位	rcp	相互易位
dis	远侧端	rea	重排
dmin	双微体	rec	重组染色体
dup	重复	rob	罗伯逊易位
e	交换	s	随体
end	核内复制	t	易位
f	断片	tan	串联易位
fem	女性	ter	末端（染色体末端）
fra	脆性位点	tr	三射体
g	裂隙	tri	三着丝粒
h	副缢痕	var	可变区

根据ISCN的规定，每条染色体都以显著而稳定的形态学特征作为界标（landmark）而

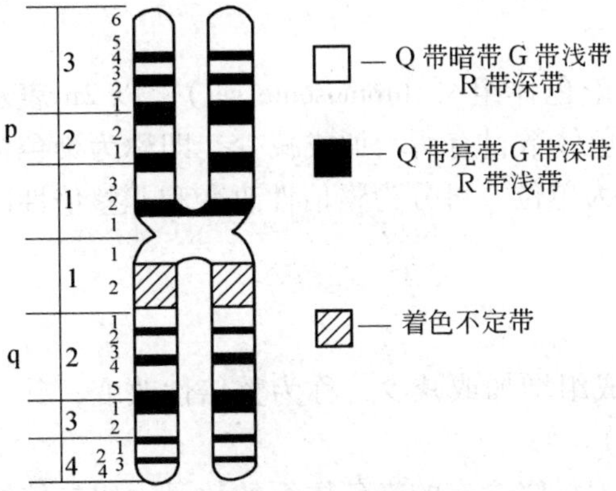

图 13－4　显带染色体的界标、区、带命名示意图

划分为若干个连续的区（region）。每一区内又包含一定数量、一定大小、染色深浅不同的带（band），没有非带区。区带命名时，以近着丝粒一端作为命名的起始区域，即“1”区，向着长、短臂末端的方向依次为“2”区、“3”区等；同一区内带的命名也遵循相同的规则；界标所在的带属于此界标以远的区，并作为该区的第一带（图 13－4）。在具体定义染色体上一条特殊的带时，需依次说明以下内容：①染色体序号；②臂的符号；③区的序号；④带的序号；例如 5q31 表示 5 号染色体长臂 3 区 1 带。

随着细胞同步化技术的应用和染色体显带方法的改进，在 20 世纪 70 年代后期出现了高分辨显带技术（high resolution banding technique）。常规 G 带显示的标准带型是 320 条带。通过高分辨显带可使 G 带条纹达到 550 条带、850 条带和 1000 条带（图 13－5），这是通过将原来的某些带又逐级细分为亚带和次亚带而实现的。对处在分裂期更早时期的染色体，其条带数目可达 3000 条以上。描述时，2p12.21 即表示 2 号染色体短臂 1 区 2 带第 2 亚带第 1 次亚带。

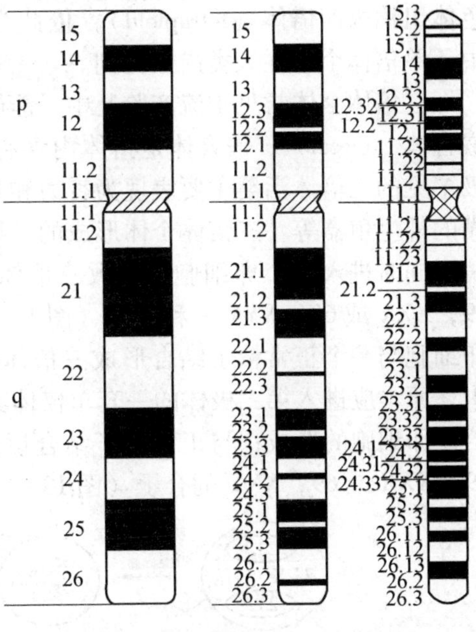

图 13－5　10 号染色体在三个条带水平的显带模式图

第二节　染色体畸变

体细胞或生殖细胞内染色体数目或结构上的异常变化称为染色体畸变（chromosome aberration）。畸变的类型和可能引起的效应因其发生部位、发生时间的不同，即处于个体发育的不同阶段和细胞周期的不同时期而有所差异。但总的来看：染色体畸变，即使是微小的差异，都将导致许多基因的增减或改变，所以往往将影响机体的多方面功能，带来严重的后果，形成多发畸形、智力低下、生长发育迟缓及多器官、系统的功能障碍，称之为染色体病（chromosome disease）。个体细胞内的染色体畸变还经常与肿瘤的发生有关。

染色体畸变可以自发地发生，称为自发畸变（spontaneous aberration）；也可受物理、化学、生物等诱变因素诱发产生，称为诱发畸变（induced aberration）。这些诱变因素包括药物、食品添加剂、电离辐射、病毒侵染等。同时，母亲的生育年龄、遗传素质等也可影响畸变的发生率。

一、染色体数目畸变

正常人体细胞为二倍体（diploid），包含两个染色体组（chromosome set），以 2n 表示（彩图 13－5）。以正常二倍体染色体组为基础，染色体数目有所增加或减少，即称为染色体数目畸变。根据染色体数目的增减是否以染色体组为单位，可分为整倍性改变和非整倍性改变两种类型。

（一）整倍性改变

如果染色体数目以一个染色体组（n）为单位成组增加或减少，称为整倍性改变，其结果将形成含有不同数量染色体组的整倍体（euploid）。

在发生染色体数目的整倍性改变后，根据细胞内最终含有的染色体组的数量，比二倍体少一个染色体组称为单倍体（haploid），多一个染色体组称为三倍体（triploid），多两个染色体组称为四倍体（tetraploid），依此类推；三倍体以上的统称为多倍体（polyploid）。其中，单倍体个体在人类尚未见到。

三倍体个体常见于流产胎儿中，能够存活到临产或出生的三倍体胎儿几乎都是 2n/3n 的嵌合体（mosaic）；嵌合体是指体内含有两种或两种以上不同染色体组成的细胞群的个体。极罕见的三倍体活婴主要表现为智力和身体发育障碍，多发畸形，生命力低下并伴有性别模糊的外生殖器等。三倍体个体形成的主要机制是：①双雄受精（diandry），即受精时有二个精子同时进入一个卵细胞，导致三倍体合子形成的过程。受精卵的核型可能为 69，XXX；69，XXY 或 69，XYY 三种类型（图 13－6A）。②双雌受精（digyny），即一个二倍体的异常卵细胞与一个正常精子结合形成三倍体合子的过程。其发生主要是由于在卵细胞形成过程中，原本应进入第二极体的一套单倍体染色体组留在了卵细胞中，导致含两个染色体组的二倍体卵细胞的形成；与正常精子结合后产生了含三个染色体组的三倍体受精卵，即核型为 69，XXX 或 69，XXY 的合子（图 13－6B）。

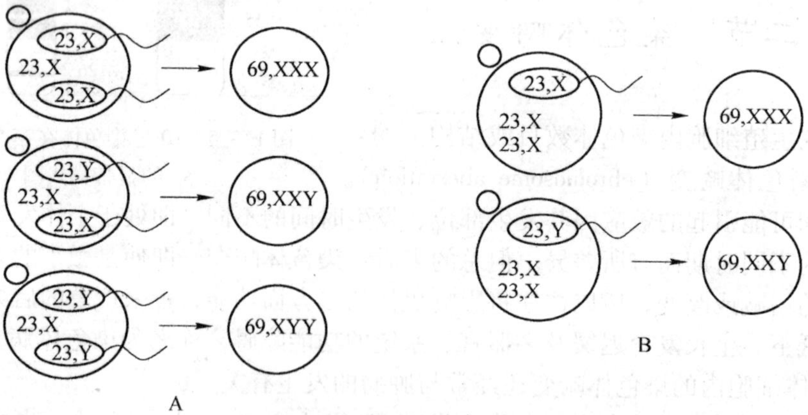

图 13－6 双雄受精（A）和双雌受精（B）

四倍体的病例在临床上极为罕见。其形成的主要原因是：①核内复制（endoreduplication），即细胞在一次分裂的间期，染色体复制了两次，结果导致分裂形成的 2 个子细胞均含有四倍体染色体组。核内复制是癌瘤细胞较常见的染色体异常特征之一。②核内有丝分裂（endomitosis），即细胞在分裂间期正常复制了一次，但在分裂前、中期，核膜未能破裂、解体，无正常纺锤体的形成，细胞分裂停滞于中期，使复制后的染色体无法正常分开而被牵引至两极，也不出现胞质分裂，导致1个细胞内含有4个染色体组，形成了四倍体。

（二）非整倍性改变

因个别染色体的增加或减少，使细胞中不再是整倍性染色体组数，称为非整倍性改变。非整倍性改变将导致非整倍体（aneuploid）的形成。

当细胞中的染色体总数比2n少一条或数条，称为亚二倍体（hypodiploid）；如果染色体总数比2n多一条或数条，则称为超二倍体（hyperdiploid）。

具体来说，当细胞内染色体总数比2n少一条，即为2n－1时，称为单体（monosomy）（彩图13－6）；比2n少两条，即为2n－2时，称为缺体（nullosomy）。临床上最常见的单体型病例为45，X，即缺少一条X染色体造成的性腺发育不全症；常染色体的单体型很难见到。当细胞内染色体总数比2n多一条，即为2n＋1时，称为三体（trisomy）；比2n多两条至数条时，统称为多体（polysomy）（彩图13－7）。三体是染色体数目畸变中最为常见的类型，人类除17号染色体尚未有三体的病例报道外，其余的染色体均存在三体；临床上最常见的三体型病例为21三体和性染色体的三体型，其次是18三体和13三体。因额外的染色体会破坏遗传物质的平衡而干扰胚胎的正常发育，故多数三体型只见于胚胎期，以流产告终；少数存活下来的三体型也将伴有各种严重畸形。性染色体的三体型对机体的危害程度往往轻于常染色体的三体型，如47，XXX的女性大多具有正常表型；47，XYY的男性，多余的Y染色体主要引起副性征、生殖器官及性格等方面的改变。多体在临床上只能看到性染色体多体型的个体。

细胞分裂过程中染色体的不分离或染色体的丢失是导致非整倍体形成的主要原因。这种异常可以发生于配子形成时的减数分裂过程中，也可以发生于受精卵卵裂时的有丝分裂过程中。

（1）染色体的不分离　当细胞分裂进入中、后期时，如果某一对同源染色体或一条染色体的姐妹染色单体之间未能正常分离，而是同时进入到一个子细胞当中，将导致分裂形成的子细胞中，一个因染色体数目增加而成为超二倍体，一个则因染色体数目减少而成为亚二倍体，这一过程即称为染色体的不分离（non－disjunction）。不分离可发生于配子形成时的减数分裂过程中，也可发生于受精卵卵裂时的有丝分裂过程中。

①减数分裂不分离　如果一对同源染色体在减数分裂后期Ⅰ发生不分离，将形成（n＋1）和（n－1）两种不同染色体数目的次级生殖母细胞，并进一步生成（n＋1）和（n－1）两种类型的配子；受精后将产生三体型（2n＋1）和单体型（2n－1）的合子。如果一条染色体的姐妹染色单体在减数分裂后期Ⅱ发生不分离，形成的配子中正常（n）型占一半，（n＋1）型和（n－1）型各占1/4；受精后1/2为正常二倍体（2n），三体型（2n＋1）和单体型（2n－1）各占1/4（图13－7）。

②有丝分裂不分离　如果在受精卵卵裂早期的有丝分裂过程中发生了姐妹染色单体的不

分离，最终可导致产生含有两种或三种不同染色体组成细胞系的嵌合体。如果不分离发生在第一次卵裂当中，将形成分别含有染色体数目为2n+1和2n-1两个细胞系的嵌合体；如果不分离发生在第二次卵裂以后，则将形成含有2n、2n+1和2n-1等三个或三个以上细胞系的嵌合体。不分离发生的时间越晚，嵌合体中异常细胞系的比例将越小，临床症状将较轻。

（2）染色体的丢失　在细胞分裂过程中，因纺锤丝或着丝粒功能障碍，或者由于行动迟缓，某条染色体在分裂后期、末期未能被牵引到某一极参与子细胞核的形成，而是滞留于细胞质中直至分解消失，这一过程称为染色体的丢失（chromosome lose）或后期迟滞（anaphase lag）。临床上46，XX（XY）/45，X病例产生的机制即可用染色体丢失来解释。

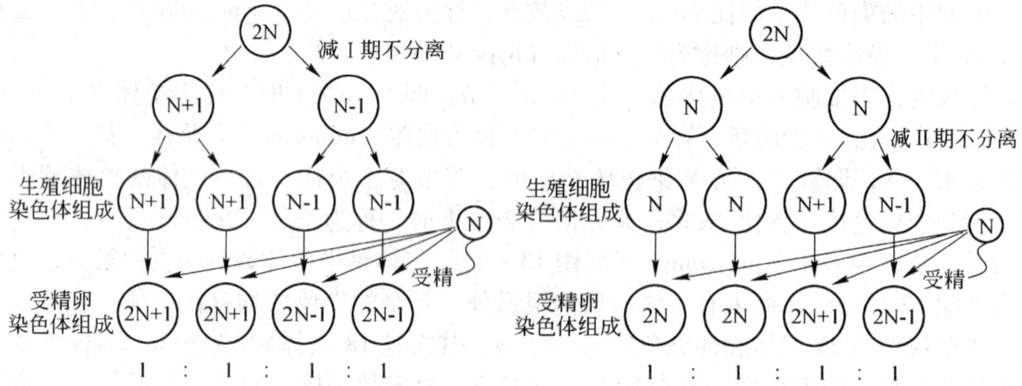

图13-7　减数分裂不分离导致非整倍体的形成

二、染色体结构畸变

在射线、诱变剂等物理、化学、生物因素的作用下，染色体可发生断裂（breakage）。某些断裂可在原位接合，称为愈合（reunion）；此时将不会产生遗传效应。某些断裂则未在原位重接，而是移动位置、交换片段后变位重接，有时还可发生无着丝粒断片的丢失，这时就将引起染色体结构畸变（structural aberration）。

为了统一、规范地描述各种染色体结构畸变，人类细胞遗传学命名的国际体制规定了相应的命名符号及缩写术语（参见表13-1），并制定了简式和详式两种描述方法。在简式中应依次写明：染色体总数，性染色体组成，重排染色体的畸变类型（可用1个字母或三联字母符号说明），在其后的1个括号内写明受累染色体的序号，在另一个括号内标明断裂点所在的区、带号。如果用详式表示，除去简式内写明的内容，在最后一个括号内不能只说明断裂点的位置，还必须详细描述重排染色体带的组成。如1号染色体在长臂2区1带发生断裂，且远侧端丢失，用简式应表示为：46，XX，del（1）（q21）；用详式应表示为：46，XX，del（1）（pter→q21：）。

临床上常见的染色体结构畸变类型主要有：缺失、重复、倒位、易位、插入、环状染色体、双着丝粒染色体和等臂染色体等。

1. **缺失**　因染色体断裂导致部分片段丢失所引起的结构畸变称为缺失（deletion）。如果

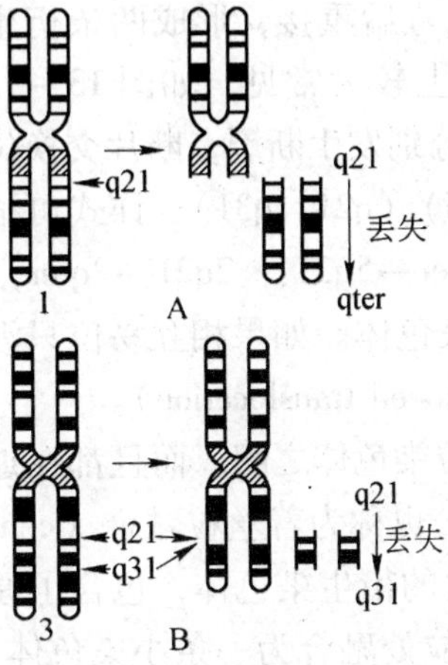

图 13－8　末端缺失（A）和中间缺失（B）

染色体的长臂或短臂上发生一次断裂且未能在原位重接，无着丝粒断片将会在以后的分裂过程中丢失，称为末端缺失（terminal deletion）。如图 13－8（A）所示，1 号染色体在其长臂 2 区 1 带处发生了断裂，且远侧片断（q21→qter）丢失，余下的 1 号染色体由短臂末端至长臂 2 区 1 带构成。此结构畸变用简式可描述为：46，XX（XY），del（1）（q21）；详式可描述为：46，XX（XY），del（1）（pter→q21：）。如果染色体在长臂或短臂内发生两次断裂，两断点之间的片段丢失，其后染色体上的远、近两个断端重接，这种染色体畸变称为中间缺失（interstitial deletion）。如图 13－8（B）所示，3 号染色体在长臂 q21 和 q31 处均发生了两次断裂，q21 与 q31 之间的断片丢失，之后染色体又在两断点 q21 与 q31 处重接。该畸变用简式可描述为：46，XX（XY），del（3）（q21q31）；详式可描述为：46，XX（XY），del（3）（pter→q21：：q31→qter）。

2. **倒位**　一条染色体发生两次断裂后，断片倒转 180°后再与两端的断片重接，称为倒位（inversion）。如果两个断裂点之间含有着丝粒，则称为臂间倒位（pericentric inversion）。如图 13－9（A）所示：2 号染色体 p21 至 q31 之间片段发生臂间倒位，用简式可描述为：46，XX（XY），inv（2）（p21q31）；详式可描述为：46，XX（XY），inv（2）（pter→p21：：q31→p21：：q31→qter）。如果两次断裂发生在着丝粒的同一侧，即在染色体的同一臂（长臂或短臂）内，则称为臂内倒位（paracentric inversion）。如图 13－9（B）所示，1 号染色体 p22 至 p34 之间发生臂内倒位，用简式可描述为：46，XX（XY），inv（1）（p22p34）；详式可描述为：46，XX（XY），inv（1）（pter→p34：：p22→p34：：p22→qter）。

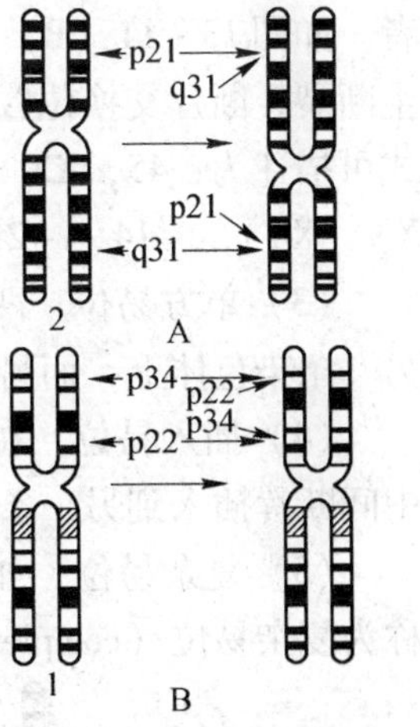

图 13－9　臂间倒位（A）和臂内倒位（B）

3. **重复**　某一染色体片段含有两份或两份以上称为重复（duplication）。重复往往是同源染色体或姐妹染色单体之间染色体节段发生不等交换、单方易位或插入的结果。如果重复片段的原近着丝粒端仍处在近着丝粒一侧，称为正位重复（direct duplication）；如果原近着丝粒端处于远侧，则称为倒位重复（inverted duplication）。如图 13－10 所示，2 号染色体短臂内 p14→p23 片段发生倒位重复，用简式可描述为：46，XX（XY），invdup（2）（p14p23）；详式可描述为：46，XX（XY），invdup（2）（pter→p23：：p14→p23：：p23→qter）。

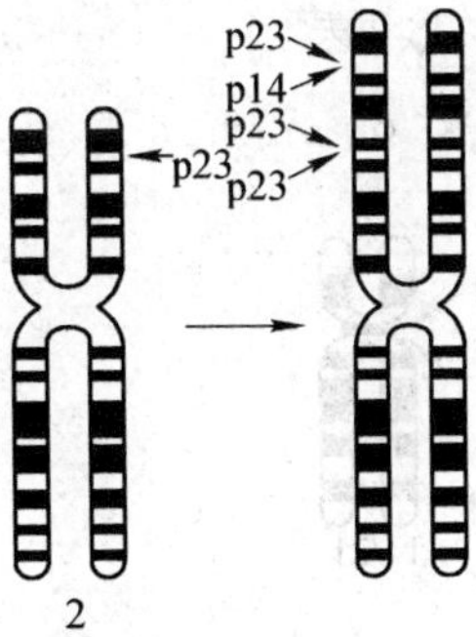

图 13－10　倒位重复

4. **易位**　某条染色体断裂后形成的断片转移到另一条非同源染色体上，称为易位（translocation）。

（1）相互易位　两条非同源染色体同时发生断裂，断片交换位置后重接，形成两条衍生染色体，称为相互易位（reciprocal translocation）。相互易位在临床上较为常见。如图 13－11（A）所示，在 2 号染色体长臂 2 区 1 带和 5 号染色体长臂 3 区 1 带分别发生断裂，断片交换位置重接，形成相互易位，用简式可描述为：46，XX（XY），t（2；5）（q21；q31）；详式可描述为：46，XX（XY），t（2；5）（2pter→2q21：：5q31→5qter；5pter→5q31：：2q21→2qter）。描述时应注意首先描述序号较小的染色体，然后再描述序号较大的染色体。如果相互易位只涉及断片位置的改变，而无染色体片段的增减，则称为平衡易位（balanced translocation）。

（2）罗伯逊易位　如果相互易位发生在 D、G 组两条近端着丝粒染色体之间，而且都在近着丝粒处断裂和重接，称为罗伯逊易位（Robertsonian translocation），也称为着丝粒融合（centric fusion）。结果导致两条染色体的长臂在着丝粒处重接形成一条大的衍生染色体，包含了原来两条近端着丝粒染色体的绝大部分遗传物质。而两短臂也在着丝粒处融合为一条小染色体，该小染色体常常在以后的分裂过程中丢失；但因这条小染色体含有的遗传物质很少，且主要由异染色质组成，它的丢失不会引起明显的遗传效应。所以，罗伯逊易位携带者尽管只有 45 条染色体，但遗传物质和正常个体差异不大，表现型一般均属于正常，也称其为平衡易位携带者。如图 13－11（B）所示，在 14 号染色体短臂 1 区 1 带和 21 号染色体长臂 1 区 1 带同时发生断裂，断片交换位置重接后，两长臂组成一条新的衍生染色体，其余部分丢失。该畸变用简式可描述为：45，XX（XY），－14，－21，＋t（14；21）（p11；q11）；详式可描述为：45，XX（XY），－14，－21，＋t（14；21）（14qter→14p11：：21q11→21qter）。

（3）单方易位　两条非同源染色体各发生一次断裂后，仅其中一条染色体的断片连接到另一条染色体上，而另一条染色体的断片丢失，称为单方易位。

（4）插入易位　在两条非同源染色体上共发生三次断裂，其中发生两次断裂的染色体的中间断片插入到另一条染色体的断裂点处重接，称为插入易位（insertional translocation）。

（5）复杂易位　如果有三条或三条以上的染色体同时发生断裂，相互交换片段后重接，称为复杂易位（complex translocation）。

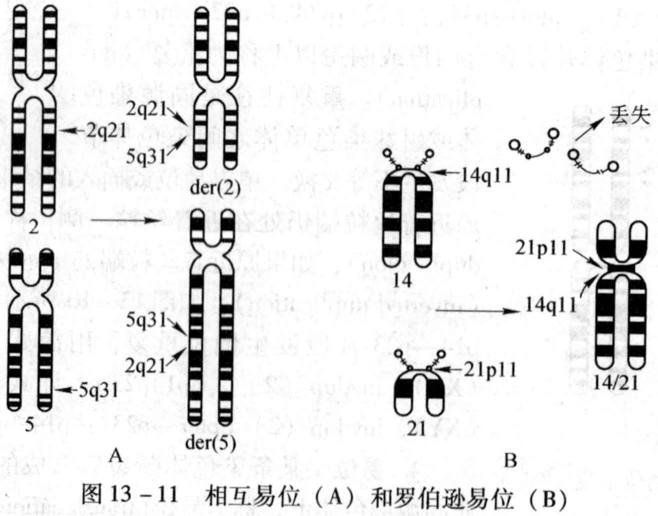

图 13－11　相互易位（A）和罗伯逊易位（B）

5. **插入** 某条染色体的长臂或短臂内发生两次断裂，中间断片转接到另一条染色体的某一断裂点处，这样形成的结构畸变称为插入（insertion）。如果插入发生在两条非同源染色体之间，就是上面所述的插入易位；如果插入发生在两条同源染色体之间，则将在其中一条染色体上产生重复，在另一条同源染色体上产生缺失。如果插入片段的方向与原来相同，称为正位插入（direct insertion）；如果插入片段的方向与原来相反，则称为倒位插入（inverted insertion）。

6. **环状染色体** 一条染色体的长、短臂上各发生一次断裂后，含着丝粒片段的两侧断端重接在一起，将形成一条环状染色体（ring chromosome）。原两侧断点以远的部分丢失，因此环状染色体的形成也同时伴随着染色体片段的缺失。

7. **双着丝粒染色体** 两条染色体各自发生一次断裂后，两个含着丝粒的片段相互连接在一起，形成一条具有两个着丝粒的双着丝粒染色体（dicentric chromosome）。剩余的两个无着丝粒的片段将在分裂中丢失。因这样形成的衍生染色体所具有的两个着丝粒在分裂时将分别被纺锤丝拉向两极，导致形成染色体桥（chromosome bridge），最终易被拉断而形成新的结构畸变，所以属于非稳定型结构畸变。

8. **等臂染色体** 一条衍生染色体的两个臂在形态和遗传组成上完全相同，称为等臂染色体（isochromosome）。一般由着丝粒异常分裂造成。在正常分裂后期，着丝粒应纵裂使姐妹染色单体分开，而着丝粒如果发生了异常的横裂，则将产生两条只具有长臂或短臂的等臂染色体，即形成带有整臂缺失或整臂重复的染色体。

第三节 染色体病

染色体数目或结构畸变所导致的疾病称为染色体病。染色体病常表现为多种症状的综合征，其诱因主要包括染色体数目异常或结构畸变两大类。由于染色体是遗传基因的载体，因此当染色体发生畸变时，所涉及的基因较多，受累个体常表现为具有多种症状的综合征，往往出现先天性多发畸形，智力发育障碍，生长发育迟缓以及流产或死胎等临床症状。因染色体畸变影响了众多基因的表达，很多患者往往在刚出生或胎儿期夭折，少数能够出生并存活的个体也将出现严重的身体和智力障碍，故对人类危害极大。根据发病原因及其表型的差异，下面将染色体病分为染色体数目异常导致的疾病、染色体结构异常导致的疾病及两性畸形三部分介绍。

一、染色体数目异常的疾病

（一）常染色体数目异常的疾病

1. **21三体综合征**（trisomy 21 syndrome） 本病由 Langdon Down 在 1866 年首先描述，故也称为 Down 综合征，即唐氏综合征，是人类最常见的一种染色体病。在新生儿中发病率约为 1/800 ~ 1/600。本病的主要临床特征为：身体发育迟缓，智力低下。患者呈现特种面容：眼间距宽，眼裂狭小，外眼角上斜，内眦赘皮，鼻根低平，耳小低位，舌大且常伸出口外（图 13－12）。患者常伴有各种先天性心脏病，肌张力低，有特殊皮纹改变，如通贯手、第 5 指只有一横纹、三叉点 t 高位等。男性患者常有隐睾，精子生成少，一般不育；女性患者少数可生育，并有可能将此病传给子代。

先天愚型患者中约 92.5% 为 21 三体型，核型为 47，XX（XY），+21；其形成原因主要是配子发生减数分裂过程中 21 号染色体发生了不分离，其中大多数是母亲卵子形成过程中的不分离造成的，而且其发生儿率随母亲年龄升高而增加。嵌合型个体较少见，约占 2.5%，核型为 46，XX（XY）/47，XX（XY），+21，症状可较轻。先天愚型患者中约 5% 为易位型（详见本节“易位型先天愚型”）。

2. 18 **三体综合征** 本病由 Edwards 在 1860 年首先发现，故也称为 Edwards 综合征。在新生儿中发病率约为 1/8000～1/3500。本病的症状较复杂，患者在宫内生长迟缓，95% 的胎儿流产；出生的患儿体重低，异常表型主要有：眼裂小，耳畸形伴低位，小颌，唇裂或腭裂；95% 有先天心脏病；手呈特殊握拳姿势，足呈摇椅样畸形足，智力低下，肌张力亢进（图 13－13）。婴儿期死亡率高，只有极个别患儿能活到儿童期。

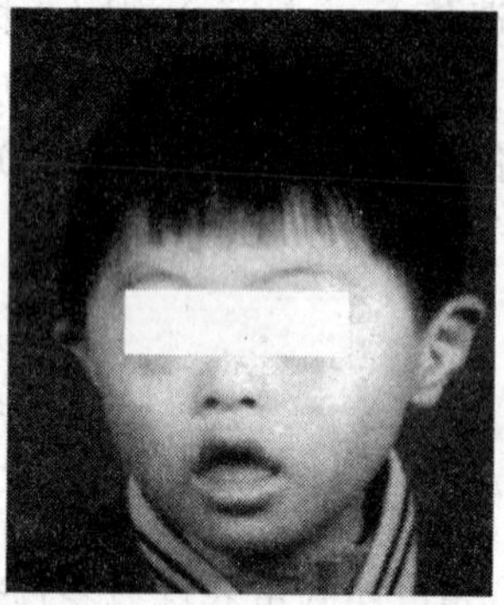

图 13－12 21 三体综合征患儿面容

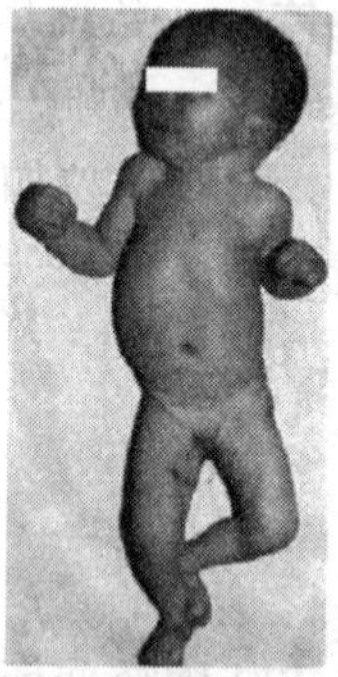

图 13－13 18 三体综合征患儿外观

患者中 80% 核型为 47，XX（XY），+18；约 10% 为嵌合型，核型为 46，XX（XY）/47，XX（XY），+18；其余患者为易位型，其中主要是 18 号染色体与 D 组染色体间的易位。

3. 13 **三体综合征** 本病由 Patau 在 1960 年首先发现，故也称为 Patau 综合征。新生儿发病率约为 1/25000～1/5000。其症状往往较严重，主要表现在：小头、小眼球，耳畸形伴低位，唇裂或腭裂；神经系统严重发育缺陷，智力严重低下，无嗅脑；80% 伴有先天性心脏病；多指（趾），手呈特殊握拳姿势如 18 三体；性器官发育异常。99% 的 13 三体胎儿流产，已出生的患儿 90% 在 6 个月内死亡。

患者中约 80% 核型为 47，XX（XY），+13；多数为母亲卵子形成过程中第一次减数分裂所导致的 13 三体。5% 为嵌合型，10%～15% 为易位型（D/D 易位），其中以 13q～14q 为最多见。

（二）性染色体数目异常的疾病

1. **先天性睾丸发育不全综合征**　本病由 Klinefelter 在 1942 年首先报道，故也称为 Klinefelter 综合征（Klinefelter syndrome）。本病的发病率较高，在男性中的发病率约为 1/1000～1/800，而在男性不育症患者中可占 10%。主要临床症状包括：身材瘦高，四肢细长；第二性征发育不良：阴毛、胡须稀少；音调高，无喉结。部分患者有乳房发育，皮肤细嫩。阴茎发育不良，睾丸小或隐睾，睾丸内曲细精管呈玻璃样变性，无精子生成，故不育（图 13－14）。少数患者可有轻度智力低下。一些患者有精神分裂症倾向。

患者中 80% 以上核型为：47，XXY；约 10%～15% 为嵌合型，如 46，XY/47，XXY；46，XY/48，XXXY 等。另外，少数患者核型为：48，XXXY；48，XXYY，49，XXXXY 等。47，XXY 核型产生的主要原因是亲代生殖细胞形成过程中减数分裂时染色体发生不分离造成的，其中 60% 是卵子形成中发生的。

2. **性腺发育不全综合征**　本病由 Turner 在 1938 年首先报道，故也称为 Turner 综合征（Turner syndrome）。本病在新生女婴中的发病率为 1/5000～1/2500。其主要临床症状为：出生体重低，身材矮小；蹼颈，后发际低，内眦赘皮，盾状胸，肘外翻。性腺呈条索状，原发闭经。可伴有先天性心脏病（图 13－15）。

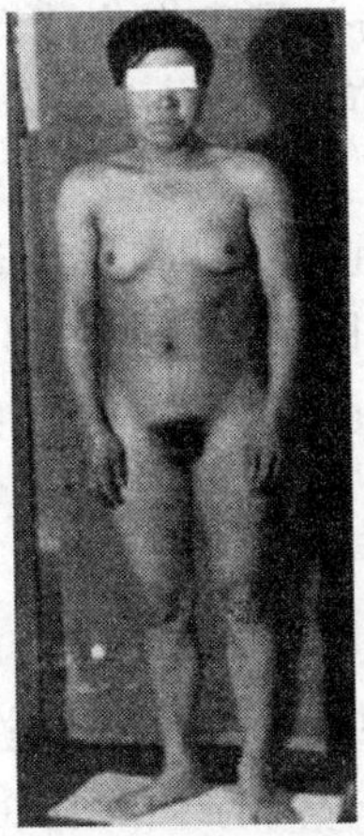

图 13－14　先天性睾丸发育不全

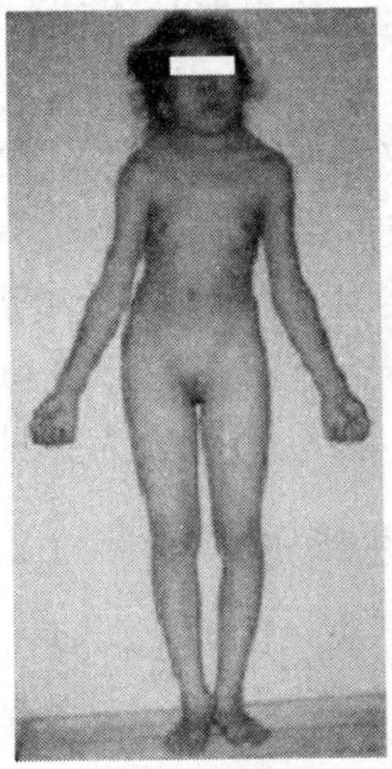

图 13－15　性腺发育不全综合

患者中约 60% 核型为 45，X。其中 75% 以上是由父亲精子形成过程中减数分裂不分离引起的。部分患者为嵌合体，如 45，X/46，XX；45，X/47，XXX 等；嵌合体的症状可较轻。还有部分患者是因 X 染色体结构畸变造成的，如 X 染色体长臂缺失，（46，XXq^-）；X 染色体短臂缺失（46，XXp^-）；X 长臂或短臂等臂染色体（46，X，i（Xq）；46，X，i（Xp））；X 环状染色体（46，X，r（X））等。

本症的多数患者均可存活，青春期后应用性激素治疗可改善部分症状，患者可有月经来潮和副性征发育，但生育问题尚无法解决。

二、染色体结构异常的疾病

1. 5p－**综合征** 1963 年 Lejeune 等首先报道。本病因 5 号染色体短臂部分缺失所致，称为 5p 部分单体综合征（partial monosomy 5p syndrome）。在新生儿中的发病率约为 1/50000，是染色体结构畸变中发病率较高的一种遗传病。由于患儿有似猫叫样尖细的啼哭声，因此也被称为猫叫综合征（cri－du－chat syndrome）。主要临床症状还包括：智力低下，生长发育障碍，肌张力低。小头，满月脸，眼间距宽，外眼角下斜，内眦赘皮，低位耳，下颌小。50% 伴有先天性心脏病（图 13－16）。大部分患儿可活至儿童期，少数可至成年。

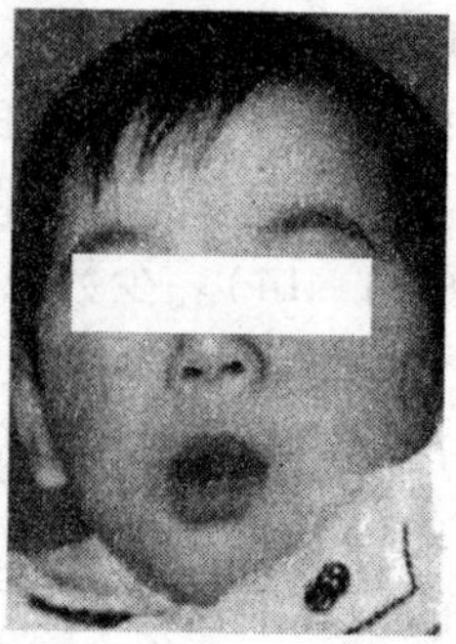

图 13－16　5P－综合征

患者核型为：46，XX（XY），5p－或 46，XX（XY），del（5）（p15）。其缺失部分的断裂点是 5p15，断裂后远端片段丢失。80% 患者为染色体长段的单纯缺失，约 10% 为不平衡易位引起。多数病例是父母生殖细胞中新发生的染色体畸变引起的。

2. **易位型先天愚型** 1960 年 Polani 首次报道了易位型先天愚型，此型约占先天愚型患者的 5%。患者多出的 21 号染色体并不是独立存在的，而是易位到 D 组或 G 组另一近端着丝粒染色体上，故患者整个核型的染色体总数仍为 46 条。易位型患者也表现出典型的先天愚型症状。常见的有 D/G 易位，其中最常见的为 21 号染色体易位至 14 号染色体上，即 14/21 易位：患者核型为 46，XX（XY），－14，＋t（14q21q）；患者的易位染色体可从亲代染色体平衡易位携带者遗传而来。这种染色体平衡易位携带者在生殖细胞形成时，经减数分裂可产生 4 种类型的配子，受精后可形成 4 种核型的个体，即正常个体、21 单体型个体、14/21易位型先天愚型患者和 14/21 染色体平衡易位携带者。少数为 21 号染色体易位至 13、15 号染色体；G/G 易位较为少见，如 21/21 易位型。

三、两性畸形

患者的性腺或内外生殖器、副性征具有不同程度的两性特征，称为两性畸形（hermaphroditism）。一部分患者是由染色体异常引起，如嵌合体；一部分是由基因突变所致，虽然染色体正常，但性腺发育异常。如果患者体内兼具男女两种性腺，即既有卵巢又有睾丸，则称为真两性畸形（true hermaphroditism），患者的外生殖器和副性征均不同程度地介于两性之间；如果患者体内只有一种性腺，但其外生殖器和副性征具有两性特征，则称为假两性畸形（pseudo hermaphroditism）。

（一）真两性畸形

根据核型的不同，患者的表型及临床症状均有一定的差异，真两性畸形主要包括下述类型。

1. **46，XX 型** 约占真两性畸形的 50% 以上，患者外观男性或女性，但副性征常为女性，如阴毛呈女性分布，有乳房发育，外生殖器为阴茎但有尿道下裂，无阴囊或阴囊中空。

患者一侧有卵巢、输卵管、子宫发育良好，另一侧有睾丸或卵巢睾，输精管发育不良。本病的发病原因与 X 染色体或常染色体上具有 Y 染色体的易位片段有关，而该易位片段含有 SRY 基因。

2. 46，XY 型 约占真两性畸形的 12% 左右，患者外观多为男性，但第二性征常呈女性特点，如阴毛呈女性分布，外生殖器为男性，但有尿道下裂，阴囊中空。一侧有睾丸，另一侧为卵巢睾，体内有输卵管、输精管和子宫，但均发育不良。一般认为本病的发病原因是患者体内有部分核型为 46，XX 或 45，X 的细胞造成的。

3. 46，XX/46，XY 型 患者 X 染色质和 Y 染色质检测均为阳性。一侧有睾丸，另一侧为卵巢或卵睾，或两侧均为卵睾。患者外观男性或女性，外生殖器及副性征均呈两性化趋势，如有阴道但又可见阴蒂肥大，如有阴蒂又可见尿道下裂；具体表型主要取决于 46，XX 和 46，XY 两种核型细胞的比例。

其发病主要是“双受精”导致了 XX 型受精卵和 XY 型受精卵融合在一个个体内形成了嵌合体，由两个染色体组成不同的合子构成的嵌合体也称为异源嵌合体（chimera）。一般可通过手术矫形，如无法恢复男性功能时可向女性矫正。

4. 46，XX/47，XXY 型 患者 X 染色质和 Y 染色质检测均为阳性。患者外观多呈女性，外生殖器具两性特征。多数病例以 46，XX 型细胞的优势，故一侧有卵巢，常发育较好；另一侧有发育不良的小睾丸，无精子产生。一般应向女性矫形。

5. 46，XY/45，X 型 患者 X 染色质阴性，Y 染色质阳性。患者外观常为女性或男性，第二性征常为男性，常以 46，XY 型细胞占优势。其内外生殖器常呈两性特征，为避免隐睾恶变，应适时摘除。

（二）假两性畸形

根据体内性腺的种类，假两性畸形可分为两种类型。性腺为睾丸称为男性假两性畸形，性腺为卵巢则称为女性假两性畸形。

1. **男性假两性畸形** 患者核型为 46，XY。性腺为睾丸，但无精子发生。外生殖器具女性特征，如阴道短浅、阴蒂肥大，但无子宫和卵巢。主要发病原因为体内雌激素合成不足或因 X 染色体上雄激素受体基因突变而使患者对雄激素不敏感。

2. **女性假两性畸形** 患者核型为 46，XX。性腺为卵巢，外生殖器具两性特征。主要发病原因包括：体内肾上腺皮质激素合成代谢过程的异常导致雄性激素产生过多；或因母体怀孕期间使用孕激素不当，导致血液中雌激素水平增高，造成了女胎男性化，即此病的发生。

3. **性逆转综合征** 患者核型与表型相反，包括 46，XX 男性和 46，XY 女性两种类型，称为性逆转综合征（sex reversal syndrome）。其个体外表依次为男性或女性，有睾丸或条索状卵巢。其发病的主要原因可能是：有包含 SRY 基因在内的 Y 染色体长段的易位；有未知的基因突变；是 46，XX/46，XY 嵌合体但未能检出。

思 考 题

1. 写出下列核型对应疾病的名称，并说明这些核型产生的主要机制。

   ①47，XY，+21 ②45，X ③47，XXY ④46，XX，5p⁻ ⑤46，XX/46，XY

2. 说明下述每组概念间的区别。

   ①常染色质与异染色质 ②X 染色质与 Y 染色质 ③自发畸变与诱发畸变

3. 描述正常人体细胞染色体的分组核型及其分类特征。

4. 一对表型正常的夫妇，怀孕 5 胎中流产 2 次。存活的 3 个孩子中，女儿外表正常，但核型检测只有 45 条染色体。二个男孩中，一个正常，一个染色体数虽为 46 条，但为先天愚型患儿。试问：这对夫妇及其子女的核型可能如何？子女的患病风险可能为多少？

第十四章 群体遗传学

群体（population）也称为种群，是指同一物种生活在某一地区内、能够相互交配的个体群。世界上50多亿人构成一个大群体，但这样的大群体不适宜研究，通常所说的群体是指局限于某一地区，彼此有婚配关系的个体群。

群体遗传学（population genetics）是研究群体的遗传结构及其变化规律的科学。通过对群体中的基因分布、基因频率和基因型频率的规律的研究，可以了解群体演变的基本过程和趋势。医学群体遗传学则主要研究致病基因在人类群体中的变化规律，这将为阐明遗传病在群体中的发生及流行规律，为预防疾病的发生提供科学依据。

第一节　基因频率和基因型频率

研究群体的遗传变化，首先要分析基因频率和基因型频率的变化。

由于遗传信息在群体内是可以流动的，而在群体间是相对隔离的，故把某一群体内所含有的全部基因称为一个基因库（gene pool）。基因频率（gene frequency）是指群体中某一等位基因占该基因座（gene locus）上全部等位基因的比率，它是群体遗传组成的内容和标志之一，反映了该基因在群体中的相对数量。如果群体中某个基因座位上有两个基因成员，且为显隐性关系，分别是A基因和a基因，显性基因A的频率以p表示，隐性基因a的频率以q表示，那么：

p = A基因数量/A基因和a基因总数量

q = a基因数量/A基因和a基因总数量

$p + q = 1$

在一个群体中，任何一个基因座位上，各等位基因频率相加应该等于1。

基因型频率（genotypic frequency）是指群体中某基因型的个体数与该群体个体总数的比率，它反映了该基因型个体在这一群体中的相对数量，也是群体遗传组成的内容和标志之一。例如，A、a这一对等位基因，可以组成AA、Aa、aa三种基因型，某一个群体中个体总数为1000，其中AA的个体数为300，Aa的个体数为500，aa的个体数为200。则AA的基因型频率为0.30，Aa的基因型频率为0.50，aa的基因型频率为0.20，全部基因型频率的总和为$0.30 + 0.50 + 0.20 = 1$。

基因频率和基因型频率是两个关系密切但又截然不同的概念，基因型频率可通过调查群体各种表现型获得，基因频率则可从已知的基因型频率推算出来。如果是共显性遗传，其表现型可以反映出基因型，用基因型频率可直接计算出基因频率。例如，MN血型由一对共显

性的等位基因 L^M 和 L^N 决定，M、N 和 MN 3 种血型个体的基因型分别为 L^ML^M、L^NL^N 和 L^ML^N。假设某群体有 1500 人，其中 800 人为 M 血型，500 人为 N 血型，200 人为 MN 血型，即在该群体中 3 种基因型的频率分别为：$L^ML^M = 800/1500 = 0.533$，$L^NL^N = 500/1500 = 0.333$，$L^ML^N = 200/1500 = 0.133$。设 L^M 的频率为 p，L^N 的频率为 q，则

$p = 0.533 + 1/2 \times 0.133 \approx 0.6$

$q = 0.333 + 1/2 \times 0.133 \approx 0.4$

在这种情况下，也可以根据基因频率的定义直接计算出等位基因 L^M 和 L^N 的频率

$P = (800 \times 2 + 200) / (1500 \times 2) = 0.6$

$q = (500 \times 2 + 200) / (1500 \times 2) = 0.4$

如果等位基因之间在表型上有显、隐性的区分，在纯合显性和杂合显性个体之间从表现型上无法区别时，不能直接用基因型频率来计算基因频率，但如果一个群体中的这对等位基因已达到遗传平衡，则可用遗传平衡定律推算出其基因频率。

第二节　遗传平衡定律

一、遗传平衡定律

英国数学家 Hardy（1908）和德国医生 Weinberg（1909）分别应用数理统计方法来探讨群体中基因频率的变化，得出一致的结论：对于一个能连续随机交配的大的群体，如果没有突变、选择、迁移等因素的影响，则每一代的基因频率和基因型频率保持不变，这样的群体被认为处于遗传平衡状态。这就是 Hardy - Weinberg 定律，又称遗传平衡定律(law of genetic equilibrium)。显然，一个群体要处于遗传平衡状态，就需要满足一定条件，即：①群体很大；②随机交配；③没有突变发生；④没有自然选择；⑤没有个体的大规模迁移。

如果一个群体达到这种状态，就是一个遗传平衡的群体，未达到这种状态就是一个不平衡的群体。

假定有一对等位基因 A 和 a，基因 A 的频率为 p，基因 a 的频率为 q，$p + q = 1$。根据数学原理 $(p+q)^2 = 1$，二项式展开：

$p^2 + 2pq + q^2 = 1$

在遗传平衡状态下，如果以 P 表示 AA 基因型频率；H 表示 Aa 基因型频率；Q 表示 aa 基因型频率，群体的基因频率和基因型频率的关系为：

$P = p^2$，$H = 2pq$，$Q = q^2$

例如，一个 100 人的群体中，纯合子 AA 有 60 人，杂合子 Aa 有 20 人，纯合子 aa 有 20 人。这个群体是否达到遗传平衡呢？

该群体基因型频率：$P = 60/100 = 0.6$，$H = 20/100 = 0.2$，$Q = 20/100 = 0.2$

该群体基因频率：

$p = p^2 + 1/2\ (2pq) = 0.6 + 0.2/2 = 0.7$

$q = q^2 + 1/2\ (2pq) = 0.2 + 0.2/2 = 0.3$

$p + q = 0.7 + 0.3 = 1$

如果这个群体是遗传平衡的群体，$(p+q)^2 = p^2 + 2pq + q^2 = 1$，基因型的频率理论上应为 $p^2 + 2pq + q^2 = 0.49 + 0.42 + 0.09 = 1$。可是这个群体并非如此，实际上基因型频率 $= 0.6 + 0.2 + 0.2 = 1$，是一个不平衡的群体。

上述遗传不平衡的群体在随机婚配的条件下，子一代中，基因A的频率仍将是0.7，基因a的频率仍将是0.3。但是，基因型AA：Aa：aa的比例会立即发生变化（表14-1）。

表14-1 亲代群体雌、雄配子间随机组合所得子代群体各种基因型及其频率

		精子	
		A (0.7)	a (0.3)
卵子	A (0.7)	AA (0.49)	Aa (0.21)
	a (0.3)	Aa (0.21)	aa (0.09)

从表中可见，各种基因型的频率为：AA (p^2) = 0.49，Aa ($2pq$) = 0.42，aa (q^2) = 0.09。如此就达到了遗传平衡，以后在随机婚配所生的各代中，都将保持这种遗传平衡而不发生变化。因此，一个遗传不平衡的群体，只要进行随机交配，一代以后即可达到遗传平衡。

二、遗传平衡定律的应用

实际上，人类群体中大多数遗传性状都处于平衡状态，所以可利用遗传平衡定律，通过已知的某种基因型频率推导出各等位基因的频率和其他基因型频率，这在医学遗传学中具有重要应用价值，根据遗传平衡定律计算出疾病基因在人类群体中的频率分布及其在群体中的变化规律，以期望对遗传病的诊断、预防进行指导。

（一）估计常染色体显性基因的频率

在常染色体显性遗传病，患者基因型为AA或Aa，发病率 = [AA] + [Aa] = 1 - [aa] $= 1 - Q = 1 - q^2$，所以：

$q = \sqrt{1 - 发病率}$ ………………………………………………… ①

或者，由于常染色体显性遗传病患者中，纯合子罕见，AA基因型可以忽略不计，因此，发病率≈ [Aa] ≈2pq。一般情况下p很小，把q看作1，发病率≈2p，故：

$p \approx \frac{1}{2}发病率$ ………………………………………………… ②

用上述①或②式均可计算出群体中的基因频率，二者的结果在一般情况下无明显差异，但②式更为常用。

（二）估计常染色体隐性基因频率和杂合子频率

根据遗传平衡定律，只要调查隐性纯合子的频率Q，由于 $Q=q^2$，即 $q=\sqrt{Q}$，就可以计算出该群体中隐性基因的频率；而 $p+q=1$，进一步可算出显性基因频率及其他基因型的频率。

例如，某地白化病（AR）的发病率为1/20000。白化病为隐性遗传病，患者的基因型为aa，根据遗传平衡定律：

发病率 $=Q=q^2$，即 $q=\sqrt{发病率}=\sqrt{1/20000}=0.007$

$p=1-q=1-0.007=0.993$

正常人中显性纯合子：[AA] $=P=p^2=0.993^2=0.986$

正常人中携带者：[Aa] $=H=2pq=2\times0.993\times0.007=0.014$

（三）估计复等位基因的频率

人类的ABO血型受控于9q34的一组复等位基因 I^A、I^B 和i，设 $[I^A]=p$，$[I^B]=q$，$[i]=r$。在遗传平衡状态时，各种基因型及其频率见表14－2。

表14－2　I^A、I^B、i复等位基因遗传平衡时各种基因型及其频率

		精子		
		I^A (p)	I^B (q)	i (r)
卵子	I^A (p)	I^AI^A (p^2)	I^AI^B (pq)	I^Ai (pr)
	I^B (q)	I^AI^B (pq)	I^BI^B (q^2)	I^Bi (qr)
	i (r)	I^Ai (pr)	I^Bi (qr)	ii (r^2)

各种血型分布符合 $(p+q+r)^2$ 展开式。例如，在某地共调查190177人，其中A型79324人，B型16276人，O型88717人，AB型5860人。该群体ABO血型的遗传结构可作如下分析。

因O血型频率 $=r^2=88717/190177=0.4665$，得 $r=\sqrt{0.4665}=0.6830$。

又因A血型＋O血型频率 $=(79324+88717)/190177=0.8836$，得 $p+r=\sqrt{0.8836}=0.9400$。因此：

$p=0.9400-r=0.9400-0.6830=0.2570$

$q=1-(p+r)=1-0.9400=0.0600$

各基因型的频率为：

A型：$[I^AI^A]=p^2=(0.2570)^2=0.0660$　　$[I^Ai]=2pr=2\times0.2570\times0.6830=0.3511$

B型：$[I^BI^B]=q^2=(0.0600)^2=0.0036$　　$[I^Bi]=2qr=2\times0.0600\times0.6830=0.0820$

AB型：$[I^AI^B]=2pq=2\times0.2570\times0.0600=0.0308$ 或 $[I^AI^B]=5860/190177=0.0308$

O型：$[ii]=r^2=(0.6830)^2=0.4665$

综上所述，该群体 ABO 血型的遗传结构情况为：I^A、I^B、i 基因频率分别为 0.2570、0.0600、0.6830；I^AI^A、I^Ai 基因型频率分别为 0.0660、0.3511；I^BI^B、I^Bi 基因型频率分别为 0.0036、0.0820；I^AI^B 基因型频率为 0.0308；ii 基因型频率为 0.4665。

（四）估计 X 连锁基因的频率

群体中女性性染色体组成为 XX，男性性染色体组成为 XY。设群体中 X^A 基因频率 $[X^A]=p$，$[X^a]=q$，女性有三种不同的基因型：X^AX^A、X^AX^a、X^aX^a；男性有两种不同的基因型：X^AY、X^aY。女性可生成两种不同类型的配子：X^A、X^a。男性除生成 X^A、X^a 配子外，还可生成 Y 配子，且 X 配子与 Y 配子数量相等，又 $p+q=1$，所以 Y 配子的频率亦为 1。在随机交配下达到遗传平衡时，各种不同基因型及其频率见表 14－3。

表 14－3　遗传平衡时 X 连锁基因的各种基因型及其频率

		精　子		
		X^A (p)	X^a (q)	Y (1)
卵　子	X^A (p)	X^AX^A (p^2)	X^AX^a (pq)	X^AY (p)
	X^a (q)	X^AX^a (pq)	X^aX^a (q^2)	X^aY (q)

由于男性为半合子，故只要知道男性发病率，即知道了致病基因的频率。

例如，红绿色盲为 X 连锁隐性遗传病，已知其在男性中的发病率为 7%，该群体的遗传结构：

红绿色盲基因频率：$q=[X^aY]=$男性发病率$=7\%=0.07$

正常等位基因频率：$p=1-q=1-0.07=0.93$

女性各种基因型频率：

$[X^AX^A]=p^2=(0.93)^2=0.8649$

$[X^AX^a]=2pq=2\times0.93\times0.07=0.1302$

$[X^aX^a]=q^2=(0.07)^2=0.0049$

男性各种基因型频率：

$[X^aY]=7\%$

$[X^AY]=1-0.07=0.93$

第三节　影响遗传平衡的因素

遗传平衡的群体是理想的无限大的群体，实际上这种理想群体在自然界是不存在的。理想群体中基因突变、自然选择、遗传漂变、迁移、非随机婚配五个要素中任何一个条件的改变，都会影响群体中的基因频率和基因型频率，从而改变群体的遗传结构。以下我们分别讨论这些因素对遗传平衡的影响。

一、基因突变

基因突变是机体内经常发生的事件。由于突变具有可重复性，故群体中某一突变基因可重复产生，并且以一定的频率出现，这种基因突变的频率称为突变率（mutation rate），通常以每代中每100万个基因中发生突变的次数来表示，即 $n \times 10^{-6}$/代。

在不同的群体中，同一基因的突变率往往有所不同。在自然条件下，人类基因的突变率一般较低。基因突变会改变群体的遗传组成，即改变群体的基因频率和基因型频率，使群体的遗传平衡受到影响。假定在一个无限大的群体中，仅存在突变而无选择的作用。现有一对等位基因A和a，设A突变为a的频率为u，a突变为A的频率为v。若A基因频率为p，a基因频率为q，则在每一代中有pu个A突变为a，有qv个a突变为A。若 $pu > qv$，则a基因频率会逐代增大；若 $pu < qv$，则A基因频率会逐代增大。如果群体中基因频率保持不变，即处于平衡状态时，$pu = qv$，又因 $p + q = 1$，所以 $p = \frac{v}{u+v}$，$q = \frac{u}{u+v}$。

因此，在没有选择等其他因素作用时，仅由突变而保持的遗传平衡中，等位基因频率完全由其突变率决定。一些中性突变（neutral mutation）就可能有这种效应。例如，人类对苯硫脲（PTC）的尝味能力，决定于7q上的基因T。T突变为t后，失去对PTC的尝味能力。这种突变对人类既无明显的益处，也无明显的害处，属中性突变。中性突变不受到选择的作用，各有关基因的频率很容易用突变间的平衡来说明。然而在自然界中，基因频率仅由突变率决定是很少见的，大多数基因突变可能产生有害的表型效应而面临选择的作用。

二、自然选择

选择（selection）是影响群体遗传平衡的另一个重要因素。自然选择的作用就是对突变产生的变异进行整理的过程。在众多独立个体构成的群体中，有的具有更适应环境的基因组，这样的个体就比群体中其他成员有更多生存的机会，这就会增加一些基因和基因型的频率；不适应的成员逐渐减少或消失，从而使一些基因和基因型的频率降低。概而言之，选择的作用在于增高或降低个体的适合度，从而改变群体的遗传结构。

（一）适合度

一个个体在一定环境条件下能够生存并把他的基因传给下一代的能力称为适合度（fitness），它代表了某些基因型个体对环境的相对适应程度（与其他基因型个体比较）。适合度一般用相对生育率（relative fertility，*f*）来表示：

$$f = \frac{\text{患者生育率}}{\text{患者正常同胞生育率}}$$

可见正常人的适合度为1，患者适合度 <1。

例如，有人在丹麦做了一次调查，发现108名软骨发育不全性侏儒患者生育了27个孩子，这些患者的457个正常同胞共生育了582个孩子。侏儒患者的适合度即为：

$$f = \frac{\text{患者生育率}}{\text{患者正常同胞生育率}} = \frac{27/108}{582/457} = 0.20$$

这表明患者比正常人的适合度降低了0.80。

(二) 选择系数

在选择作用下适合度降低的程度称为选择系数(selective coefficient,S),它反映了某一基因型个体在群体中不利于生存的程度,所以:

$$S = 1 - f$$

在上述例子中,侏儒的适合度为0.20,则其选择系数 $S = 1 - f = 1 - 0.20 = 0.80$。说明侏儒患者的基因有80%的可能性不能传给后代而被选择作用所淘汰。表14-4列出了几种遗传病的适合度和选择系数。由于选择作用,使群体中的基因频率发生改变,从而影响群体遗传平衡。

表14-4 几种遗传病的适合度和选择系数

疾 病	适合度	选择系数
视网膜母细胞瘤(杂合子)	0	1
幼儿型黑蒙性痴呆(纯合子)	0	1
软骨发育不全(杂合子)	0.20	0.80
甲型血友病(男性)	0.29	0.71
神经纤维瘤(杂合子)	男0.41,女0.75	男0.59,女0.25

(三) 选择的作用

选择使有害基因被淘汰,使群体中有害基因频率逐代降低,但选择对显性基因、隐性基因和X连锁基因改变的有效程度是不同的。

1. 选择对常染色体显性致病基因的作用 选择对常染色体显性致病基因的作用是比较明显的,凡带有显性基因的个体(AA和Aa)都将受到选择的作用。为了说明问题,我们考虑一种极端的情况,常染色体显性遗传病患者都不能生存或完全不能生育后代,即 $S = 1$。若无突变发生,只需经过一代选择,A基因在群体中将不复存在。

如果群体处于选择和突变共同作用下,达到一种动态平衡状态,那么,每代被选择作用而丢失的显性基因必然由突变来补充,即被选择淘汰掉的A基因数=突变产生的A基因数。设群体A基因频率为 p,群体中 a 突变为A基因的频率为 v,则 $v = Sp$。

由于显性遗传病患者绝大多数为杂合子,所以发病率(H)等于 $2pq$,因 p 值很小,$q \approx 1$,则 $H = 2p$,即 $p = 1/2H$,因此:

$V = Sp = S \times 1/2H$

例如,有调查资料表明,软骨发育不全侏儒症在丹麦哥本哈根的发病率为 $10/94075 = 0.0001062$,已知本病的选择系数 $S = 0.8$,因此,致病基因的突变率为:$V = S \times 1/2H = 1/2 \times 0.8 \times 0.0001062 = 42.5 \times 10^{-6}$/代。

2. 选择对常染色体隐性致病基因的作用 对于常染色体隐性遗传病而言,患者的基因型为aa,基因型为AA或Aa为正常人。选择只对aa的个体起作用,Aa的个体则可在群体中保留许多世代而不受选择的影响。因此选择对隐性基因的作用是不明显的。

当选择对隐性基因不利时，尽管隐性基因频率降低很慢，但最终将从群体中消失。然而，实际上隐性基因频率在群体中往往保持基本恒定，这是由于被淘汰的基因不断由新突变而来的隐性基因补偿的结果。这样可以使一个群体维持突变和选择间的遗传平衡。

设群体中 a 的基因频率为 q，A 突变为 a 的频率为 u，aa 的频率为 q^2，如果选择系数为 S，则每一代就有 Sq^2 的隐性基因被淘汰。被淘汰的基因将由突变基因来补偿，即 $u = Sq^2$。这样，根据发病率（q^2）、选择系数（S）或适合度（f）就可求出隐性致病基因的突变率。

例如，苯丙酮尿症（PKU）是一种常染色体隐性遗传病，在我国人群中的发病率为 1/16500，该病的适合度 $f = 0.15$，选择系数 $S = 0.85$。因此，PKU 基因的突变率为：

$u = Sq^2 = 0.85 \times 1/16500 = 52 \times 10^{-6}$/代

3. 选择对 X 连锁显性致病基因的作用 选择如果对 X 连锁显性基因起作用，群体中 X^AY、X^AX^A、X^AX^a 都将受影响，而 X^aX^a、X^aY 不受影响。如果群体中某种 X 连锁显性致病基因 X^A 的频率为 p，男性为半合子，男性的患病率就等于致病基因 X^A 的频率 p，而女性杂合子患者的频率是 $2pq \approx 2p$（因为 p 很小，$q \approx 1$），女性纯合子 X^AX^A 的频率为 p^2，其值很小，可以忽略不计。这样男性受选择的致病基因频率为 $1/3p$，女性受选择的致病基因频率为 2/3p。如果选择系数为 S，每一代将有 $S \times (1/3p + 2/3p) = Sp$ 的 X 连锁显性致病基因被淘汰，这将由 X^a 突变为 X^A 来补偿，因此，致病基因的突变率 $v = Sp$。

4. 选择对 X 连锁隐性致病基因的作用 对于 X 连锁隐性遗传病，女性患者基因型为 X^aX^a，正常女性基因型为 X^AX^A、X^AX^a，所以，选择对致病基因的作用在女性类似于常染色体隐性致病基因；男性为半合子，男性患者基因型为 X^aY，男性正常人基因型为 X^AY，即男性一旦带有致病基因即受到选择作用，因此，选择对致病基因的作用在男性类似于常染色体显性致病基因；又因为人群中 X 染色体 2/3 分布在女性，1/3 分布在男性，故选择对 X 连锁隐性基因的作用大于常染色体隐性基因而小于常染色体显性基因。

当由选择和突变共同作用保持遗传平衡时，被选择掉的 X 连锁隐性致病基因将由突变来补充，即 $u = 2/3Sq^2 + 1/3Sq$，因为 Sq 远大于 Sq^2，所以 $u \approx 1/3Sq$。

例如，血友病在男性的发病率为 0.00008，在女性极少见。已知血友病的适合度为 0.29，因此，致病基因的突变率：

$u \approx 1/3Sq = 1/3 \times (1 - 0.29) \times 0.00008 = 19 \times 10^{-6}$/代

三、遗传漂变

在隔离的小群体中，由于婚配机会有限，在基因传递过程中，常常在不多几代内导致某些等位基因在群体中消失，而另一些等位基因在群体中固定，从而改变群体的遗传结构。这种由于群体较小和偶然事件而造成的基因频率的随机波动现象称随机遗传漂变（random genetic drift）。

假设有 16 个环境相同的小岛，每个小岛都住有基因型为 Aa 的男女各一人，在他们婚后所生的子女中，出现的基因型及比例为 AA∶Aa∶aa = 1∶2∶1。如果每对夫妇只生一对男女，其后代将出现下表所列的婚配组合（表 14 - 5）。

表 14－5　假想小岛上后代的婚配组合

男＼女	AA	Aa	Aa	aa
AA	AA × AA	AA × Aa	AA × Aa	AA × aa
Aa	Aa × AA	Aa × Aa	Aa × Aa	Aa × aa
Aa	Aa × AA	Aa × Aa	Aa × Aa	Aa × aa
aa	aa × AA	aa × Aa	aa × Aa	aa × aa

各小岛后代中各婚配型的频率和婚配双方的基因频率如下表所示（表 14－6）。

表 14－6　各小岛中后代的婚配型频率和婚配双亲的基因频率

婚配组合	组合数	概　率	婚配双亲的基因频率	
			A	a
AA × AA	1	1/4 × 1/4 = 1/16	1	0
AA × Aa	2	2 × 1/4 × 1/2 = 1/4	0. 75	0. 25
AA × aa	2	2 × 1/4 × 1/4 = 1/8	0. 5	0. 5
Aa × Aa	1	1/2 × 1/2 = 1/4	0. 5	0. 5
Aa × aa	2	2 × 1/2 × 1/4 = 1/4	0. 25	0. 75
aa × aa	1	1/4 × 1/4 = 1/16	0	1

从上表可知，16 个小岛上有 1 个小岛仅留下基因型为 AA 的男女，这样，全部基因都是 A 了，在该岛上 A 基因固定下来，a 基因消失了。在另一个小岛上，留下的男女基因型均为 aa，表明 a 基因固定、A 基因消失了。其余的 14 个小岛 A 基因和 a 基因以不同的频率存在。

小群体通常是由于社会或地理因素使一小群人与大人群隔离所形成。在小的隔离群体中，可以看到奠基者效应（founder effect）。即少数个体离开大群体后，形成一个相对隔离状态，由于只能彼此间婚配，他们的基因型对将形成的新群体的基因频率产生较大的影响。如果等位基因 A 的频率很高，a 的频率很低，在隔离人群中就可能因机遇而造成绝大多数人有 A 基因，仅极少数人有 a 基因。少数有 a 基因的人如果没有后代，或者虽有后代但未将 a 基因传给后代，a 基因在一代中将从这个隔离群体中消失，从而造成小群体基因频率的随机波动。

遗传漂变的速度与群体的大小有关，群体越小，漂变的速度越快，甚至一代后就可出现某些基因的消失或固定；群体越大，漂变过程缓慢，甚至达到遗传平衡状态。有人用计算机进行随机取样模拟随机婚配（图 14－1），假定在一个由 25 人组成的小群体中，起初 A（p）与 a（q）的频率各为 0. 5，经过 42 代的随机婚配，a 基因全部消失，$q=0$，而 A 基因被固定下来，$p=1$。如果群体改为 250 人，即使经过 100 代的随机婚配，A 基因和 a 基因都不会被固定，也不会消失。如果是 2500 人的群体，基因频率变动更小，A 基因和 a 基因都永远不会固定或消失。

基因的随机遗传漂变，可以解释为什么有的遗传病在某些群体中频率特别高的现象。例如，在太平洋的东卡罗林群岛的 Pingelap 人中有 4% ~10% 的先天盲人。造成这种局面的原因是 1780 年 ~1790 年间，一次台风袭击该岛，造成大部分居民死亡，只留下 9 个男人和数

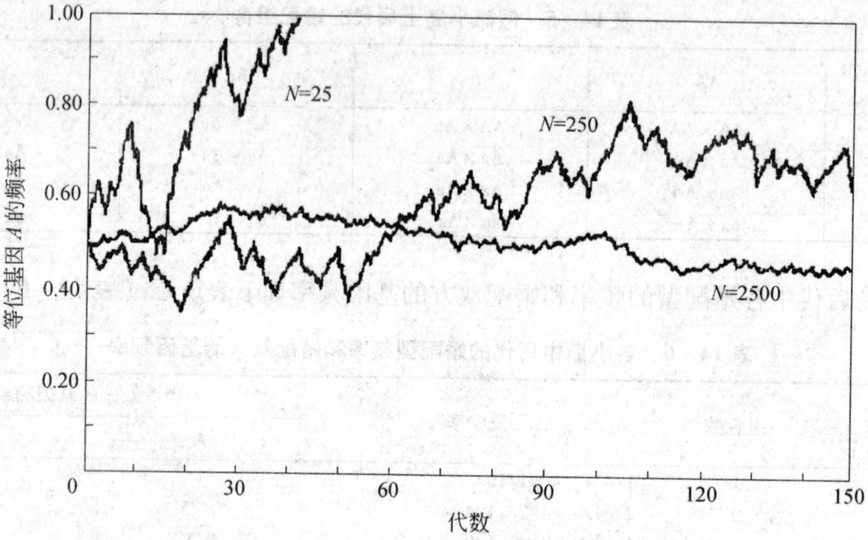

图 14－1 群体大小与随机遗传漂变

目不详的女人。推测可能其中 1 人或几人是先天盲基因的携带者，由于小群体中婚配的限制，导致后代出现了先天盲的高发病率。

四、迁移

迁移（migration）能使遗传上有差异的两个群体进行婚配而使基因得到交流，从而改变原有群体的基因频率。迁移压力的大小取决于：①两个群体间基因频率的差异。差异越大，基因频率改变越大。②每代移入基因的比例。小群体迁入大群体，影响小，而大群体迁入小群体，影响则大。

由于迁移，导致基因从一个群体向另一个群体扩散，这一过程称为基因流动（gene flow）或基因流。基因流动可使群体间的基因差异逐步消失。对 ABO 血型不同等位基因频率在世界群体中分布的调查，为基因流提供了一种很好的例证。ABO 血型的 I^B 等位基因频率从东亚的 0.30 降至西欧的 0.06，就是由于 I^B 基因在东方的原始突变后逐渐扩散到更多的西欧群体中。又如，苯硫脲（PTC）的味盲基因（t）频率和味盲者频率在欧洲和西亚白种人中高，而在我国汉族中低，但在我国宁夏、甘肃一带聚居的回族人中处于两者之间，可以看出这里存在着西亚白人向东亚汉族人群的基因流动。这一地区的人群可能是在唐代西亚波斯人经丝绸之路到当时的长安进行贸易，以后又在宁夏附近定居，与汉族通婚而逐渐形成的一个群体。

五、非随机婚配和近亲婚配

遗传平衡的群体要求是大群体，而且是随机婚配的。但由于人类婚配往往要受地域、民族、风俗、宗教等诸多因素的影响，很难做到完全随机。非随机婚配的类型通常有：婚配倾向发生在有一定亲缘关系的个体间，即近亲婚配；或倾向远离亲缘关系个体间；或个体间不是根据亲缘关系，而是根据肤色、身高、生活习性、智力等的相似程度来择偶。在一个小群体中，非随机婚配有可能影响到基因频率的变化。近亲婚配是一种比较常见的非随机婚配方式，且它可对人类造成较大危害，这里予以重点讨论。

（一）近婚系数

近亲婚配是指在3～4代以内有共同祖先的个体之间的婚配。有亲缘关系的两个个体可能得到来自共同祖先的同一基因，因此，婚配后其子女在同一基因位点发生基因纯合的可能性增大。近亲婚配后其子女从婚配双方得到同一基因的概率称为近婚系数（inbreeding coefficient，F）。不同近亲关系的个体近婚系数不同。

1. 常染色体基因的近婚系数

（1）表兄妹婚配　从图14－2看，P1在A座位上有一对等位基因A1A2，P2在A座位上有一对等位基因A3A4。P1把A1传给B1的机会为1/2，B1将A1传给C1的机会也是1/2，C1再把A1传给S的机会仍是1/2。这样，S从P1得到A1的概率为 $(1/2)^3$。同理，S从P1经B2、C2得到A1的概率亦为 $(1/2)^3$。所以，S成为A1A1纯合子的概率为 $(1/2)^6=1/64$。同理S成为A2A2、A3A3、A4A4纯合子的概率都各为1/64。因此，S成为A座位这4个基因纯合子的总概率为 $4\times1/64=1/16$，即表兄妹的近婚系数F为1/16。

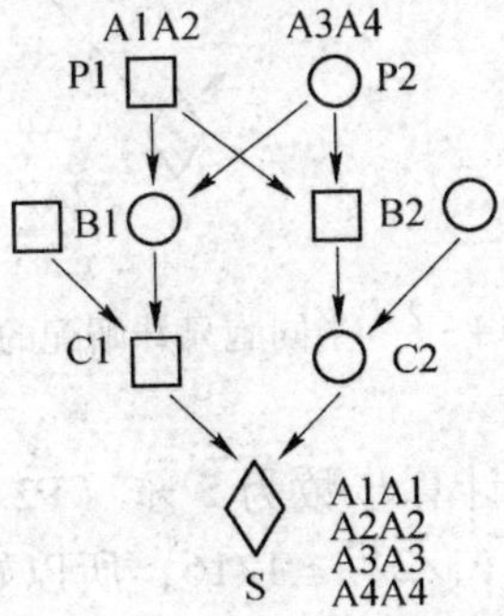

图14－2　表兄妹婚配的基因传递

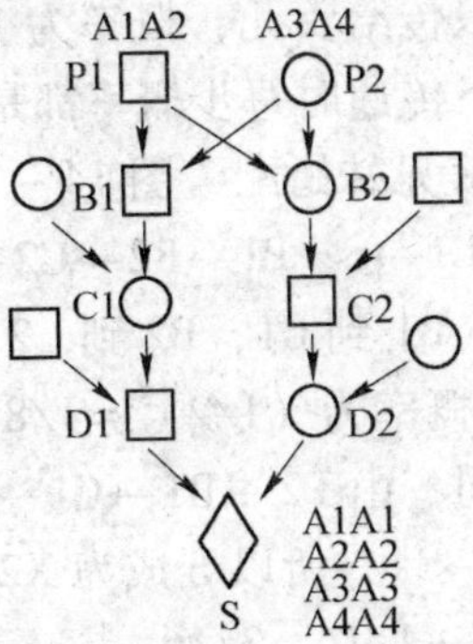

图14－3　二级表兄妹婚配的基因传递

（2）二级（从）表兄妹婚配　与表兄妹相比，二级表兄妹婚配的基因传递增加2步，其子女F值为 $4\times(1/2)^8=1/64$（图14－3）。

（3）半表兄妹婚配　半表兄妹之间只有一个共同祖先，他们婚后其子女得到一对纯合等位基因的概率为表兄妹近婚系数的1/2，即 $1/2\times1/16=1/32$。图14－4表明，共同祖先P1有一对等位基因A1A2，P1把A1传给S经过B1→C1→S，需要传递3步，经B2→C2→S也是3步，所以S的基因型成为A1A1共需传递6步，每步概率为1/2，所以概率为 $(1/2)^6=1/64$，同理S的基因型成为A2A2，也需要传递6步，概率为 $(1/2)^6=1/64$，总概率为 $2\times(1/2)^6=1/32$，即 $F=1/32$。

（4）舅甥女（或姑侄）婚配　P1和P2在A座位上的4个基因传给S，使S成为纯合体，都需要传递5步，即P1→B1→S，P1→B2→C→S，或P2→B1→S，P2→B2→C→S；每步可能性为1/2，概率为 $(1/2)^5$，基因传递路线为4条，所以总概率为 $4\times(1/2)^5=1/8$，即 F =1/8（图 14 -5）。

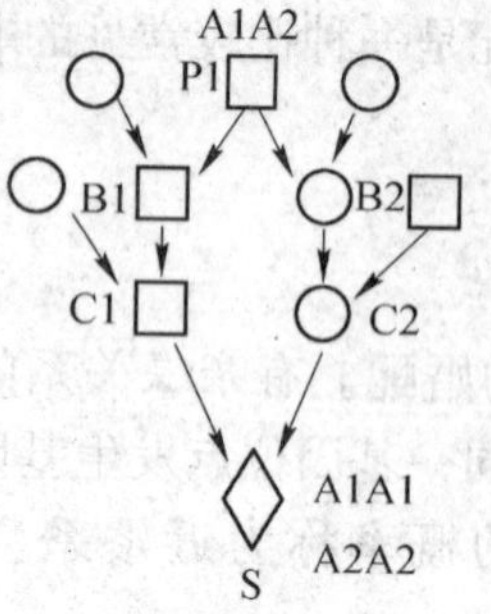

图 14 -4　半表兄妹婚配的基因传递

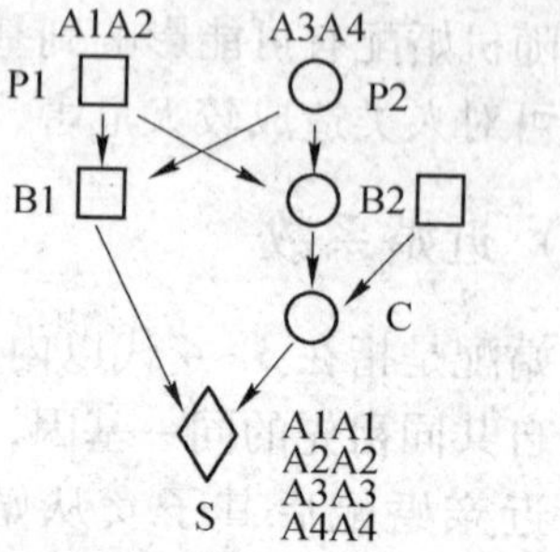

图 14 -5　舅甥女婚配的基因传递

（5）半同胞兄妹婚配　同父异母或同母异父的兄妹为半同胞兄妹，他（她）们只有一个共同祖先。因此，半同胞兄妹的近婚系数为 $2\times(1/2)^4=1/8$（图 14 -6）。

2. X 连锁基因的近婚系数　X 连锁基因近婚系数的计算方法与常染色体不同。因为男性中只一条 X 染色体，所以不存在纯合等问题。近亲结婚只对女性有影响，近婚系数只计算女性的 F 值。X 连锁基因的传递中，父亲只传给女儿，概率为 1，计算步数可以不计；女性往下传递时每步概率都是 1/2。

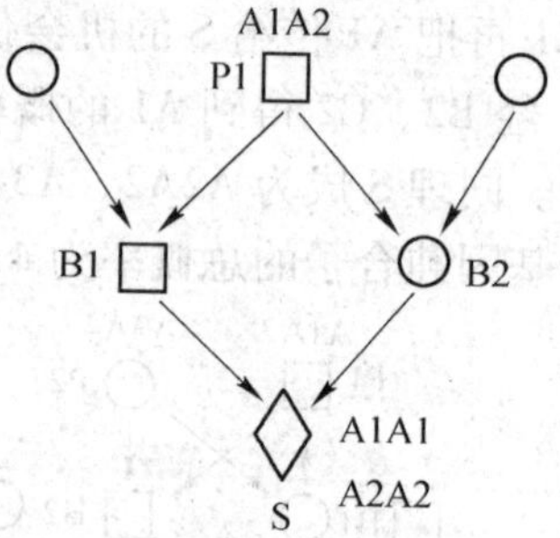

图 14 -6　半同胞兄妹婚配的基因传递

（1）姨表兄妹婚配　图 14 -7 表明，基因 X1 可经 P1→B1→C1→S；P1→B2→C2→S，计算传递步数一共是 3 步（B1 到 C1，B2 到 C2，C2 到 S），S 成为 X1X1 纯合体概率为 $(1/2)^3=1/8$。基因 X2 和 X3 的传递步数相同，由 P2→B1→C1→S，P2→B2→C2→S；可计算步数为 5 步（P2→B1→C1，P2→B2→C2→S），所以 S 成为 X2X2，X3X3 的概率为 $2\times(1/2)^5=1/16$，所以姨表兄妹婚配 F 值为 1/8 +1/16 =3/16。

（2）舅表兄妹婚配　如图 14 -8 所示，X1 不能形成纯合，因为 P1 和 B2 都是男性，传递中断。X2 和 X3 经 B1 向 S 传递可计 2 步，经 B2 向 S 传递也计为 2 步，S 成为 X2X2，X3X3 纯合体的概率各为 $(1/2)^4$，所以 F 值 $=2\times(1/2)^4=1/8$。

（3）姑表兄妹及堂兄妹婚配　在姑表兄妹及堂兄妹婚配中，X 连锁基因近婚系数F =0，从图 14 -9，14 -10 可以看到基因 X1、X2 和 X3 传递都会中断。

从上述可知，三级亲的常染色体的近婚系数都为 1/16，而 X 连锁基因的近婚系数以姨表婚配最大，舅表次之，姑表和堂兄妹为 0，所以姨表婚配危害最大。

3. 平均近婚系数　以上是从个体角度反映近亲婚配后代成为纯合体可能性大小，评价群体的近亲婚配的程度常用平均近婚系数（average coefficient of inbreeding，α）。群体的平均近婚系数（α 值）是近亲婚配所生子女数与其 F 值乘积的平均值。例如在一个 100 人的小群体中，其中 5 人为表兄妹婚配的后代（F =1/16），7 人为二级表兄妹婚配的后代（F =1/64），其余人无亲缘关系（F =0）。

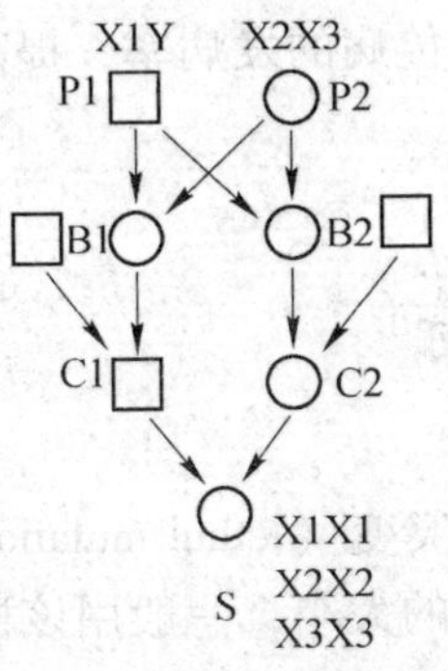

图 14－7　姨表兄妹婚配 X 连锁基因的传递

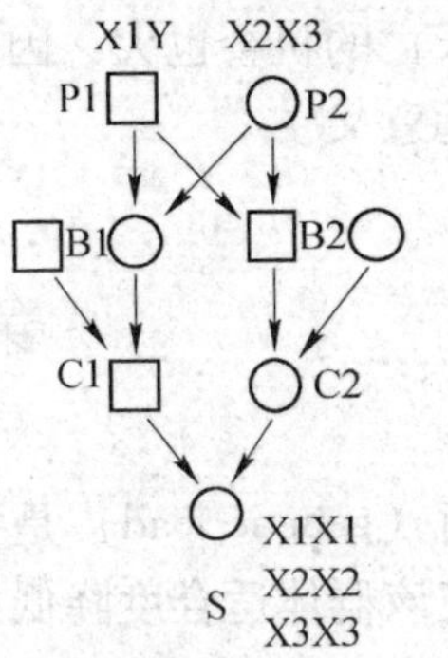

图 14－8　舅表兄妹婚配 X 连锁基因的传递

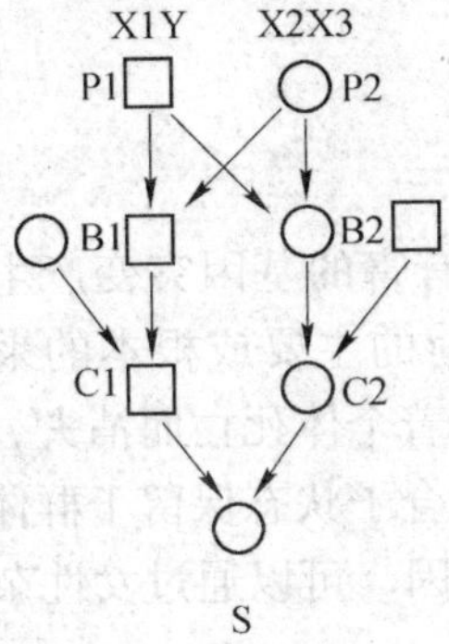

图 14－9　姑表兄妹婚配 X 连锁基因的传递

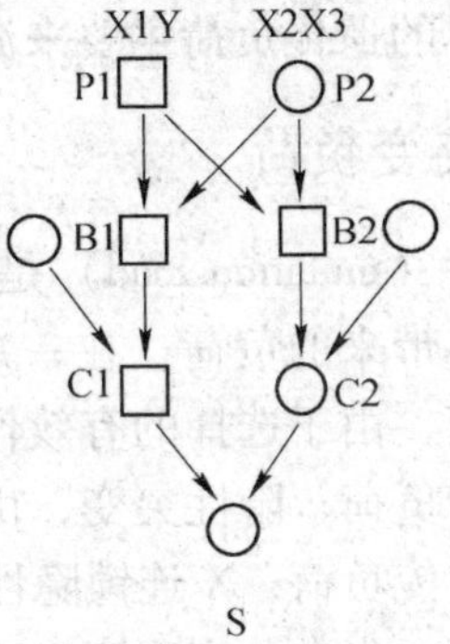

图 14－10　堂兄妹婚配 X 连锁基因的传递

$$平均近婚系数\ \alpha = (5 \times 1/16 + 7 \times 1/64)/100 = 0.0042$$

平均近婚系数达 1% 就算相当高了。通常一些偏远山区的特殊风俗地区 α 值较高；在开放地区，如大城市 α 值较低。

（二）近亲婚配的危害

近亲婚配的危害主要在于增加了群体中纯合体患者的频率，并且也增加了群体中的遗传负荷。

近亲婚配的有害效应是指近亲婚配产生纯合体的频率与随机婚配产生纯合体的概率之比。在了解了近亲系数及隐性致病基因频率后可以对近亲婚配的有害程度进行估计。

近亲婚配后代产生纯合体的概率为 $q^2 + Fpq$。例如表亲结婚，近婚系数为 1/16，他们的后代得到纯合基因 aa 的概率为 1/16q；由不同祖先传来而成纯合体 aa 的概率为 $(1-1/16)q^2$，表亲婚配后代为纯合体 aa 的总概率为：$1/16q + 15/16q^2 = q/16(1+15q) = q^2 + pq/16$。表亲婚配与随机婚配相比，有害效应为：

$$(q^2 + pq/16)/q^2$$

群体中隐性致病基因的基因频率愈低，由于近亲婚配导致隐性纯合的概率，与随机婚配导致隐性纯合概率的比值增大。

近亲婚配不仅使后代患隐性遗传病患者增多，而且一些多基因遗传病的发病率也增高，引起流产、夭亡的机会也大，因此禁止近亲结婚对于减低遗传病的发病率，提高人群的遗传素质都有深远意义。

第四节 遗传负荷

遗传负荷（genetic load）是指在一个群体中，由于致死突变（lethal mutation）或有害基因的存在而使该群体适合度降低的现象。一个群体遗传负荷的大小，一般用该群体中每个个体平均带有的有害基因的数量来表示。据估计，我国人群中至少每人有5~6个有害基因以杂合方式存在，这就是我们的遗传负荷。

一个群体的遗传负荷主要来源于突变负荷和分离负荷。

（一）突变负荷

突变负荷（mutation load）是指由于基因的致死突变或有害的基因突变产生而降低了适合度，给群体带来的负荷。在一定意义上说，它是遗传负荷的主要或根本的来源。一般说来，显性突变，由于选择的有效作用，有害或致死基因将随着个体死亡而消失，所以并不增高群体的遗传负荷；隐性突变，由于有害或致死基因可以杂合子状态保留于群体中，因此会增高群体的遗传负荷；X连锁隐性突变产生的有害或致死基因，可以通过女性杂合子得以部分保留，因此，也在一定程度上增高群体的遗传负荷。

（二）分离负荷

分离负荷（segregation load）是指正常性状的杂合子（Aa）由于基因的分离而产生有害性状的纯合子（aa），从而降低群体的平均合适度，造成遗传负荷的增高。由于隐性基因是有害基因，杂合子（Aa）和杂合子（Aa）之间的婚配，后代中有1/4为纯合子（aa），其适合度降低，因而导致群体适合度的降低，造成遗传负荷增加；纯合子（aa）的选择系数愈大，适合度降低愈明显，群体遗传负荷的增加愈显著。

近年来，环境污染对遗传负荷的影响引起人们的关注。环境污染可以诱发基因突变、畸形和癌的发生，从而增加群体的遗传负荷。因此，保持良好的生态环境有利于人群的遗传负荷的降低。

思考题

1. 什么是基因频率和基因型频率？怎样判断一个群体是遗传平衡的？哪些因素会破坏群体的遗传平衡而导致群体的遗传结构发生改变？
2. 在一个大群体中，存在AA、Aa、aa三种基因型，它们的频率分别为0.1、0.6、0.3，那么这个群体中等位基因的频率是多少？随机交配一代后，等位基因频率和基因型频率是多少？

第十五章　临床遗传学

临床遗传学（clinical genetics）是运用医学遗传学的原理和方法，研究临床遗传病的诊断（包括产前诊断）、预防（包括遗传咨询）和治疗的学科，是医学遗传学的核心内容。

第一节　遗传病的诊断

遗传病的诊断（diagnosis of hereditary disease）是开展遗传咨询和防治工作的基础。遗传病的诊断方法既有普遍性，又有特殊性。遗传病诊断与一般疾病的诊断方法相同，都是通过对病史、症状、体征、实验室检查和其他诊断技术所获得的资料进行归纳分析，然后确立诊断。但由于遗传病有特殊的病因基础，不同的遗传病又存在许多相似的症状和体征，遗传病的诊断还需辅以遗传学的特殊诊断手段，进行家系调查、系谱分析、生化遗传学、细胞遗传学、分子遗传学等遗传分析，从而进一步确定该病可能的遗传方式。

一、遗传病诊断的分类

目前，临床上的遗传病诊断按诊断的时期可分为以下四种：①临床水平（现症病人）的诊断；②症状前诊断；③产前诊断；④着床（种植）前诊断，其中以产前诊断和症状前诊断最为重要，可以在胚胎早期进行，并根据情况采取选择性流产，减少或杜绝患者的出生，并可以早发现、早治疗、获得更佳疗效。着床前诊断又称植入前诊断，是生物技术和生殖医学发展的结果。

（一）临床水平（现症病人）的诊断

遗传病临床水平诊断是当病人出现了一系列临床症状之后对其进行诊断，是针对现症病人的诊断，要从病史入手，通过对患者叙述的症状及各种临床表现进行分析，对患者所患疾病是否为遗传病作出初步判断，并进一步确定疾病的遗传方式，并发现携带者。

（二）症状前诊断

症状前诊断就是在症状出现之前就确认个体是否患有遗传病。传统的遗传疾病诊断方法都是以疾病的表型病变为依据，而表型易受外界环境影响，在一定程度上影响诊断的准确性和可靠性。以分子生物学为基础的基因诊断则是在 DNA 水平上对遗传疾病进行诊断，可揭示发病的遗传本质，不但可鉴定表现症状的有害基因纯合的个体，也可鉴定出没有异常表型的有害基因的携带者，尤其适于早期诊断，具有比传统遗传疾病诊断方法更准确、可靠并且诊断时间早的特点。

风险亲属的检测是遗传疾病最理想的预防手段，例如肝豆状核变性病患者的同胞有25%机会是受累者，只是还没有到表现明显症状的年龄。遗传性息肉病患者的同胞有50%的机会可能患病，息肉有恶性转化的风险。可治疗或预防的遗传病应尽力对亲属进行早期检查，发现症状前患者。但如果没有治疗的办法，原则上不应该提供这类诊断服务。

症状前诊断的方式可分为直接检测和间接检测两种。

1. **直接检测** 如果导致遗传疾病的有害基因致病的分子学机理已研究清楚，而且该遗传病是由一个或有限的几个已探明的基因突变造成的，则可对突变位点直接进行检测。

2. **间接检测** 如果致病基因属于微效多基因，尚未确定和测序，则无法用直接方法诊断。此时可通过对与之有连锁关系的DNA序列的多态性的检测，来达到基因诊断的目的。这些与致病基因相连锁的具有多态性的DNA序列被称为遗传标记。由于遗传标记和致病基因紧密连锁，在向后代传递遗传物质时，染色体DNA发生交换而相互分离的概率极小，因此位于致病基因内部的遗传标记本身就是致病基因的组成部分。通过检测遗传标记的多态性，可间接鉴定遗传疾病致病基因。常用方法如：单核苷酸多态性（single nucleotide polymorphism，SNP）、限制性片段长度多态性（restriction fragment length polymorphism，RFLP）和微卫星DNA序列（microsatellite DNA）。

（三）产前诊断

产前诊断（prenatal or antenatal diagnosis）又称宫内诊断（intrauterine diagnosis）。即在婴儿出生前确定其是否患有某种遗传病或先天畸形，以便较早地发现遗传病患者或携带者，使医生可以在胚胎发育早期对其进行选择性流产，有效地预防遗传病的发生，降低遗传病的发病率。产前诊断是保证母婴健康的重要优生措施。一些研究显示，大约8%的妊娠需要作产前诊断。其中约1/4（总数的2%）产前诊断后被认为是有问题的。但产前诊断的目的除了检测异常胎儿，随后进行人工流产而终止妊娠，还有另外一些目的，如：使一些蒙上遗传病阴影的夫妇能排除异常胎儿的可能，或是为了在宫内或在出生后治疗患儿。

目前能进行产前诊断的遗传病包括：①染色体病；②一些特定的酶缺陷所致的先天性代谢病；③可利用基因诊断方法诊断的遗传病；④多基因遗传的神经管缺陷（NTD）；⑤有明显形态改变的先天畸形。

在现有条件下，产前诊断技术大致可分为四类，即直接观察胎儿的表型改变、染色体检查、生化检查及基因诊断。

1. 产前诊断的方法

（1）超声波检查　超声图像分析是一种对母体、胎儿都无痛、无损伤的评估胎儿质量及检测形态缺陷的重要方法，其中以B超声法应用最广，可以较准确地测定出胎儿的胎龄、多胎妊娠、胎儿的活力、胎儿的性别以及胎儿畸形。在胎儿畸形方面，现在已能准确诊断无脑儿、脊柱裂、先天性心脏病、多囊肾、内脏外翻等。此外，超声图像分析也被用来进行胎盘定位、选择羊膜穿刺部位及监视绒毛和脐血采集。

(2) 磁共振检查 妊娠16周后，胎儿四肢长骨、短骨和肋骨已经骨化，可通过磁共振显像。磁共振检查效果显著优于X线检查，并且X线对胎儿有一定危害性，故目前已不用X线对胎儿进行产前诊断。磁共振检查主要用于了解胎儿有无先天性畸形，如无脑儿、脑积水、骨骼畸形、侏儒、多指、短指或缺肢、脊柱裂及胸廓畸形等。

2. 产前诊断的取材时间与采样 染色体检查、生化检查和基因诊断都需要通过绒毛取样和羊膜穿刺取得样本后再进一步进行。

(1) 绒毛膜绒毛活检 (chorionic villus sampling) 采集绒毛组织一般以妊娠8~11周为宜，这时绒毛细胞比较容易培养。万一取材或分析不成功，还可待一段时间采集羊水补救。具体操作时一般在B超的指示下进行，用特制的吸引器吸取胚囊周围的绒毛。抽取的绒毛需进行挑选，剔除蜕膜。绒毛可直接或经培养后进行类似羊水细胞取材的各项分析。有出血倾向、盆腔或宫腔感染、先兆流产者不宜施行绒毛采样。

(2) 羊膜腔穿刺 (amniocentesis) 羊膜腔穿刺最合适的时间是妊娠15~17周。随着各种技术的发展，羊水作为一种比较直接地反映胎儿各项功能的介质，目前已能为临床提供相当丰富的信息。应用羊水分析各种酶、蛋白和代谢产物，可诊断代谢性疾病、神经管畸形；应用羊水细胞还可进行染色体分析、酶学分析和基因分析，诊断各种疾病。羊膜腔穿刺应在B超监视下进行，以确定胎盘的位置。另外，穿刺过程中可能出现子宫收缩、腹部疼痛、阴道出血、感染或胎儿损伤等并发症，一般不会引起早产、流产或畸形。对有出血倾向、盆腔或宫腔感染、先兆流产者不宜施行羊膜腔穿刺。

(3) 脐带穿刺术 (cordocentesis) 经母腹抽取胎儿静脉血，可在B超引导下于孕中期、孕晚期 (17~32周) 进行。这项技术在我国已远较国外普及，成功率高，也较安全。脐血可作染色体或血液学各种检查，亦可用于因羊水细胞培养失败，DNA分析无法诊断而能用胎儿血浆或血细胞进行生化检测的疾病，或在错过绒毛和羊水取样时机时进行，可代替基因分析。例如，α-地中海贫血可直接测定Hb Barts；血友病可直接测定凝血因子Ⅷ。

(4) 孕妇外周血中胎儿细胞的富集 一个多世纪前人们就发现孕妇外周血中存在胎儿细胞，并且不同类型的胎儿细胞在母体中存活的时间长短不一，最长可达20多年。只有有核红细胞存活的时间最短，因此不受上次妊娠（包括流产）的干扰；早在妊娠6~8周即可从孕妇外周血中分离获得。如可应用密度梯度离心、抗体磁珠法富集有核红细胞，进行间期核FISH或基因分析。

(四) 着床（种植）前诊断

试管婴儿技术使许多不育夫妇获得亲生骨肉。为了避免种植有遗传缺陷的胚胎，随着生物技术和生殖医学的迅速发展，产前诊断又形成了一个新的分支——着床（种植）前诊断 (preimplantation diagnosis)。种植前诊断是利用微操作技术和DNA扩增技术在植入前对胚泡进行检测。获得植入前胚胎的主要措施是：子宫冲洗和体外授精。

二、遗传病诊断方法和手段

在临床门诊听取病人的主诉、询问病史、查体后再进行必要的实验室检查，此过程中包含遗传诊断本身所特有的以下方法和手段。

（一）病史、症状和体征

1. **病史** 由于大多数遗传病有家族聚集现象，所以采集病史的准确性尤为重要，在进行遗传病诊断时，除了解一般病史外，还应着重了解病人的家族史、婚姻史和生育史。①家族史，即整个家系患同种疾病的历史。根据家族史可以画出这一家族的系谱图。②婚姻史，询问病人婚姻史时应着重了解结婚的年龄、次数、配偶的健康状况及两者是否近亲婚配等。③生育史，应询问生育年龄，所生子女数目及其健康状况，有无早产史、死产史和流产史，孕早期是否患过病毒性疾病或接触过致畸因素，分娩过程中是否有过窒息和产伤等等。

2. **症状和（或）体征** 症状和（或）体征的出现是患者就诊的主要原因，是遗传病诊断的初步线索，也是重要线索。遗传病既有其他疾病相同的体征和症状，往往又有其本身特异性症候群。如患有智力发育不全伴有特殊腐臭尿液提示苯酮尿症；智力发育不全伴有白内障、肝硬化等提示乳糖血症；智力低下，伴有眼距宽、眼裂小、外眼角上斜等体征要考虑先天愚型；智力发育不全伴有生长发育迟缓，五官、四肢、内脏等方面的畸形提示可能为常染色体病；若有性腺发育不全或有生殖力下降、继发性闭经、行为异常的可疑为性染色体病。

（二）系谱分析

要进行正确的系谱分析，必须注意到有些原因可影响系谱的可靠性。如：①系谱本身的全面、准确、可靠性。②外显不全或迟发显性而使系谱呈现隔代遗传；以致系谱的遗传方式不够典型。③新的突变产生；缺乏子代材料可供分析而得不出正确的判断。④家系小或某些关键性的家庭成员的资料无法获得而致选样偏倚现象的出现。

（三）细胞遗传学诊断

细胞遗传学检查主要适用于染色体异常综合征的诊断。它可从形态学角度直接观察染色体是否出现异常。

1. 染色体检查

（1）核型分析（karyotype analysis） 核型分析是确诊染色体病的主要方法。用这种方法已经准确地检出100多种染色体畸变综合征。近年来，由于高分辨显带技术的不断发展，已能够判断更微小的染色体畸变。

（2）染色体荧光原位杂交 应用标记的DNA特异片段（探针）与玻片上的细胞中期染色体或间期核内的DNA或RNA杂交，研究核酸片段的位置、相互关系称为原位杂交。用荧光生物素和蛋白的抗体进行免疫检测和放大杂交信号，使探针杂交区域发出荧光，这种原位杂交称为荧光原位杂交（FISH）。不同的荧光染料在不同的激发光下显示不同的颜色，例如：DAPI、喹吖因、PI使染色体显红色，AMCA、FITC、Bidopy标记探针显示绿色，双色FISH、多色FISH以及染色体涂染方法的应用，提高了异常染色体的检出率和准确性，通过计算机图像处理，可获得生动的彩色染色体图像。

染色体检查标本的来源，主要取自皮肤、外周血、绒毛、羊水中胎儿脱落细胞和脐血等各种组织。可以断定，随着技术改进和新的染色体病的发现，需要进行染色体检查的适应证将日益增多。

2. **性染色质检查** 优点是方法简单，主要用于疑为两性畸形或性染色体数目异常疾病的诊断或产前诊断，有初步筛查价值。性染色体检查材料来自发根鞘细胞，皮肤或口腔上皮细胞，女性阴道的上皮细胞，也可取自绒毛和羊水的胎儿脱落细胞等。

（四）生化检查

酶和蛋白质的定量、定性分析是诊断单基因病或先天代谢病的主要方法。用于生化检测的材料主要有血液、活检组织、尿、粪、阴道分泌物、脱落细胞和培养细胞等。

1. **检测酶缺陷（直接法）** 即通过对酶或某种蛋白质的含量或活性进行测定来诊断遗传代谢病。酶和蛋白质的来源主要是血液，但由于许多酶不存在于血浆及血细胞中，有时必须自活体的肝、肾、皮肤、肌肉等其他组织取样。

2. **检测代谢产物（间接法）** 由于大部分遗传病的基因产物尚不明确，对这部分遗传病目前还无法通过酶和蛋白质的检测进行诊断，只能通过其中间代谢产物、底物、终产物或旁路代谢产物的检测来了解代谢情况，从而间接地反映酶的变化，以确定疾病的类型。如苯丙酮尿症患者可检测患者尿中苯丙酮酸、苯乙酸的浓度。

（五）基因诊断

基因诊断（gene diagnosis）是以探测基因的存在，分析基因的类型和缺陷及其表达功能是否正常，从而达到诊断疾病的一种方法。它是继形态学、生物化学和免疫学诊断之后的第四代诊断技术，它的诞生与发展得益于分子生物学理论和技术的迅速发展。

长期以来，遗传病的诊断主要靠临床观察和系列化学检查，但生化学检查要求有相应基因表达产物的体液或细胞，并对基因产物或代谢异常机理有所了解，但对绝大多数遗传病而言，还远未达到种认识。理想的诊断方法是对患者基因或 DNA 本身直接进行分析，因为这种分析摆脱了上述各种限制。机体各种组织的核细胞均有全套基因组 DNA，都可以作为分析的材料，而不必考虑表达问题。1978 年，Y. W. Kan 等利用限制性片段长度多态性（RFLP）成功地对镰形细胞贫血症进行了产前诊断，从而建立了遗传病的基因诊断技术。基因诊断直接对基因进行检测，机体各种组织的有核细胞都可以作为分析的材料，因而具有针对性强、特异性高、灵敏度高、诊断范围广、诊断材料（目的基因）来源广，且不受个体发育阶段和组织特异性限制的特点。如 PKU 患者缺乏苯丙氨酸羟化酶，而此酶只在肝脏中合成。如果用生化方法诊断时，需取患者肝组织测定此酶，必然造成对患者的损伤。而采用基因诊断方法，患者所有组织中除红细胞以外的任何细胞都可用来进行苯丙氨酸羟化酶基因的检查，甚至在胎儿出生以前也可采集胎儿的羊水细胞、绒毛细胞、脐带血或从孕妇血中分离出的胎儿细胞进行检查。

1. **基因诊断的基本原理** 核酸分子杂交是基因诊断最基本的方法之一。它的原理是：互补的 DNA 单链能够在一定条件下结合成双链，即能够进行杂交。这种结合是特异的，即严格按照碱基互补的原则进行，它不仅能在 DNA 和 DNA 之间进行，也能在 DNA 和 RNA 之间进行。因此，用已知核酸序列作出探针，与变性后的单链基因组 DNA 接触时，如果能互补地结合成双链，就表明被测基因组 DNA 中含有已知的基因序列。

2. **基因诊断的方法** 基因诊断的方法主要包括：分子杂交、DNA 体外扩增、DNA 单链构象多态分析法、DNA 芯片或称 DNA 微阵技术等。

（1）分子杂交 DNA 分子杂交实质上是双链 DNA 的变性和具有同源序列的两条单链的复性过程。DNA 双螺旋分子结构在一定条件下（强酸、强碱、高温、变性剂等），解旋而成为单链分子，称为 DNA 分子变性；而在适当的条件下，单链的 DNA 分子可以重新组成双螺旋结构，这一过程称为复性。但如果环境中存在着与此 DNA 分子碱基互补的另一 DNA 分子的单链或 RNA 分子，它们也可与此 DNA 单链结合成为一新的分子，此过程则称为 DNA 的分子杂交。

（2）聚合酶链反应（polymerase chain reaction，PCR）体外扩增法 即在体外扩增 DNA，使 DNA 的拷贝数增加。扩增时需要人工合成的两段与待扩增序列两侧互补的寡核苷酸引物、DNA 聚合酶、dATP、dTTP、dCTP、dGTP 等。待扩增的模板 DNA 在不断更换温度条件下，经过变性、退火、延伸的周期不断地重复，最终得到大量的 DNA 片段。PCR 反应的特异性很强，灵敏度也很高，极微量的 DNA 即可得到大量的扩增片段，因此 PCR 的用途十分广泛。

（3）DNA 单链构象多态分析法 单链构象多态性（single strand conformation polymorphism，SSCP）是指单链 DNA 由于碱基序列的不同可引起构象差异。这种差异将造成相同或相近长度的单链 DNA 电泳的迁移率不同，从而用于检测 DNA 中单个碱基的替换、微小的缺失或插入。由于在实验过程中要采用 PCR 技术扩增大 DNA，所以又称 PCR - SSCP，此方法具有快速灵敏的优点。

（4）基因芯片（gene chip）又称 DNA 芯片，是指将许多（成千上万）特定的寡核苷酸片段或基因片段作为探针，有规律地排列固定于支持物上，称 DNA 微阵列（microarray）技术。样品 DNA/RNA 通过 PCR 扩增、体外转录等技术掺入荧光标记分子，然后按碱基配对原理进行杂交，再通过荧光检测系统等对芯片进行扫描，并配以计算机系统对每一探针上的荧光信号作出比较和检测，从而迅速得出所要的信息。基因芯片技术具有多样品并行处理能力（高通量）、检测系统微型化、分析速度快、所需样品量非常少、污染少等优点。

使用基因芯片分析人类基因组，可在“海量”的基因信息中迅速找出致病基因，全基因组扫描正是当前国内外分子医学遗传学研究的热点。

第二节 遗传病的治疗

遗传病通常被认为是无法治疗的疾病，其实大多数遗传病是可以治疗的，甚至可以治愈。遗传病的治疗就是对遗传病患者采取一定的医学措施以纠正或改善机体的病理性状态，但只有从根本上纠正患者异常的基因，才能使遗传病得到彻底治疗，保证致病基因不再向后代传递，这才是医学遗传学希望达到的最高目标。

一、常规治疗

遗传物质缺陷到临床表现的出现，其间涉及许多过程，每一过程都可能成为遗传病治疗的着眼点。

目前对遗传病的治疗主要有以下几种方法。

（一）手术治疗

手术治疗主要是针对某些先天性畸形或组织器官受到严重损害的遗传病，通过外科手术对病损器官进行切除、修补、整形或更换，减轻病痛，改善患者的症状。

（二）药物治疗

1. 出生前治疗 是指经产前诊断后给孕妇服药。通过胎盘达到治疗胎儿的目的。例如，对确诊为维生素 B_2依赖型癫痫的胎儿，给孕妇服用维生素 B_2，胎儿出生后可不出现癫痫。

2. 症状前治疗 对于某些遗传病，采用症状前药物治疗也可以预防遗传病的病症发生而达到治疗效果。如发现新生儿甲状腺功能低下，可给予甲状腺素制剂终身服用，以防止其发生智能和体格发育障碍。

3. 现症病人治疗

（1）补其所缺 即根据遗传病病因，有针对性地补充患者所缺乏的某些物质可使症状得到明显的改善，达到治疗目的。给糖尿病患者注射胰岛素可使糖尿病症状得到改善，给无丙种球蛋白血症患者补充免疫球蛋白可增强其免疫功能等。

（2）去其所余 对于酶促反应障碍导致的体内贮积过多的代谢产物，可用螯合剂、促排泄剂、代谢抑制剂、平衡清除法、换血或血浆过滤等方法减少体内多余的毒物，从而减轻症状、缓解病情。如肝豆状核变性（Wilson 病）是一种铜代谢障碍性疾病，应用青霉胺与铜离子能形成螯合物的原理，给患者服用青霉胺，可除去患者体内细胞中堆积的铜离子。

（三）饮食控制

饮食疗法治疗遗传病的原则是禁其所忌。如对因酶缺乏而造成的底物或中间产物堆积的患者，制定特殊的食谱或配以药物，以控制底物或中间产物的摄入，降低代谢产物的堆积。

利用这一方法进行治疗的典型病例是经典型的苯丙酮尿症。研究表明，患儿未来的智能发育完全取决于饮食中苯丙氨酸的含量。一般认为苯丙酮尿症患儿低苯丙氨酸饮食应控制到 8 岁左右。

二、基因治疗

基因治疗（gene therapy）就是指运用 DNA 重组技术设法修复患者细胞内有缺陷的基因，使细胞恢复正常功能而达到治疗遗传病的目的。基因治疗是分子生物学发展到一定水平的必然趋势，是临床医学和分子生物学、分子遗传学相结合的结晶，为人类彻底征服遗传病提供了可能。

（一）基因治疗的策略

直接策略是针对致病基因的。①基因替代：即定点导入外源正常基因，代替有缺陷的基因，亦即直接疗法。基因修正的方法是理想的基因治疗策略，但由于至今仍存在多种困难，而尚未完全实现。②基因补偿：即指非定点导入外源正常基因，而没有去除或修复有缺陷的基因，属间接疗法。此法难度较小，是目前多采用的策略，并已付诸实践。③基因失活（gene inactivation）：又称反义基因治疗，是指采用反义技术、反基因技术或基因敲除技术等，阻断致病基因的表达。

（二）基因治疗的途径

1. **生殖细胞基因治疗**（germ cell gene therapy）　是将正常基因转移到有遗传缺陷的生殖细胞，使其发育成正常个体，这是根治遗传病的理想方法，但是当被转基因插入到生殖细胞（或受精卵）基因组某一基因时，受影响的就不仅仅是这个细胞本身（如果这个生殖细胞参与受精，并形成受精卵发育成胚胎的话），而可能影响整个个体，甚至影响由该个体遗传下去的世世代代。由此，引起关于转基因治疗的伦理学争论。目前还没有把生殖细胞基因治疗用于人类，而仅限于实验动物。

2. **体细胞基因治疗**（somatic cell gene therapy）　目前采用将基因转移到基因组上非特定座位，即随机整合的方法。只要该基因能有效地表达出其产物，便可达到治疗的目的。该方法不是修复基因结构异常而是补偿异常基因的功能缺陷，这种策略易于获得成功。

（三）基因治疗的条件

开展基因治疗必须具备下列条件。

1. 遗传病的发病机制及相应基因的结构功能清楚。
2. 纠正疾病的基因已被克隆，而且该基因表达与调控的机制与条件清楚。
3. 导入基因具有适宜的受体细胞，并能在体外有效表达。
4. 具有安全有效的转运载体和方法。

目前已有一些遗传病具备了以上条件，并进行了有效的基因治疗。

（四）基因治疗的技术准备

1. **目的基因的制备**　目的基因的制备就是基因被分离和克隆的过程。在当代分子生物学技术条件下，只要有基因探针和准确的基因定位，任何基因都可被克隆，或经人工合成、PCR 扩增成为目的基因。但必须注意：①目的基因应在靶细胞中具有适当的表达效率；②被转基因的表达必须受到严格的调控，过少的基因表达不能达到治疗目的，而过多的表达又会引起不良反应。③基因如果插入到癌基因或肿瘤抑制基因位点则可能导致肿瘤的形成，需要特别的考虑。

2. **基因的转移**　如何将外源基因高效地导入特异的靶细胞并稳定表达，这是基因治疗的关键环节。基因转移的方法可分为两大类：①病毒法：主要通过携带有外源基因的病毒载体感染靶细胞来实现基因的转移。其中较常用的是逆转录病毒和腺病毒。②非病毒法，即通过物理、化学的方法或受体介导的内吞作用等将外源基因导入细胞内。

3. 靶细胞的选择　靶细胞是指接受转移基因的体细胞。选择靶细胞的原则是：①必须能耐受处理，并易于由体内分离和输回；②具有增殖优势，易体外培养，生命周期长，能存活几月至几年，最后可延续至病人的整个生命期；③易于受外源遗传物质的转化；④有利于目的基因持续表达。因此干细胞、前体细胞虽然都是理想的靶细胞，但骨髓细胞是唯一满足以上标准的靶细胞。

（五）基因治疗的应用

1990 年 9 月 14 日，Blease 等首次对腺苷脱氨酶（ADA）缺乏的复合免疫缺损症（SCID）患者进行基因治疗获得成功。基因治疗研究范围从单基因遗传病扩展到多基因遗传病，从传统的遗传性疾病扩展到肿瘤、心血管疾病、感染性疾病以及神经系统疾病等。

1. 单基因遗传病的基因治疗　单基因遗传病的发病机制较为明确，因此基因治疗率先取得了一些突破性进展。至今已有 30 多种遗传病被列为基因治疗的主要对象，其中低密度脂蛋白受体基因缺陷所致的家族性高胆固醇血症、凝血因子Ⅸ缺陷引起的乙型血友病等疾病的基因治疗研究已获准进入临床试验阶段，其中乙型血友病的基因治疗是我国人体基因治疗第一个成功的例子。

2. 多基因遗传病（如心血管疾病）的基因治疗　通过将尿激酶原基因、组织型纤溶酶原激活剂基因导入内皮细胞，再经导管定位导入血管，以达到防止血栓形成的作用；采用心房钠尿肽基因治疗高血压等，都为心血管疾病的治疗开辟了新的途径。

3. 体细胞遗传病（肿瘤基因治疗）的基因治疗　外源基因导入的受体细胞可以是肿瘤细胞，也可以是免疫细胞。还可通过导入特定反义核酸抑制原癌基因的过度表达，或导入肿瘤抑制基因 p53、RB 及肿瘤转移抑制基因 rim23 等抑制肿瘤的发生、发展和转移。目前，肿瘤的基因治疗在体外已取得显著效果。

4. 获得性遗传病（感染性疾病）的基因治疗　此方法在病毒性肝炎、HIV 感染引起的艾滋病及神经系统疾病的治疗研究中已取得了初步成效。

随着重组 DNA 技术的发展和人类基因组计划（HGP）的实现，基因治疗将进入一个新的水平。正如美国宾夕法尼亚大学医学中心 Wiliam Kelly 博士所预言：21 世纪的人类基因治疗，就像 20 世纪免疫预防和抗生素的应用一样，将给人类的健康事业带来极其深远的影响。

第三节　遗传病的预防

遗传医学的主要任务是预防和控制遗传病在一些家庭内的发生和在群体中的流行。因为遗传病发病早，而且困扰终生，大多数难于治疗或目前尚无有效疗法。

一、遗传病的筛选

1. 遗传病的普查　普查可以在全国进行，也可以在某一地区或几个地区局部选择性进行，目的是弄清一个群体中遗传病的种类、发病率、分布特点、遗传方式及基因频率、携带者频率等。普查应包括该地区人口的 1‰～1%，至少包括 10 万人。通过普查，从而了解遗传病的流行规律和危害程度，并筛选出高危家庭，为遗传病的预防和监测提供科学依据，进一步做出婚姻和生育指导。

2. 出生前筛查（产前诊断） 对有高风险的妊娠进行筛查，检出异常胚胎，并进行诊断，采取选择性流产，预防遗传病患儿出生。

3. 新生儿筛查（neonatal screening） 是指对全体新生儿在出生1周左右时间内，检查其是否患有某种遗传性代谢病的群体普查方法。它主要针对一些发病率高、病情严重、致残致愚率高，且又有较好治疗方法的疾病。目前我国主要是对苯丙酮尿（PKU）症、先天性甲状腺功能低下（congenital hypothyroidism）、半乳糖血症（galactosemia）等常染色体隐性遗传病采取新生儿筛查。通常取脐血或足跟血用滤纸吸全血，晾干形成血斑，在生化遗传学实验室进行诊断。能在症状出现前及时诊断出患儿，及时有效地采取治疗措施，防止该病症状的出现。

4. 携带者筛查 携带者的检出方法包括临床水平、细胞水平、酶和蛋白质水平、基因水平四大类，必要时还应结合系谱分析方法。一般包括：隐性遗传病杂合子；显性遗传病的未显者；表型尚正常的迟发外显者；染色体平衡易位携带者。在人群中许多隐性遗传病的发病率不高，但杂合子的比例却相当高。查出的携带者尚未结婚则可建议他们不要和同型携带者结婚，若夫妻二人确是同型携带者，建议不要生育或妊娠时作产前诊断。

5. 对易感性标记的筛查 前面介绍的筛查计划只针对某些遗传病。将来是否筛查每个新生儿的多种多态性，以便为每个人的疾病风险作出预测，或采取适宜预防措施，如避免某些食物、吸烟、饮酒或职业性暴露。这将可能降低某些疾病的风险。

二、遗传咨询

遗传咨询（genetic counseling）是咨询医生（counselor）与咨询者（counselee）共同商讨咨询者提出的各种遗传学问题和在医生指导帮助下合理解决这些问题的全过程。需要解答遗传病患者或其亲属提出的有关遗传病病因、遗传方式、诊断、预防、治疗、预后等问题，估计亲属或再生育时该病的再发风险（率）（recurrent risk）或患病风险，提出可以选择的各种处理方案，供咨询者作决策的参考。

（一）遗传咨询的种类和目的

1. 一般遗传咨询 针对遗传学中的一般问题进行咨询，如：①亲子鉴定；②两性畸形者如何转变性别，能否结婚、生育；③本人或亲属所患疾病是否为遗传病，能否治疗；④已生过遗传病患儿者想要第二胎，对政府有关部门法律不清楚，是否允许再生。

2. 婚前咨询 婚前咨询问题一般是：①男女双方或一方，或亲属中有遗传病患者，婚后是否会生出同样遗传病患儿；②双方中一方患有某种病，但不知是否是遗传病，可否结婚，能否传给后代，机会如何；③双方有一定的亲属关系，能否结婚，对后代有无影响，要求指导。

3. 生育咨询 通常咨询的问题是：①孕期偶然接触致畸剂、放射线或服过某种药，是否对胎儿有害；②婚后不孕的原因，有否遗传因素；③生育过某种病的患儿，能否再出现同样情况；④女方为习惯性流产，是否能再生育。

（二）遗传咨询的程序

1. 通过病史、家族史绘制系谱图，并根据现有症状、体征、实验室检查（包括染色体检查、生化检查、皮纹检查等）以及辅助性仪器检查确定是否为遗传病。

2. 根据该遗传病的发病规律等确定其遗传方式，并由此推算出预期的风险率。

3. 向患者及其家属提出建议，如终生不能生育、终止妊娠或需要进行产前诊断后再作决定等。对高危对象要进行监护和随访。

（三）遗传咨询注意事项

1. **耐心和同情心** 由于进行咨询的患者及其家属往往缺乏遗传学知识，对被咨询者的讲解很难立刻听懂、理解并接受，所以要求咨询医生要尽量用通俗易懂的语言与咨询者交谈；要反复耐心讲解。遗传病引起的先天畸形往往终生难以治愈，且有可能影响后代，因而对家庭造成的伤害也是非常严重的。咨询医生一定要对病人有同情心，避免用一些不恰当的语言刺激咨询者。

2. **伦理道德** 临床常规性遗传咨询、基因诊断、遗传筛查常常涉及伦理道德问题，世界卫生组织已于 1998 年发布了《医学遗传学与遗传服务中伦理问题的建议国际准则》（Proposed International Guidelines on Ethical Issues in Medical Genetics and Genetic Services）。其基本内容涉及为病人提供非指令性遗传咨询；尊重病人自主和知情同意；遗传信息的隐私保密问题等。随着个体化基因组医学的到来，病人的全基因组遗传信息就是一个人的生物学身份证。生物学身份证是每个公民的极端隐私。在走向 21 世纪基因组医学的时刻，有关基因诊断和基因筛查的伦理之辩必将高涨。

3. **科学分析** 所谓某种遗传病的再发风险，仅仅是个概率，在咨询遗传病再发风险时，医生要说明情况，只强调发病的可能性，由咨询者自己作决定。还有许多遗传病是咨询医生前也未见过的，要明确诊断非常困难，有时甚至是不可能的，特别在缺乏先证者（已夭折）的情况下更是如此。所以要求咨询医生一定要有实事求是的科学态度，向咨询者讲清，求得咨询者的理解和合作。

三、遗传登记和随访

（一）登记

遗传医学中心为了控制该地区遗传病的发生，在遗传咨询的基础上，必须进行遗传登记（genetic register）。遗传登记可在以下几方面发挥作用：①保存先证者及其家系成员的资料，适当时机调出资料以供应用；②与家系成员保持长期联系，一旦有新的治疗方法，可再与咨询者联系，以充分利用新成就控制遗传病；③保存随访资料，以利于检查遗传服务的效率。

（二）随访

初次遗传咨询会谈往往不可能解决某种遗传病防治方面的全部问题，即使经二次咨询也未必能解决问题，所以需要进行随访。利用随访的机会，扩大对家族成员的调查，补充遗漏。

四、遗传保健

遗传保健的含义是：以遗传学、医学、生物工程技术为依托，改进人群遗传素质，促进人类社会的健康发展。

我国是一个人口大国，控制人口数量，提高人口质量（遗传素质）是我国的一项基本国策。随着科学的发展，人类社会的进步，人们对延长寿命和健康（遗传素质）越来越重视，人人都想有一个健康、美丽的身体和聪明的头脑，让自己的后代更聪明更漂亮，而且希望提高一个民族，直至整个人类的遗传素质。遗传保健则是实现上述目标的有效途径。

1. **基因优化与健体** 基因优化不但在保健方面使人少生病或不生病，还将从根本上改变人自然形成的丑态劣势。将基因药品生长因子（GH）和基因工程重组骨形成蛋白（BMP）联合应用，有希望使短腿肥腿的女性拥有修长健硕的美腿。

2. **基因校正与长寿** 英国人类基因委员会最近根据基因研究指出：人类衰老的主要原因是由于基因所控制的人体“养护”及“修复”系统有缺陷，而不是人体内生物钟所预设的。皮肤衰老的根本原因是控制某种蛋白质合成的基因片段上的基因突变，而造成DNA基本单位的序列混乱，导致细胞DNA修复系统缺失，影响细胞遗传物质的复制。如果能够使用基因修复技术对有缺陷的基因片段进行修复或改造，就可以使皮肤重新建立一个正常的生理结构，恢复青春的生理活动过程。

3. **基因控制与减肥** 目前，生物医学减肥的另一突破是肥胖基因的发现。基因科学家在小鼠体内发现了数种肥胖基因，如小鼠的0b（obese）及db基因，大鼠的fa（fatty）及ob基因等。其中0b基因可使脂肪细胞产生ob蛋白质，该蛋白质被命名为瘦素（leptin），瘦素可通过脂肪平衡系统（lipostat）将脂肪组织增减的信息传给中枢神经，对机体体重进行双向调节。目前，世界上欧美、日本等地的许多学术机构及医药公司都投巨资深入研究开发0b基因的克隆、减肥因子（leptin）及相关分子的作用以及相关基因的生物表达，这对于人类减肥瘦身、塑形健体来说，无疑是一个新的希望。

思 考 题

1. 羊膜穿刺和绒毛膜取样可以进行哪些方面的检查？
2. 为什么说基因芯片是基因诊断的发展方向？
3. 遗传病治疗的主要手段有哪些？列举基因治疗的典型病例。
4. 简述遗传病的治疗原则。
5. 基因治疗存在哪些问题？
6. 什么是遗传咨询？遗传咨询的意义是什么？
7. 简述携带者检出的意义及主要方法。
8. 什么是产前诊断？产前诊断的适应证的选择原则是什么？

第十六章 中医遗传学

第一节 中医遗传学引论

中医学作为人类的知识宝库，今天的许多医学实践在世界范围内已被越来越多的人所承认和接受，然而，她丰富的遗传学思想却鲜为人知。《内经》首篇首句“生而神灵”（《素问·上古天真论》），就是强调遗传学思想的第一个命题，这种思想一直未被挖掘，直到1998年于成都中医药大学召开“国际首届中医遗传学学术讨论会”，中医遗传学这门新兴学科的思想才逐渐为人所重视。

一、中医遗传学的概念

经典遗传学的定义是：研究生物的遗传与变异的科学。如果允许先“硬套”这一定义形式和内容的话，那么中医遗传学的概念可以暂称：在中医学领域中研究遗传与变异，及其相关病证防治的科学。中医学是具有中国特色的保健、优生、预防及治疗疾病的一门科学，其中包括一系列遗传与变异的思想。中医遗传学是对研究个体阴阳遗传系统与其动态变化的各个方面的发展的研讨，简言之，是用现代遗传学原理，结合阴阳整体论等思想，研究先天遗传性疾病及其防治。

中医遗传学可理解为：中医学与遗传学之间的交叉学科，以中医传统经典为出发点，研究人类有关遗传疾病的信息、网络、规律，及其遗传失常诸病证的预防及治疗的一门学科。换一个角度说，中医遗传学是中医研究微观基因与宏观证候表型，及其实践应用的一门学问。中医遗传学对遗传学而言，基于“肾为先天之本”，以及阴阳整体论、易理术数等中医学经典思想，成为一门独具特色的学科；而中医遗传学对中医学而论，由于有些双生子的证候、藏象的行为遗传等前沿研究的支撑，它又是具有现代创新性的一门学科。

中国关于万事万物的变易（含变异）与不易（含遗传）的两极辩证的哲理思想，公认起于《周易》。《周易》蕴含的意义为三易，即一切事物都不断变化发展的变易（属阳，变异），万变之中有不变的不易（属阴，遗传），纷繁变化的事物都是有规律可循的简易。“生生知谓易”（《易·系辞》），包含对生物阴阳变化的遗传性与变异性，具有可认识的积极意义。《灵枢·通天》对阴阳个体遗传系统通过与环境在同一时段相互作用后的定式表现（含其元件中基因的表达），可按其阴阳属性分为具有相对稳定性的五类个性（含遗传），即“有太阴之人，少阴之人，太阳之人，少阳之人，阴阳和平之人，凡五（型）人（群体）者，其态（各类人群的外貌表型）不同，其筋骨气血（遗传系统）各不（相）等”。它暗示五态人的气质，既有稳定的不易性（遗传），又有变易性（变异）。汉代的王充《论衡》这样论述遗传的概念："万物生于土，各似本种"，"物生，自类本种"；而对变异概念则直称为："嘉禾生于禾中，与众禾异穗"，"常无本根"，"不类本种"。明代江灌《名医类案》将性状遗传现象及先天疾病的预防称为："胎肖胎忌"。

在古代无论是遗传或变异都是以个体为研究对象的，现代遗传学虽然深入到了分子水平，然而就个体而言，它客观上却是器官、组织、细胞、染色体的阴（遗传）和阳（变异）的动态（阴阳交驳）遗传系统。古希腊哲学中也有偏于整体遗传论和微粒遗传论两派；因此，了解这个系统各子系统、元件等的变化规律与了解基因的变化规律一样，都是揭开生命之谜的需要，不少地方可以相互借鉴、促进，有异曲而同工之处。如果根据中医遗传学的阴阳整体论原理出发，可以将个体的 DNA［含内（阴）、外（阳）源的基因组］、RNA、蛋白质与环境（天地阴阳），及其相互作用的网络关系，作为一个遗传的阴阳系统来研究。

二、中医遗传学的特色

1. **整体宏观防治** 中医遗传学是从整体入手把握局部的系统研究方法，用阴阳整体系统方法去统帅、掌握、分析纷繁复杂的基因调控等微观研究；而局部的研究要以整体的思想观念作为指导，要知道整体大于局部之和，要注意整体涌现性。可以五脏功能为纲，引进适用的现代科学技术和手段，寻找其系统规律，挖掘其深层次的科学内涵。如现在的基因芯片技术，能将成千上万的基因展示出来，符合中医整体观思想，结合证候－基因组的研究目的，可以深入开展证候的基因表达谱研究。

2. **辨证个体差异** 基于中医辨证论治的特点，中医遗传学重视阴阳个体遗传系统，注重把握宏观性状表征的差异性，注意观察体质的偏颇。对遗传基础与个体表型的相关性描述，早可见于《灵枢．论痛》"人之骨强、筋弱、肉缓（及）皮肤厚者，耐痛"，"黑色而美骨者，耐火满"，"胃厚、色黑、大骨及肥者，皆胜毒；故瘦而薄胃者，皆不胜毒也"。中医遗传学应该坚持长期以来辨证论治之长，如以八纲（阴阴、表里、寒热、虚实）辨证的方法，可以进行证候异同的辨析，来研究个体的遗传表征，体现中医特色和优势。

3. **自然草药调理** 中医遗传学思想中，有以自然草药为主体的先天用药的药理遗传学思想。因为中药在先天用药、补益肾本等方面有着极其丰富的实践基础和经验总结。有上万种中草药，数十万个方剂，复方剂的剂型有膏、丹、丸、散、汤等，可针对不同的先天性疾病进行扶正治疗（包括诱导沉默基因表达），以方剂的生克制化调整基因的相互作用，诱导相关基因表达的增强或减弱，清除有害基因产物的影响等。如肾阳虚患者服金匮肾气丸可启动和抑制调节某些基因；血虚患者服补肾生血胶囊可促进 γ 珠蛋白基因的转录和表达等，中药有独特疗效，但其治疗机理还有待进一步研究。

4. **胎养优生预防疾病** 《内经》明确倡导"治未病"，《天下至道谈》讲述房室卫生的"七损八益"，《千金》系统论述胎养胎教，《妇人大全良方》有优良"气质生成"的造化之道…… 这种防重于治，优生优育，预防疾病的思想，对于防治先天疾病、遗传疾病、疑难杂症有特殊的重要意义。孙思邈、陈自明都指出"凡丙丁、弦望、大风、大雨、大雾、大寒、大暑、雷电、霹雳、天地昏冥、日月无光、虹霓、地动受胎、非止百倍损于父母，（而且）生子或喑哑、聋聩、顽愚、癫狂、挛跛、盲眇、多病短寿”等，这些均暗示了结合子在极端环境条件下会发生体细胞或蛋白质的变易，导致众多的先天性疾病，如果能够掌握在什么环境条件下会诱发什么部件或元件的变异或变易，则优生优育将置于更科学的指导之下，有利于促进国民的体质更加强壮。

三、中医遗传学思想发展史

中医学有一定的遗传学思想理论，和丰富的先天（遗传）疾病的防治经验，本节分四个时期提示中医学遗传思想史的发展大纲。

1. 远古到殷周的中国遗传学思想萌芽 尽管在史前期无文字记载，但也可通过一些出土文物和壁画图像，推测先民们原始萌芽期的遗传思想。在仰韶文化、龙山文化等遗址中均可见有关生殖崇拜的“陶塑”、“石祖”、“木祖”，表达了对女阴和男根的崇拜，反映原始的遗传观——繁衍种系。我国近年陆续发现的多处岩画上，更可以见到生殖、繁衍、婚偶、性交、哺育等多种画面和丰富的内容。

《易经》用爻、卦符号以示道理，直接与天地阴阳、男女交合相联系。阴和阳两种符号，就来源于人对男女生殖器的崇拜，作“**—**”，其形为男性的阳具，属阳；“**--**”中空象征女性生殖器，属阴。阴阳，也就是天地阴阳之交合，而成就个体的繁衍传代。而殷墟出土的甲骨文中，涉及医学与生育方面的卜辞就有1177片、3000多条，在《甲骨文合集》中，胎孕、生育等遗传方面的卜辞有857片，为医学卜辞的72.8%，卜辞主要内容是记载和预测后妃是否怀孕、生男生女、孩子的质量、有无先天疾病、孩子能否成人等方面的内容，初步流露出遗传学思想。

2. 战国至两汉的医学遗传学思想 在春秋战国时期“诸子蜂起，百家争鸣”，学术思想极为活跃，生殖与遗传的有关问题也有普遍的论述，如关于“天命”与“人事”，禀赋与环境，先天与后天。先秦遗传学思想中有一个重要的见解“同姓不婚”，《礼记·曲礼》明确指出：“取（娶）妻不取（娶）同姓”。《左传》僖公二十三年：“男女同姓，其生不蕃”，当时已发现同一个姓氏的男女结婚，所生后代就不昌盛，或者说子孙难以繁衍，甚至还会带来种种疾病。

医学经典《黄帝内经》也包含了丰富的遗传学思想，如：①“肾藏精”，肾精包含了遗传物质；②“生而神灵”（《素问·上古天真论》），包含了智能遗传思想；③“两神相搏”（《灵枢·决气》），包含了优生优育思想；④肾气“平均”（《素问·上古天真论》），肾主发育与生殖、生长等，有发育遗传学思想的萌芽；⑤“根中”、“神机”（《素问·五常政大论》），包含有内在基因调节作用；⑥《素问·奇病论》有孕妇惊恐或先天遗传而胎病癫痫的记述；⑦阴阳进化，肇基化元，发展“生生化化”（《素问·天元纪大论》），有物种进化的思想；⑧禀赋，气质差异，如《灵枢·阴阳二十五人》作为辨证个体特性差异基础的遗传聚类思想；⑨“胎孕不育，治之不全”（《素问·五常政大论》），“运气”中有环境与遗传相互作用的思想。

尤其重要的是《内经》从理论上确定了遗传的物质基础，和本能行为在“肾”。肾藏精，主生殖，“夫精者，身之本也”（《素问·金匮真言论》）。狭义的肾精为“天癸”（《素问·上古天真论》），因为生殖细胞包含了DNA，这为以后形成的“肾为先天之本”奠定了基本的理论基础，遗传基素（因）“精”藏纳在肾中，“肾者，主蛰，封藏之本，精之处也”（《素问·六节藏象论》），因此，一般称“肾精”是中医遗传学的物质基础。

3. 隋唐至宋元的中医遗传学思想 隋唐至宋这一时期遗传学思想在运用方面无论深度和广度都有了可喜的进步和发展，尤其胎教、胎养在妇科、儿科中的运用已发展起来。

南北朝时期，褚澄的《诸氏遗书》有受形、精血、求嗣、问子等命题的讨论专章，积累了较多的遗传学思想资料。隋代巢元方的《诸病源候论》是我国第一部病因病理专著，有丰富的遗传学及先天疾病的思想，书中有妊娠候、胎养候，谈到胎教胎养、孕妇保健和优生优育内容，均涉及许多先天（遗传）学思想。

唐代孙思邈《备急千金要方》，将妇女科提到全书之首的突出位置，诸如求子、胎教、胎养、房中补益、男女生育、性别转化、良好产乳、优生优育、经络逐月养胎及胎养方等广泛的内容，条分缕析，洋洋大观，具有中医遗传学思想的鲜明特色。宋代陈自明在《妇人大全良方》中，对先天和遗传研究贡献最大。他分求嗣门、胎养门、妊子论、受形篇、孕元立本章、凝形殊禀章等专题逐节讨论了遗传学系列问题，从深度和广度上看都是超乎前人的。

4. 明清中医遗传学思想 明清中医遗传学思想有了新发展，随着妇科、儿科认识的深入，在研究母代（妇科）、父代（男科）和子代（儿科）的先天性疾病方面加深了深度，拓展了广度。明代在遗传学思想上的另一贡献就是对男性精子决定子代性别的认识。岳甫嘉《种子篇·胎始从乾（男）》命题讨论中较明确说：“所谓主于男子者，不拘强弱，不拘康宁病患，不拘精易汇难泄，只以交感之时，有脉齐至善耳”，很接近现代认识。

明清对中医遗传学思想贡献最大的是李中梓《医学必读·肾为先天之本论》的著名理论。他贯通《内经》藏象学说而将肾藏精，肾主生殖，肾作强，主伎巧，治病必求于本，本于阴阳等诸说法，升华为“肾为先天之本”，指出：“澄其源而流自清，灌其根而枝乃茂……必责根本，而本有先后天之辨，先天之本在肾，肾应北方，水为天一之源”，对后世产生了巨大的影响。

明清时代也是医学文献集大成的时代，汇集了中医遗传学思想和先天疾病防治经验，内容较为丰富。丛书类有朱子榛的《保赤汇编》、周学海的《周氏医学丛书》、裘吉生的《三三医书》和《珍本医书集成》、黄元御的《黄氏医书八种》、陈修园的《南雅堂医书全集》、唐宗海的《中西医汇通医书五种》等。全书类有徐春甫的《古今医统大全》、楼英的《医学纲目》、李梴的《医学入门》、罗国纲的《罗氏会约医镜》、翁藻的《医钞类编》、陈梦雷的《古今图书集成·医部全录》等。

四、中医遗传学的研究意义

中医遗传学作为一门新兴学科，有着广泛的意义，是“精光之论，大圣之业，宣明大道”（《素问·气交变大论》），分述如下。

1. 预防先天疾病 中医遗传学宏扬“治未病”的预防思想，强调新个体形成之初，或恶证发生前防治的重要意义，在预防遗传病与先天疾病方面尤为重要。《素问．奇病论》举例："……胎病，此得之在母腹中时，其母有所大惊，气上而不下，精气并居，故令子发为癫疾也。"这说明出生后患癫痫、抑郁等病，是由于胎儿在先天母腹中受到惊恐所致，预防为上。《诸病源候论》指出："夫妻心情平和舒畅，交媾而孕者，其后代不仅长寿，而且智慧过人；若怀畏惧之情而交媾，不仅无孕，更当虑及后代，智劣命短。"如何运用传统医学的预防方法，减少或避免遗传病和先天性疾病，这是我们医学工作者面临的实际和急需解决的问题。

2. 治疗疑难杂症　《名医类案》所载曹操的头风（偏头痛）之类的遗传性疾病，仅有华佗能医治，但也只能抑制症状的发作。对于现代发病愈来愈普遍的肿瘤、糖尿病、艾滋病等，与基因突变或外源基因的切入等有关的多因素疾病，或地中海贫血、先天性成骨不全症等单基因遗传性疾病，用中医的阴阳系统遗传原理进行辨证论治，结合手术等治疗，已证明可提高疗效。另外，数千余种与遗传性相关的疾病，如先天性聋、哑、盲等疾病，中医遗传学重视分析个体家系遗传背景，更有针对性地辨证论治，可望一定程度地提高疑难杂症的治疗效果。

3. 养生与延年益寿　中医遗传学继承《内经》中天年百岁的经典养生论，结合功能基因组的衰老、长寿等方面研究的进展，系统地分析传统养生术的科学内涵，发展适合现代养生的方法。如用基因解读《内经》"七损八益"的调节作用，对"七为少阳之数，八为少阴之数"，阴阳同居一体的损益等问题进行解释。对人类体细胞不断发生变易，及其变易的基因组表达系统，分析其损益阴阳的双向作用、或者重复阴阳的双向调节，发现基因座功能的多效用性、阴阳多维性，可谓"生生化化，品物咸章"（《素问·天元纪大论》）。

4. 减少精神障碍　中医遗传学强调"形与神俱"（《素问·上古天真论》）的心身整体健康，不应忽视先天遗传背景，在人生精、气、神三宝中，神一旦产生，便处于主导的地位。《灵枢·本神》"是故怵惕思虑者伤神，神伤则恐惧流淫而不止，因悲哀动中者，竭绝而失生；喜乐者，神惮散而不藏；盛怒者，迷惑而不治；恐惧者，神荡惮而不收"。"心怵惕思虑则伤神，神伤则恐惧自失，破䐃脱肉，毛悴色夭，死于冬"。中医遗传学认识到先天遗传背景是精神障碍的重要病机基础之一，疾病、环境、社会等诸多诱因是其发病的因素。中医遗传学有胎教、胎养、养心、调神、制情的专门方法，均有助于减少先后天的精神障碍。

5. 提高人类的素质　中医遗传学思想中，关于人类的智能分类论述最早见于《素问·上古天真论》，"昔在黄帝，生而神灵，弱而能言，幼而徇齐，长而敦敏，成而登天"，"余闻上古有真人者"、"至人者"、"贤人者"等，认识到智能是有一定遗传背景的。林乔等指出，遗传对智能的影响度仅0.186，环境与遗传的相互作用影响度有0.588，环境影响度有0.226。这是一种多因素的影响，因此用阴阳系统遗传学原理来提高人类的素质和智能，除方药（"益智方"等）调理之外，尤需社会教育（"至著教论"等）、家庭教育（"胎教"等）、心理调整（"爱养神明"等）、营养（"药膳"等）、防治疾病（"治未病"等）、顺应自然（"四气调神"等）、优良环境（"异法方宜"等）等多方面的协同作用，才能在一定程度上提高个人与群体的素质与智能水平。

五、“恐伤肾”为中医遗传学的突破口

中国国家自然科学基金连续多年支持“肾本的行为遗传研究”等前沿性的实验研究，促进了“中医遗传学”系统理论的形成，产生了《中医遗传学》等专著，成为中医遗传学的突破口。设计猫吓孕鼠的“恐伤肾”的经典实验，较为系统地、由浅入深地、从宏观到微观地对“恐伤肾”进行了行为、细胞和基因三个层次的研究。

第一阶段：“恐伤肾”对子一代的整体行为学研究。采用猫吓孕鼠的方法，建立恐惧的典型动物模型，进行27种行为测试及子一代的遗传行为测试。一方面，移植了巷道趋食、亮盒排便等国外经典行为遗传测试方法，另一方面，新创立筑窝用料、芝麻取食、高管独立等测试方法，并构思了在实验中插入猫叫的测试，将先天遗传行为的差异放大地显示了出来，这也丰富和发展了情绪心理学的实验方法。

第二阶段：“恐伤肾”对子一代的细胞、生理、病理、生化和免疫学研究。上述领域共做了81项指标检测，如免疫学方面有NK细胞活性、IL－2活性、红细胞C b受体花环、红细胞免疫复合物花环、三种肿瘤的红细胞花环、及免疫器官形态等23项检测，在中医学界第一次观察到子一代先天肾虚性状，亦为中医遗传学实验创新之举。

第三阶段：“恐伤肾”相关基因的筛选。采用检测即早基因表达的方法发现了惊恐应激后c－fos基因在下丘脑、海马中的过高表达；采用抑制消减杂交技术，以小鼠为动物模型，发现了血红蛋白α链基因、β链基因、线粒体的部分基因（如12S和16SrRNA及几种tRNA）等是与惊恐相关的基因，这是当今情绪心理学研究中的一个新发现。目前正在用生物芯片等方法，向四大组学（基因组学、蛋白质组学、转录组学、代谢组学）等前沿领域穿插，去探索恐惧造模子代肾虚这一复杂问题的分子机理。

第二节　中医遗传学理论基础

中医遗传学的理论基础是指传统中医理论对遗传现象的观察角度、推理方法、思维形式和认知归属等方面的认识，可概括为：阴阳整体论、肾本先天论、易理术数论、藏象行为论、先天禀赋论等五个基本理论。

一、阴阳整体论

阴（--）阳（—）作为一切事物的两相，是“万物之道”，可从宏观宇宙至微观基因有无穷层次的类分。当然也包括各种遗传现象，变异属阳，遗传属阴。基因可有不同层次的阴阳属性，若仅分三层，第一层次是基因整体，第二层次是序列，第三层次是碱基。无论是呈现阴（--）或阳（—）的基因，根据定义都有属阳的外显子与属阴的内含子，属阳的上游序列与属阴的下游序列，故凡呈现阳性的基因者，其外显子与上游序列是阳中之阳，凡呈现阴性的基因者，其外显子与上游序列是阴中之阳；相反，凡呈现阳性的基因者，其内含子与下游序列是阳中之阴，凡呈现阴性的基因者，其内含子与下游序列是阴中之阴。若概括基因

的功能属阳即为：显现，显性，能表达，主基因，正，氧化，促进，活跃，高，大，多，反常，结合，病理性等；相反，基因的功能属阴则为：隐蔽，隐性，不表达，修饰基因，负，还原，抑制，沉默，低，小，少，正常，分解，生理性等。

基因的阴阳转化是普遍现象，即“阴阳转易，以化生成”。凡表达的基因属阳，如活体内可表达的基因含游离基因及人体内外源非真核生物基因；不表达的基因属阴，如活体内的假基因及沉默基因、基因文库的 cDNA。由于甲基化是基因向不表达转化的，因此甲基化了的基因就从阳性转化为阴性了；相反，甲基化了的基因如去甲基代，则该基因又从阴性转化为阳性。

中医遗传学整体地看待基因的阴阳平衡，阴阳平衡不是指某个基因内阴阳的状态平衡，或基因组内呈现阴性的基因与呈现阳性的基因是等量的，根据“生从乎阳，阳不宜消也，死从乎阴，阴不宜长也”（《类经·阴阳应象大论》），阴阳平衡是指系统遗传长河中，在一定时期、一定系统内处于某种稳定状态的阴阳平衡。

二、肾本先天论

传统中医遗传学思想较为集中地体现在“肾为先天之本”（简称肾本或肾本先天）的理论中。早在《内经》中就有“肾藏精”之说，意味着“肾”有产生和藏储遗传物质的基本含义，肾中精气的气化决定了精气基因的活动，影响着个体生长壮老死的全过程。《难经》更以命门强调肾在生命中的重要性，肾为先天性命根本，后天寿命基础，及下一代生命之所出与繁衍。明代李中梓在《医宗必读》中有“肾为先天之本”的命题讨论，具有深刻的内涵和广泛的外延。概括其基本含义有四：“天一之源”（虞抟、王圻等），遗传物质的本源；“先天之生”（《内经》、吴谦），即肾主生殖的过程；“先天之用”（《保生秘要》），弗学而能的本能行为；“先天生身”（吴谦），肾气主宰个体一生的生长发育。

遗传物质，以中医藏象系统而论当归属肾精。若细辨肾精，可有三层含义，极狭义的肾精可视作 DNA 遗传基因，从《扁鹊难经·肾脏形象》可推测，狭义肾精可谓精卵生殖细胞，如《素问·上古天真论》所说的“天癸”是遗传的核心物质。广义之肾精为营养之精，可理解为蛋白质，包括 DNA 转录、翻译而成的，或胎前发育的前蛋白。这可从《顾氏医镜·虚劳》“肾之精，贵欲其藏”一段推衍理解。

三、易理术数论

中医遗传学理论基础源头之一的古代《易经》，包括遗传与变异的许多问题，都可以用其广涵的术数概念来推衍。故《素问·上古天真论》有“和于术数”之说。《易经》以太极、二仪（阴阳）、三才、四象、八卦、十二消息、二十四气（律）、三十二爻、六十四卦、三百六十五日、五千四百年等一系列数理推衍，以概括万事万物的发生发展规律。若局限于遗传学，以易理远距离的理论方式推论则可看到“太一”与合子、“两仪”与 DNA 互补链、“三才”生三与三联密码、六十四卦与氨基酸遗传密码，均可见东方古典易理术数与当今分子遗传学有远距离、大跨度的可比研究之处。

易理的方法归纳，或可演绎基因的阴阳遗传系统的变化结果；在个体基因组里，根据阴阳同居一体的原理，在特定时空与环境条件下，某一基因可作为主效的甲（阳）组基因气（作用）化组合的基因，也可作为次效的乙（阴）组合的基因。生物分子的变化，在任一变化过程中，总有辅助者与调控者的生与克作用，变化方向总有合与化双向等阴阳交织变化。易理图式框架是四象八卦，基因的阴阳属性可分为四象（少阳、老阳、少阴、老阴），这样四象阴阳（爻）的组合，可有2^n种分类法。

在特定时空条件，人类基因总可以按等位基因的显隐性，假性、沉默、等位、加性、剂量效应、看家、同源框、串连重复及修饰等突变与非突变基因功能分为64类（卦），则可用64×6种复卦符号表示其阴阳的象，进一步根据《易经》的象、数、理，就有可能推测出某基因未知的状态与变化，以拓宽实验设计及临床诊断等的思路，但这需要准确归类（卦）所属，方能有正确的结果。推之易理图式的阴阳、四象、八卦符号可展示中医遗传学基础的一个模式图形，显示出整体阴阳个体遗传系统。

四、藏象行为论

藏象学说是中医对机体动态外显性状观察的一个重要方法，也包括对遗传现象，尤其是外部可见的“象”进行诊断辨证，诸如遗传的行为、状态、性质等，这些特征和特性与行为遗传学中的宏观表征有相似的含义。在《素问·六节藏象论》中有专题讨论其含义和方法。张景岳明确地提出“象，形象；脏属于内，形见于外，故曰藏象”，即由外形、状态、行为、病状等信息（象）推知内在情况（脏）的一种思维方法。藏象的具体内容有：机体动态的信息观、五脏中心的整体观、司外揣内的联系观、以常衡变的对比观。

行为遗传学实验起于20世纪中叶，它重点研究活体动态的行为表现及其性状遗传表象，是个体水平的遗传宏观表征。中医遗传学借用美国行为遗传学家汤普森的旷场测试等方法和实验，论证“恐伤肾”的理论，以恐吓孕鼠后其子代“气下”（二便次数增加），行为“缩萎”（攀爬活动减少）为主要特征，借此评定肾气的盈亏、肾虚的程度。

五、先天禀赋论

禀赋遗传在中华文化中有胎传、禀赋、素体等三类窄、中、宽的提法。含义较窄的为胎传亦称胎肖、胎气、胎赋、胎禀等。如《幼科发挥·胎疾》说一个人胎肖，其“肥瘦、长短、大小、妍媸，皆肖父母也”。通常提法为禀赋，或天禀、禀性、禀受、资质、气质、资禀、禀气、赋气、天禀、禀命等，如《类经》直称：“先天禀气”。较宽的提法是素体，有素有、平素、素来、素质等意义，而具体可见“素体阳虚”、“素体肾虚”等，实际素体包括先天禀赋、后天调理及个体疾病史等广泛的内容。

中医常以禀赋观概括个体遗传因素及先天影响，其表现为遗传性状、气质特征、疾病易感性和寿限长短等方面。禀赋遗传是个体差异的根本背景，为健康、疾病和寿命的重要基础，所以中医重视先天禀赋，这方面较为系统的理论有天年寿限、发病倾向、体态胖瘦和阴阳人格等方面。

禀赋说在中医学中最集中最系统的是《内经》阴阳人格体质学说，它来源于《灵枢·通天》和《灵枢·阴阳二十五人》，两篇合分为太阴－水形人、少阴－木形人、阴阳和平－

土形人、少阳－金形人和太阳－火形人。从太阳至太阴所禀阳气减少，阴气增多，正如《类经·人有阴阳分治五态》所言“盖以天禀之纯阴者为阴，多阴少阳者曰少阴；纯阳者为太阳，多阳少阴者为少阳，并阴阳和平之人，而分为五态也。此虽从禀赋而言，至于气血疾病之变，医者不可不察”。张介宾强调先天禀赋是阴气由多至少的阶梯形式，形成一个太阴→少阴→阴阳和平→少阳→太阳的系列，辨证论治就是在个体禀赋的基础上，根据不同的疾病易感性，审察阴阳气血疾病之变异，而采用具有针对性的治疗方案。

《灵枢·通天》命题强调要通晓人的天（禀赋）性，它依《灵枢·阴阳二十五人》，据个体禀阴阳气的少多而分型，包括性状遗传在内的外显是五行（水、木、土、金、火）外态，个体的肤色、体形（面部方圆、头形大小、肩背宽窄、四肢长短等）心理（情绪缓急、认知快慢、意志强弱等）、行为（内外倾向、行动迟缓、动作隐显、表现形式等），以及对自然界的适应性（地区东西南北、时间春夏秋冬等），与发病的倾向性（阳气过多易狂躁、阴气过多易抑郁等），形成人类遗传学上一个古典的阴阳个体遗传系统。

第三节　中医遗传学辨证基础

辨证论治是中医学两大特点之一，中医遗传学要发展这一特色，并引入分子遗传学、功能基因组学、生物信息学、系统生物学等现代理论、方法和技术，重点讨论先天遗传疾病的辨证，本节的主要内容为：四诊诊断的望诊和切诊、八纲辨证的寒热证和虚实证。

一、望诊与先天遗传病

“望而知之谓之神”，望诊为四诊之首，用直接的肉眼观察证候、症状、行为、表型等，它在传统中医诊断中是十分方便、直观、简易的，中医遗传学今后要发展微观诊断，尤其是基因诊断。目前先天遗传性疾病的诊断使用望诊较多，证候有如：“墙卑基”（语出《灵枢·寿天刚柔》，指面部肌肉骨衰肉胜，临床表现类似21三体综合征）类染色体疾病，“岩”、“癥”等肿瘤类疾病，“狂”、“癫”等精神科疾病，及其他难治性遗传性疾病。西医初诊遗传性疾病也使用望诊，如先天性成骨不全1型和遗传性多趾（指）畸形、21三体综合征和Turner综合征等。

如果对比中西医望诊遗传病的方法，总体是相似的，但也有所差别，中医较为注重模糊性状，如精神、气色、行为、舌苔、舌色、脉象、二便颜色等；西医较为注重清晰的性状，如体重、身高，各部分器官的外形、比例、是否对称等，及颜色如巩膜色、蹼颈等。中西医均较注重肤色、痣、外形、外貌等等。长寿是否有外态上的特殊的表型可见？通过史料考证分析远古至唐代的神仙，确认146人为真实人物，其寿限在80～160岁间，他们在体质、免疫力、恶劣环境适应力、行为心理及野生习性等特征特性方面分别具有不同于一般人的表现。尤其记载长寿者中有29.9%的人的表型发生了部分或个别性状的返老复壮现象。用分子遗传学的研究成果与古代长寿者的表型对照分析可见三点：其一，衰老的遗传基础是大量基因甲基化使其表达失活，或衰变、端粒酶变短、三联体扩增渐变、复制或转录错误及突变等过程积累的结果；其二，死亡的遗传基础主要有编程性、自然衰老性及特定基因组反馈调节能力解体致死等三种情况；其三，养生措施中，无论是气功、锻炼、摄养、饮食及中药等，均各有其相应基因的应答。

二、舌诊与先天遗传病

舌诊是中医望诊的突出特色，有许多独到的见解，近年来西医与生物学在舌体的疾病、变异，舌苔的颜色、形态等方面已有一些研究，对某些先天性疾病、遗传性疾病、罕见性疾病的舌质变化也有一些报道，这些有助于进一步开展舌诊诊断的中医遗传学研究。目前可进行分析的有多种证型和舌象，如血友病 A 有气血两虚或虚寒（白苔）、寒极之一（黑苔）、寒证之一（绿苔）、热极之一（黑苔）、虚极之一（无苔）、少阳证（半边舌）、气血亏损（长舌）等 7 个可能的证型及其相应的舌象变化。

试从人类孟德尔遗传（OMIM）检索出的与舌相关基因座（应为疾病），从舌体、舌形、舌色、舌苔，可做一些分析。如光滑舌有安吉尔曼综合征、血友病 A 等 16 个基因座。大舌有巨舌症（153630）及染色体脆点智力迟钝 1 等 2 个基因座。胖舌有安吉尔曼综合征、森－高－白三氏综合征 1 型等 4 个基因座。瘦舌有辛－高－白三氏综合征 1 型、肌强直性萎缩 1 等 8 个基因座。畸形舌有麦克尔综合征Ⅰ型、口－面－指综合征Ⅳ型等 20 个基因座。半边舌有安吉尔曼综合征、血友病 A 等 25 个基因座。小舌有考顿病、弗拉塞综合征等 58 个基因座。长舌有睡眠性梗死窒息、腭裂等 54 个基因座。短舌有短肋多指（趾）综合征Ⅳ型及Ⅱ型、假软骨发育不全 1 等 57 个基因座。

三、脉诊的中西医比较

脉诊亦为中医四诊的特色之一，故也称中医看病为诊脉。实际西医也研究脉搏，但侧重点不同，理论上的解释迥异，描述脉搏的形态、方法与结果也有差异。中、西医对脉象的异同大致为：①中医虚脉与西医柔脉，促、结、代脉与间隙脉，代脉与二联脉，虾游脉（怪脉）与急冲脉等，分别相对、相应、相近；②西医的不稳定、丘状等脉，没有中医的相应脉象；③中医三部九候的人迎脉与西医的颈动脉搏动相对应。中医可借鉴相关基因的相应脉象，开拓诊断遗传性疾病或证的思路。

人类孟德尔遗传（OMIM）检索出的脉搏相关基因座，如虚脉有胶原蛋白Ⅲ型 α 链－1 等 4 个基因座。实脉有家族性阿兹海默病Ⅲ型等 6 个。洪脉有 δ－氨基－γ－酮戊酸脱水酶、溶菌酶等 9 个。数脉有胶原蛋白Ⅲ型 α 链－1 等 11 个。迟脉有胶原蛋白Ⅲ型 α 链－1 等 11 个。促、结及代脉有 δ－氨基－γ－酮戊酸脱水酶等 6 个。另外，虾游脉属于危重病情十怪脉之一，与《辞海》记载的急冲脉（sharp pulse）相似，与多巴胺受体 4、原发性高血压等 3 个基因座相关。

中医医籍中，也简单地记载了一些罕见的遗传性疾病，包括舌、脉、证的内容，其中不少死于胎儿、婴儿、幼儿时期，如《素问·通评虚实论》“帝曰：乳子而病热，脉弦小者如何？岐伯曰：手足温则生，寒则死”等，虽有脉象、辨证和预后，但其文过于简略，很难判断是否属遗传性疾病。

四、寒热辨证

寒热是阴阳最基本的表征，是确定疾病性质的大法，为中医八纲辨证的两大纲领，贯穿于理法方药的全过程，是中医学的关键问题之一。中医理论中深刻认识和广泛涉及六淫寒暑、四季阴阳、温病伤寒、风寒风热、寒极生热、诸寒收引、三阴三阳、寒证热证、温清立法、药性四气（寒热温凉）、烧山火透天凉等一系列寒热概念。具体来说人体对冬夏、昼夜等寒热环境的反应状态可知，如在极端寒热气象条件下的中寒（直中）与中暑与否，对个体阴阳遗传系统而言，可有较大的差异。目前遗传机制的研究中，寒热已涉及许多相关基因，如与 HLA 基因相关已有大量报道。

若从中医寒热辨证的概念出发，由人类孟德尔遗传（OMIM）检索出各种寒热证相关基因座，将寒热证按病因分类，暂分为外因寒热（因子）反应型寒热因子、内因非寒热证、及外内因模糊型寒热证三大类。反应型寒热证由敏感性因子、信息分子、相关神经递质、受体、通道、反馈因子、激素、相关溶质载体、冷热休克蛋白、其他特应性蛋白，及特应性酶等相关基因组成，在这一系统中进行寒热因子的反应。非反应型寒热证是由基因表达的不足（虚）或有余（实）形成的寒热虚实证，或由基因定势表达形成的发冷发热病，或冷热性病。病因模糊型的寒热可见：寒化热化，寒热毒证，冷热痢，寒热伤神明，重寒重热证，冷热秘证，寒热（流行）疫病，热哮冷哮，热病（热）膈证、热疮等，其遗传的机制是较为复杂的，有待深入研究。

五、虚实辨证

“邪气盛则实，精气夺则虚”，虚实亦为中医八纲辨证的纲领。中医遗传学研究中可以多方面引申虚实概念，如基因表达的不足、下调等可谓虚；相反，基因表达的有余、上调等可谓实。如我们用基因芯片的方法筛选寒证相关差异基因表达，将比值在 2.0 以上者、0.5 以下者，分别称为上调、下调的寒证表达基因；表达上调的基因往往是功能亢进、表达太过，可理解为某种“实”的状态；表达下调的基因往往是功能低下、表达不足，可理解为某种“虚”的状态。在虚寒证基因组的研究中，我们发现与能量代谢相关的基因表达普遍下调，中医遗传学进一步研究虚寒证的肢冷、畏寒、喜暖、脉迟等“虚寒”象的实质之一是：能量代谢功能模块的组合异常，和能量代谢分子通路的调控障碍，致使形成虚寒性的能量代谢低下状况。

从 OMIM 上分类检索相关基因座，并用中医遗传学的观点进行归类、整理与分析，当人体蛋白酶及神经传导等不足（虚）时，其基因表达多为不足（虚）；有余（实）时，其基因表达多为有余（实）。基因之所形成的病理均有虚有实，表现的征兆、症状也有虚有实。无论感染性，环境诱发，或遗传性的高低热证，都与基因虚实应答有关。有一类控制疾病发生的主效基因，本身并无遗传缺陷，但基因表达不足（虚），功能低下也可致病，其病理表现可谓虚。控制另一类疾病的主效基因，有或无遗传缺陷，但表达有余（实）而致病的，其病理及征兆、症状等可虚可实，分析时应用虚实的相对概念具体分析。

第四节 家系、双生子的中医遗传学研究

家系分析是遗传学研究的一个基本方法，遗传学和医学遗传中很多重要的发现、原理的论证都得力于家系的研究。中医遗传学这一学科出现以后，提示研究者应普遍地应用家系分析的方法，一方面可以家系图为中心，病证结合进行调查，再精选典型病证者作基因芯片，探求病证的分子生物学基础；另一方面深层次地对古籍（家谱、族谱、志书、史书、医案、医话等）遗传信息挖掘、整理和分析。中医遗传学在重视家系研究的基础上，进一步开展双生子调查，特别筛选一类有病、有证，一类无病、无证的单卵双生子进行比较，作基因芯片表达谱（cDNA microarrys）、单核苷酸多态（SNP）的深入研究，有着极高的科研价值。下面列举一些不同角度的示范研究。

一、肾虚血瘀糖尿病家系的研究

血瘀证与糖尿病（渴、消渴、消瘅）可有互为因果关系，古代医家早有认识，清代医家唐容川在《血证论》中明确提出“瘀血发渴”。《灵枢·五变》曰：“怒则气上逆，胸中蓄积，血气血瘀，髋皮充肌，血脉不行，转而为热，热则消肌肤，故为消瘅。”

糖尿病作病证结合研究易于起步。在四川省新都县发现一个糖尿病家族大家系，其中三个子家系有明显的糖尿病倾向，以之为中心对其 18 个成员作理化测试，及肾虚血瘀诊断（严石林的肾虚量表与王阶的血瘀证），进而精选 3 例血瘀证糖尿病患者与该家系中的 2 例正常人作 14000 点的基因芯片杂交测试。获得肾虚血瘀糖尿病患者与正常人的差异基因表达图谱 446 条，其中 2/3 是未知功能基因，在肾虚血瘀糖尿病的已知功能基因中除了代谢等基因 34 条外，有关凝血与血液流变等 5 条基因应引起特别注意，尤其是血栓素 A 合成酶 1 等 5 条基因，提示糖尿病血瘀证发生的分子生物学机制。

二、陈氏颍川支家系 459 人智能遗传的研究

江苏陈氏颍川支系族谱记载的第三至第七代 592 人，其中发育到成年的 459 人有相关资料（《中华族谱集成·陈氏颍川支系谱》巴蜀书社 1995 年影印清木刻版）记载，按所记载个人的学历、业绩和行为表现等方面进行智力评分。120 分：凡具有国学生、贡生、举人、庠生或县学附生学历，而且谱中列传而业绩突出者，或有诗集、书画、篆刻、医术等著作或专长者。110 分：仅有达贡生、举人等以上学历者，无学历而仅有诗画、医术、篆刻的单项著作或专长，或虽无学历但在族谱中有称赞歌颂的专列记载者。100 分：仅有上述学历的记载，而无任何业绩者。90 分：为无呆傻、智力迟钝等记录的一般子女。

对此家谱的智能评分，按统计方法进行分析，智能的遗传度为 18.6%，而智能与环境相互作用度占 58.8%。但家族有近亲婚配等原因，有关智能的基因会发生遗传漂移，导致平均智能、业绩和高智商者有逐代下降的趋势。从陈氏颍川支系族谱资料上看，高智能者是在一定的遗传基础上通过教育等措施培育而成的，一旦高峰形成，家系谱总体有逐代下降的

趋势。至于其中的弱智者，主要受遗传性疾病的基因所控制，但也可通过基因治疗、药物调节基因表达并配合教育、诱导等方法进行改善。

三、壮水制火滋养大补固护双胞胎

自然药物调补虚证是中医遗传学所长，双胞胎作为一母一次孕二子的现象，本身就包括不足之“虚”的天然因素。“虚者补之”是中医的优势，这在古代医籍中每每可见。明代医家“石山治一妇，长瘦，色黄白，性躁急，年三十余，常患堕胎，已七八见矣。诊其脉无力柔弱，两尺虽浮而弱，不任循按。曰：‘此因堕胎太多，气血亏甚，胎无滋养，故频堕。譬之水涸而禾枯，土削而木倒。况三月、五月，正属少阳活动之时，加以性燥，而激发之。故多堕在三、五、七月。宜用大补汤，去桂，加黄柏、黄芩煎服。仍用研磨蜜丸服之，应可保生。’服半年胎固而生二子”（《名医类案》）。在中医阴阳整体理论的指导下，运用针对性强的中草药，调治妊娠双胞胎，不仅固护，而且提高双胎的质量。

四、心脾两虚精神分裂症的双生子分析

一对年龄27岁的张氏双生子（男），出生于四川省西充县，有相同的学习经历和生活背景，从师范学校毕业，皆从事教师工作，被四川大学华西附一院精神卫生中心确诊为精神分裂症，并双双收入该院住院治疗。二人经卵型鉴定是同卵双生子。

我们设计的“双生子四诊调查”内容包括35类167个症状，如头面部8类、胸腹部2类、舌脉7类、饮食口味6类、语言呼吸等10类，其他类症状19类，以及病史、家族史等类的若干症状，按无、轻、中、重，分别评0、1、2、3分。这对精神分裂症单卵双生子的大双和小双，其总分分别评为33分和25分，均有舌质淡、有齿痕、苔薄色白、纳少、口淡、腹胀、面白无华、痰白、汗多，两人均可以诊断为心脾两虚证。双生子是遗传与环境相互作用的产物，尤其是具有相同遗传与生活环境的单卵双生子是最具有可比性的特殊病例，这一对双生子三年前同期发生精神分裂症，当时为痰气郁结证，日久由实转虚，在调查时均在精神科住院治疗，均为心脾两虚证，可认为是同病同证典型病例。

五、脾肾两虚脑瘫双生子及基因组研究

四川盆地边缘的邛崃山区，发现的一对唐姓双生子，10岁女孩中大双为脑瘫患者，至今不能正常行走，小双为正常儿童。对脑瘫－正常双生子采用性状相似评分、血型、指纹特征比较、胎盘膜隔数和短串联重复序列（STR）等5种方法鉴别卵型。5种卵型鉴别方法的结果完全一致。采用脑瘫儿脾肾两虚调查表（26个量）评定病证特征，脑瘫儿大双肾虚分为11分，脾虚分为14分，正常儿小双则均为0分，二者比较差异极其显著。

以该对双生子的外周血为样品，利用基因芯片进行全基因组差异表达测定，上下调基因在基因本体论（GO）3水平分布显示：涉及①生物刺激反应性；②代谢；③细胞通讯的基因存在显著差异，前两类以上调基因为主，第三类以下调基因为主。KEGG生物学通路分析显示，与神经配体－受体相互作用有关的上下调基因分布有显著差异，下调基因占9.52%，上调基因占1.19%。这些基因的异常表达可能是脑性瘫痪的生物学基础，值得进一步研究。

思考题

1. “阴平阳秘”，不同组织、器官的基因如何在个体阴阳系统中协调表达？如何针对个体差异进行辨证调理？
2. 如何应用中医遗传学“治未病”观，预防、减少先天遗传性疾病？
3. “当其位则正，非其位则邪”，可不可以将基因对药物应答的不利作用减少到最低限度？
4. 如何在当今有效地发挥中医遗传学胎教、胎养的思想，减少“胎疾”发生，实现优生、优育？
5. 中医遗传学“览观杂学”，如何引入系统生物学以及基因组学、蛋白质组学、转录组学、代谢组学等前沿科学技术，开展学术研究？

第三篇　生物的多样性与生物技术

第十七章　生物的多样性与中药资源

第一节　生物的多样性

生物的多样性（Biodiversity）是指地球上的物种、遗传和生态系统的多样性。其中最基本的是物种的多样性，它蕴藏着巨大的潜能。我国是一个中药资源十分丰富的国家，而中药主要来源于动物和植物。我国的本草学实为药物学，早在汉末《神农本草经》、南北朝《名医别录》（陶宏景）等书中，已收载有大量的动物、植物、矿物药。明代《本草纲目》（李时珍）收载了动物、植物、矿物药共计1892种，将药物分为十九纲，六十类，现译成拉丁文、英文、日文等多种外文，是我国对生物分类学的伟大贡献。

一、种的概念和命名方法

（一）物种的概念

物种（Species）简称种，是由种群组成的生殖单元（和其他单元生殖隔离），在自然界占有一定的生境，在系谱上代表一定的分支（种是生物进化的单元）。物种的四个标准：即种群组成、生殖隔离、生境地位和系谱分支。

（二）种的命名方法

国际上规定，每一个物种只能有一个统一的学名（scientific name），这就是瑞典学者 Linneus C. 所创建的双名法（bionomial nomenclature）。即种的学名是由两个拉丁单词或拉丁化的文字组成的，第一个拉丁单词表示该种所在属的属名，通常是名词，其第一个字母要大写，第二个拉丁单词是种名，多为形容词或名词二格。例如：中药白头翁的原植物是毛茛科（Ranuculaceae）植物白头翁的根。白头翁的学名是*Pulsatilla chinensis*（Reg）Regel。

（三）中药生物种名的鉴定

中药的来源主要是植物和动物。科学的鉴定中药材的生物种名，不仅有利于临床和科研工作，而且有利于药品生产和文献交流。因此，鉴定中药材的原植物和原动物物种，确定其学名，是生产、临床、科研的一项基础性工作。

二、生物的分类

（一）生物的分界和分类等级

1. 生物分界概况 关于生物界的系统联系和分界，自古以来就有多种提法，我国自有文字以来便可见到对动物和植物的划分。例如，甲骨文中的麦稻、黍稷、马、牛、羊、猪之类就是当时的一种分类。20 世纪以来，由于电子显微镜的问世和分子生物学的发展，在 1969 年 Whittaker 提出了五界系统即：原核生物界（Monera）、原生生物界（Protista）、真菌界（Fungi）、动物界（Animalia）、植物界（Plantae）。

2. 分类等级 根据自然分类法，分类学家将生物划分为自高而低的 7 个等级（阶元），其顺序是：界（Kingdom）、门（phylum）、纲（class）、目（order）、科（Family）、属（genus）、种（specis）。现以人为例，列出其分类系统：

动物界 Kingdon Animalia
　脊索动物门 phylum chordata
　　脊椎动物亚门 Subphylum Veretebrata
　　　哺乳纲 class Mammalia
　　　　真兽亚纲 Subclass Eutheria
　　　　　灵长目 Order Primates
　　　　　　类人猿亚目 Suborder Anthropoiea
　　　　　　　人科 Family Homonidae
　　　　　　　　人属 Genus *Homo*
　　　　　　　　　人种 Species *Homo Sapieus*

（二）生物界的主要类群

1. 原核生物界（Monera）

（1）病毒界（Vira） 是一类非细胞形态的微生物，没有完整的酶系统和细胞器，也没有胞内膜和成形的细胞核。

（2）兰藻界（cyanophyta） 是一类自养型原核生物。单细胞，群体或丝状体。如地木耳（Nostoc）、发菜（*Nocommune var flagelliorme*）等。

（3）裂殖菌界（细菌界）（Schizophyta） 是一类不含光合色素、个体微小，营异养型生活方式的原核生物。

2. 原生生物界（Protista） 是由单细胞构成的真核生物界，是原始生物进化到高等生物的阶梯。

3. **真菌界**（Fungi）　是一类专性异养的真核生物，生殖方式主要以孢子繁殖为主。药用真菌在我国历代本草中都有记载，如冬虫夏草、茯苓、灵芝、猪苓等，至今仍应用不衰。

4. **植物界**（Plantae）　包括了光能自养型真核生物的类型。全世界现存的植物近 50 万种，其中低等植物 10 万种（含真菌）、高等植物 30 多万种，可分为四大门类：低等植物包含藻类植物门；高等植物则包括苔藓植物、蕨类植物和种子植物三门。

5. **动物界**（Animalia）　动物界包括所有异养型生活方式，大多数以摄食为主，体内消化道有真核生物。

第二节　中医药资源

一、药用植物资源概述

（一）药用植物的主要资源

1. **药用藻类植物资源**　藻类植物是一群比较原始的低等植物，植物体构造简单，无根茎叶的分化，细胞内含叶绿素和其他光合色素，能进行光合作用，分布极广泛。大多数为水生，少数为陆生。

我国是世界上利用海藻最早的国家之一。《神农本草经》中记述了"海藻，味苦寒，主瘿瘤、气、颈下核，破散结气，痈肿癥瘕，腹中上下鸣，下十二水肿"。明·李时珍《本草纲目》在草部和水草类中载有海藻、海蕴、海带、昆布、水松；苔类中载有干苔、石发、柔苔；水菜类中载有紫菜、石莼、石花菜、鹿角菜、龙须菜等十余种。

2. **药用苔藓植物**　苔藓植物在医药上被利用的历史较久，我国 11 世纪中期，《嘉祐本草》已记载土马鬃有清热解毒之功用。明代李时珍《本草纲目》亦记载了部分药用苔藓植物。目前，全国已知可供药用的苔藓植物约 50 余种。常见的药用苔藓植物有地钱等。

3. **药用蕨类植物**　现存的蕨类植物约有 12000 种。广泛分布于世界各地，尤其是热带和亚热带最为丰富。我国有 61 科，223 属，约 2600 种。主要分布在华南及西南地区。已知可供药用的蕨类植物有：绵马鳞毛蕨（东北贯众、粗茎鳞毛蕨）*Dryopteris crassirhizoma* Nakai；石韦 *Pyrrosia lingua*（Thunb）Farwell、海金沙 *Lygodium japonicum*（Thunb）Sw 等，均为常用药。

4. **药用种子植物**　种子植物是现今世界上最高等的植物，大约 25 万种，占整个植物界 60% 以上。

（1）药用裸子植物　裸子植物的主要特征是种子长在孢子叶上，并不包围成子房，种子裸露在外，不形成果实，多数为乔木、灌木。现代裸子植物有 12 科、71 属、约 800 种。我国有 11 科、41 属、236 种。已知药用的有 10 科、25 属、100 余种。《神农本草经》中已有记载，至今仍为常用、常见的药用裸子植物有：侧柏 *Platycladus orientalis*（L）Franco

〔*Biota orientalis*（L）Endl〕，为柏科常绿乔木。枝叶（柏叶）能凉血止血。种子（柏子仁）能养心安神，润燥通便。

（2）药用被子植物　被子植物分为两纲：双子叶植物纲和单子叶植物纲。

①毛茛科（Ranunculaceae）：本科植物类型多样，化学成分亦复杂。常见药用植物有：黄连*Coptis chinensis* Francin，多年生草本，根茎入药，根须和叶也入药。有清热燥湿，泻火解毒功效；白头翁*Pulsatilla chinensis*（Bge）Regel，多年生草本，根入药，能清热，凉血，止痢；及芍药、牡丹、乌头、威灵仙等。

②蓼科（Polygonaceae）：本科的化学成分有黄酮类、蒽醌类和鞣质以及芪类和吲哚苷。常见药用植物有：掌叶大黄*Rhenm palmatum L*、唐古特大黄*R. tanguticum* Maxim、药用大黄*R. officinalis* Baill，多年生高大草本，根和根茎入药，为中药正品大黄，能泻热通肠，凉血解毒，逐瘀通经；及何首乌、虎杖等。

③蔷薇科（Rosaceae）：本科的化学成分有：三萜皂苷、多元酚类、二萜生物碱、黄酮类等。熊果苷有尿道消毒作用，鹤草酚能驱绦虫，山楂酸有强心、降压作用。常见药用植物有：龙芽草（仙鹤草）*Agrimonia pilosa* Ledeb，多年生草本，全草能收敛止血，根芽能驱绦虫。

④豆科（Leguminosae）：本科化学成分多样，富含黄酮类及吡啶型、吲哚型生物碱。还有蒽醌类、三萜皂苷、鞣质和氨基酸。常见药用植物有：膜荚黄芪*Astragalus membranaceus*（Fisch）Bge，多年生草本，根入药，能补气固表，利尿，排脓。

⑤伞形科（Umbelliferae）：本科植物含多类化学成分，主要有挥发油、香豆素类、黄酮类、三萜皂苷和生物碱等。常见药用植物有：当归、白芷（兴安白芷）、柴胡、川芎、羌活、藁本、紫花前胡、防风等。

⑥五加科（Araliaceae）：本科化学成分以富含三萜皂苷为特点。常见药用植物有：人参*Panax giinseng* C. A. Meyer（*P. schin－seng* Nees），多年生草本。

⑦唇形科（Labiatae）：本科植物多含挥发油，其他有萜类、黄酮类、生物碱等。常见药用植物有：黄芩*Scutellaria baicalnsis* Georgi，多年生草本，根入药，能清热燥湿，泻火解毒，止血安胎；及益母草、丹参、藿香、薄荷、荆芥、紫苏、香薷（海洲香薷）。

⑧菊科（Compositae）：本科化学成分多样，最突出的是倍半萜内脂。常见药用植物有：白术*Atractylodes macrocephala* Koidz，多年生草本，根茎入药，能补脾健胃，燥湿化痰，利水止汗，安胎；及菊花、苍术、木香（云木香、广木香）、黄花蒿、茵陈蒿、紫菀、旋覆花、祁州漏芦、蒲公英等。

⑨天南星科（Araceae）：本科化学成分有挥发油、聚糖类、生物碱等。常见药用植物有：天南星*Arisema consanguineum* Schott，多年生草本，块茎入药，能燥湿化痰，祛风定惊，消肿散结；及半夏、独角莲、石菖蒲、千年健等。

⑩百合科（Liliaceae）：本科植物的化学成分多样。含有生物碱类。常见药用植物有：百合*Lilium brownii* F. E. Brown. *var. viridulum* Backer，多年生草本，鳞茎入药，能润肺养阴，清心安神；及黄精、芦荟、麦冬等。

二、药用动物资源概述

我国历代本草对药用动物都有记载。药用动物达1581种。

（一）动物进化概况

现存脊索动物门约有7000种，根据脊索的发达程度分为三个亚门。

1. **尾索动物亚门**（Urochordata）　如柄海鞘（Styeia clava）。

2. **头索动物亚门**（Cephalochordata）　如文昌鱼*Bran chiostoma tsingtaoensis*。

3. **脊椎动物亚门**（Vranchiostoma tsingtaoensis）分为六纲，即圆口纲（Cyclostomata）；鱼纲(Pisces)；两栖纲（Amphibia）；爬行纲（Reptilia）；鸟纲（Aves）；哺乳纲（Mammalia）。

（二）药用无脊椎动物资源

1. **原生动物门**（Protozoa）　现生存约有3万种，分布较广。

2. **海绵动物门**（Spongia）　中药紫梢花即为脆针海绵*Spongilla fragilis*。

3. **腔肠动物门**（Coelenterata）　中药材珊瑚多系矾花科动物桃色珊瑚*Corallium japonicum kishinouye*。

4. **扁形动物门**（Platynelminthes）　它在动物进化中占有重要地位。

5. **线形动物门**（Nemathelminthes）　是动物进化上的一个盲支。

6. **环节动物门**（Annelida）　中药地龙、水蛭。

7. **软体动物门**（Mollusca）　中药文蛤、海蛤、牡蛎、贝类等。

8. **节肢动物门**（Arthropoda）　中药蜈蚣、螳螂、僵蚕等。

9. **棘皮动物门**（Echinodermata）　中药海参、海燕等。

（三）药用脊椎动物资源

1. **鱼纲**（Pisces）　中药海龙、海马等，为中医常用的补肾壮阳药。

2. **两栖纲**（Amphibia）　中药林蛙等。

3. **爬行纲**（Reptilia）　中药银环蛇、乌梢蛇、无蹼壁虎等。

4. **鸟纲**（Aves）　中药鸡、鹰等。

5. **哺乳纲**（Mamalia）　中药猪、狗、羊、牛、鹿、熊等。

三、中药材道地性评价及保护重要中药遗传资源

（一）中药材“道地性”评价

“道地药材”（Chinese geo - herbalism）是指药材货真质优的意思，是中药学中控制药材质量的一项独具特色的综合判别标准。研究内容主要包括产地、采收、贮藏、运输、加工对中药有效成分含量有何影响，以明确优质品种及其影响因素，在此基础上对优质品种进行培

育研究，达到优质、高产，最终保证临床用药的需要。

历代本草中对“道地药材”内涵的阐述主要体现在以下四个方面：①中医理论指导；②工艺技术的体现；③同种异地；④异种异质。

（二）保护重要中药遗传资源

1. **珍稀濒危中药资源的现状** 在《中国植物红皮书》第一卷中，有近100余种药用植物被列为珍稀濒危植物。药用动物中黑熊、马鹿、中国林蛙、蛤蚧等40个种类的资源也显著减少；因此，对珍稀濒危中药资源进行保护迫在眉睫。

2. **药用动植物资源的合理开发和利用** 用生态平衡的自然规律和经济规律全面指导中药经济。避免中药生产中对生态平衡的各种破坏，建立生态药业模式。对本地区珍稀濒危药用动、植物种进行引种驯化，迁地保存，变野生为栽培，变野生为驯养，这既是有效的保护措施，还可通过研究它们的生物学和生态学特性，积极进行引种驯化、驯养的科学实验并及时推广科研成果，以取得社会效益和经济效益。通过实现中药资源管理的现代化，使中药资源得到科学的管理、保护与合理利用。

思考题

1. 什么是物种，物种的四个标准是什么？
2. 以人为例写出生物分类等级。
3. 列举10种常见的药用种子植物的药用部位和分类地位。
4. 列举10种常见的药用动物的药用部位和分类地位。
5. 何谓“道地药材”，研究内容包括哪些？

第十八章 生物技术与中医药

第一节 生物技术简介

生物技术是一门应用生物科学研究成果以工程手段增加数量和提高质量，从而满足人类日益增长的对生物制品的需求的技术。生物技术的广泛应用，为开展中药生产和研究提供了良好的机会和方法，应用生物技术不仅可以保存和繁殖珍惜濒危的野生动植物资源，大量生产高质量的常用药材，而且还可以增加或减少中药的遗传成分，从而创造新一代的"转基因药材"。重视和加强生物技术在中药基础和应用中的研究也是我国中药现代化的迫切需求。

一、细胞工程（cell engineering）

是指应用现代细胞生物学、发育生物学、遗传学和分子生物学的理论与方法，按照人们的需要和设计，在细胞水平上的遗传操作，重组细胞的结构和内含物，以改变生物的结构和功能，即通过细胞融合、核质移植、染色体或基因移植以及组织和细胞培养等方法，快速繁殖和培养出人们所需要的新物种的生物工程技术。

（一）细胞融合

细胞融合（cell fusion）又称细胞杂交（cell hybridization）。它是指用人工方法使 2 种或 2 种以上的体细胞合并形成一个细胞，不经过有性生殖过程而得到杂种细胞的方法。这对创造新的动、植物和微生物品种具有重大意义。

（二）细胞亚结构移植

细胞亚结构移植是指将细胞的亚结构（如细胞核、染色体等）移植到另一个细胞中，从而改变细胞的遗传性状。主要包括细胞拆合、染色体工程和染色体组工程。

（三）大规模细胞培养技术

大规模细胞培养技术是细胞工程中重要的组成部分，是在人工条件下高密度、大规模培养的用动、植物细胞来生产生物产品的技术。

（四）干细胞工程

干细胞工程是在细胞培养技术的基础上发展起来的一项新的细胞工程。它利用干细胞的增殖特性，多分化潜能及其增殖分化的高度有序性，通过体外培养干细胞、诱导干细胞定向分化或利用转基因技术处理干细胞以改变其特性的方法，以达到利用干细胞为人类服务的目的。

（五）基因转移

基因转移是指应用分子生物学和细胞生物学手段将纯化的外源 DNA 导入受体细胞，并使外源 DNA 所包含的基因在受体细胞内进行表达的过程。

二、发酵工程

发酵工程是以微生物作为基础，通过对微生物生长与代谢过程中的各种调控，达到所需产物的目的。因此，发酵工程亦称为微生物工程。

三、酶工程

（一）酶与酶工程简介

酶（enzyme）是生物体内活细胞产生的一种起催化剂作用的蛋白质。由于它是生物体内催化各种化学反应的催化剂，故又称为生物催化剂（biological catalyst）。酶在游离状态下能够催化特定的化学转化反应。酶的这种独特的功能使它在工业过程中的应用逐步扩大。这种应用被统称为酶工程（enzyme engineering）或酶技术（enzyme technology）。

（二）固定化酶

将酶采用物理或化学方法固定在载体和一定的空间。

1. **载体结合法** 是酶结合于水不溶性载体的一种酶固定化方法。
2. **交联法** 亦称交联结合法或多功能团试剂交联法。
3. **包埋法** 是将酶分子包埋在网状凝胶或微囊中（前者称网格法，后者称微囊法），而酶分子本身不发生结合和耦联反应。

四、蛋白质工程

蛋白质工程（protein engineering）是在重组 DNA 方法用于“操纵”蛋白质结构之后发展起来的分子生物学分支。它是以蛋白质分子的结构及其功能为基础，通过基因修饰和基因合成，对现存蛋白质加以改造，并设计和构建性能比自然界现存蛋白质更优良更符合人类需要的新型蛋白质。蛋白质工程的出现，为认识和改造蛋白质分子提供了强有力的手段。

五、组织培养技术

组织培养（tissue culture）指的是从体内取出组织，模拟体内生理环境，在无菌、适当温度和一定营养条件下，使之生存和生长并维持其结构和功能的方法。其步骤如下：①取材，从理论上讲，各种动物和人体内所有组织都可进行培养。②组织的分离，从体内取出的各种组织均由众多细胞和纤维成分组成，而且结合十分紧密。③细胞计数。④细胞冻存，是贮存细胞的常用方法。⑤细胞运送。

第二节 生物技术在中药学中的应用

一、生物技术在中药材鉴定中的应用

（一）DNA分子遗传标记技术在中药鉴定中的应用

1. **随机扩增多态性技术**（random amplified polymorphic DNA，RAPD） 是美国的Williams和Welsh两个研究小组于1990年同时提出的一种运用随机引物扩增，寻找多态性DNA片段的遗传标记技术。

RAPD技术用于中药材鉴定，主要是对一些同属不同种、同名不同种的药材的鉴定，RAPD技术用于中药鉴定可直接分析药材DNA的多态性，找出药材特有的DNA片段进行药材鉴定。

2. **限制性片段长度多态性技术**（restriction rragment length polymorphism，RFLP） 是20世纪70年代发展起来的DNA片断诊断技术，RFLP标记呈孟德尔遗传模式，为一种共显性标记，能区分纯合基因型和杂合基因型，因此特别适用于构建基因连锁图，是居群内和居群间遗传变异、亲缘关系研究强有力的工具。将药材DNA用限制性内切酶消化后，进行限制性片段长度多态性分析，确定其基因的种属特异性，亦可对药材DNA的PCR扩增产物进行限制性片段长度多态性分析，找出种属特异性来鉴别中药。

3. **AFLP技术**（amplified restriction fragment polymorphism，AFLP） 扩增酶切片段多态性是一种基于PCR的DNA指纹技术，也是一种RFLP与PCR相结合的技术。AFLP技术包括三个主要内容：①模板的制备；②片段的扩增；③聚丙烯酰胺变性胶电泳分离检测。

4. **DNA测序技术** 经典的DNA序列分析基本上以分子克隆为基础，制备测序模板费时费力，由于克隆的是单个分子，既难应用于大量的基因研究，又不适用于杂合等位基因的研究分析。而基于PCR的DNA直接测序技术是以PCR扩增引物作为测序引物，这极大地提高了DNA序列分析的效率。

（二）电泳法

电泳是指分散系中带电的分子或颗粒在外加电场的影响下，向电极移动的现象。电泳过程中因存在着样品的浓缩效应、分子筛效应、电荷效应，因而蛋白质分子得到了很好的分离。电泳法鉴别通常经染色后显示出谱带，根据蛋白谱带数、泳动率、着色深浅、特征性的谱带、特征蛋白分子量等来区分不同中药品种。

（三）生物免疫-蛋白质免疫

根据中药含有种属特有的蛋白，用它们制成特异性的抗体，利用抗原、抗体的特异性结合，通过沉淀和显色反应进行定性定量分析。

1. **一般免疫化学法** 采用免疫沉淀技术，适用于 10^{-3}g ~ 10^{-5}g 范围特征多肽的鉴别。例如免疫双扩散用在专属鉴别及火箭电泳用来进行含量测定。

2. **酶标记免疫法** 通过催化显色反应的酶（如辣根过氧化物酶）标记二抗，具有放大的功能，检测底限可达高达 10^{-9}g 以上。有以下两种分析方法：①免疫印迹法（immunity blotting），可用于特征蛋白定性鉴别。②酶联免疫吸附试验（ELISA），可用于特征蛋白的定量检测。是使抗原或抗体结合到固相载体表面，并保持其免疫活性，通过抗原抗体的免疫反应和酶的高度催化作用而进行定量测定的免疫学分析技术。

（四）基因芯片

基因芯片技术（gene chips，DNA microarray，DNA 芯片、DNA 微阵列技术）是指采用原位合成或显微打印手段，将大量的 DNA 探针固化于支持物表面上，产生二维 DNA 探针阵列，然后与用同位素法、化学荧光法、化学发光法或酶标法等标记的样品进行杂交，用精密的扫描仪或 CCD 摄像技术检测杂交信号，通过计算机软件分析，综合成可读的 IC 总信息。随着中药材分子生物学研究的深入与资料的不断积累，以及基因芯片技术本身逐步地走向成熟，基因芯片技术在中药鉴定研究中具有广阔的应用前景。

1. **采用基因芯片技术鉴定中药的过程** 应用分子生物学技术找出待鉴定中药的特定寡核苷酸序列。以此寡核苷酸序列作为探针，装配到芯片上。其步骤为：检测样品的准备、（DNA）提取、扩增核荧光标记；检测样品与芯片上探针进行杂交；荧光检测及结果分析。由基因芯片技术鉴定中药的过程可见，找出待鉴定的中药的特定 DNA 序列是基因芯片技术能否成功应用于中药鉴定的关键。

2. **基因芯片技术在中药鉴定研究中的应用展望** ①中药复方制剂中单味药材的检出；②道地药材的研究与药用植物的品系分析；③药用植物的基因表达与调控研究；④中药活性成分的筛选；⑤药用植物的分类和进化研究。

二、生物技术在中药药理学和毒理学研究中的应用

（一）在中药药理学和中药毒理学研究中应用的生物技术

1. **核酸分子杂交技术** 在一定条件下，DNA 双链可解离成两条单链分子。单链的 DNA 可以与其他不同来源但有一定同源性的单链 DNA 或 RNA 分子按碱基互补原则退火形成双链分子，这就是所谓的核酸分子杂交，这种杂交是高度特异性的。目前在分子生物学领域中已广泛应用。

2. **聚合酶链反应** 聚合酶链反应（polymerase chain reaction，PCR）技术能够在几小时

内特异地将极微量的目的基因或 DNA 片断成千上万的放大，是方法学上的一次革命，被誉为生命科学研究的一个里程碑。

3. DNA **克隆技术**　克隆技术是指通过无性繁殖方法产生一组遗传学上与原型完全相同的细胞核生物体的过程。

4. **转基因技术**　转基因（gransgenic）技术是指利用同源重组的方法，将外源基因稳定地整合至体内基因组内。

5. **细胞培养技术**　动物细胞培养技术的建立，使人们能够对所培养的细胞进行直接观察和适当的处理。

6. **细胞功能测定技术**　①细胞电生理特性的观察；②细胞功能可视化；③细胞凋亡研究方法。

7. **免疫印迹技术**　免疫印迹技术或免疫转印技术（immunoblotting 或 Western blot）是在 Southern 创建的 DNA 印迹术（Southern blotting）基础上发展起来的一种新型免疫生化技术。主要包括三个部分：①十二烷基磺酸钠 - 聚丙烯酰胺凝胶电泳（SDS - PAGE），分离检品的蛋白多肽；②转移电泳，将已经分离的蛋白多肽转移至固相介质上；③免疫学检测，应用抗原抗体反应对检品进行特异性分析鉴定。

8. **单克隆抗体技术**　近年来，单克隆抗体技术不仅在方法学上有很多改进和发展，而且在实际应用方面取得了令人瞩目的成就，被誉为现代生物科学领域的一项革命性突破，成为当今四大生物工程技术之一。

（二）生物技术在中药药理学研究中的应用

1. **生物技术在中医药动物模型研究中的应用**　①在基因研究水平上建立研究中药复方的筛选模型；②构建基因的腺病毒载体；③建立模式生物细胞中基因表达模型；④建立病原体基因的表达模型；⑤建立证候基因模型。

2. **在细胞水平建立筛选模型**　根据疾病的发生机理，结合细胞培养技术，在细胞水平建立相关的病理模型，可以进行大规模中药的筛选和中医药理论的研究。

3. **在整体动物水平建立筛选模型**　①建立遗传基因突变性小鼠疾病模型；②建立转基因和基因剔除小鼠模型。

4. **中药干预基因表达的研究**　即中药疗效与基因表达的相关性研究。随着分子生物学技术的迅速发展，使人们对许多疾病的发病机制有了新的认识。运用这些新技术，对中药干预基因表达的研究也取得了一定进展。以疾病发生发展的分子机理作为理论基础，推测中药疗效的产生与其对相关基因表达的相关性。

（三）生物技术在中药毒理学研究中的应用

用基因表达谱分析研究某种中药或其提取物作用于细胞后基因表达 mRNA 的变化，如发现一些重要的功能基因表达有明显改变，则提示此物质在研究剂量下有一定毒性。

基因变异的检测：①化学物与 DNA 结合的定性测定；②基因一级结构改变的检测；③ DNA 加合物的检测；④基因表达产物的检测。

第三节 中医药研究新技术简介

一、基因工程与转基因工程

基因工程（gene engineering）是将不同生物的基因在体外人工剪切、组合并和载体（质粒、噬菌体、病毒）DNA 连接，然后转入微生物或细胞内进行扩增，并使转入的基因在细胞内表达，产生所需要的蛋白质。转基因动物（transgenic animals）就是指在其基因组内稳定地整合有外源基因、并能遗传给后代的动物。

利用转基因动物可以建立人类疾病的动物模型，为人类疾病病因研究，以及测试新治疗方法提供了有力手段。

二、指纹图谱技术

中药指纹图谱是指中药材或中成药经适当处理后，采取一定的分析手段，得到能够标示该中药材或中成药特性的共有峰的图谱。指纹图谱的作用主要是反应复杂成分的中药及其制剂内在质量的均一性和稳定性。在指纹图谱中，只要能明确关键部分，就可对样品进行质量控制。构建中药指纹图谱的常用方法如下。

1. **色谱法** ①薄层色谱（TLC）法；②高效液相色谱（HPLC）法；③气相色谱（GC）法；④裂解气相色谱法；⑤高效毛细管电泳（CE）技术；⑥高效逆流色谱（HSCCC）法。

2. **光谱法** ①紫外光谱（UV）法；②红外光谱（IR）法；③核磁共振（NMR）法；④质谱（MS）法。

3. **X－射线衍射（XRD）法** 当物质被 X－射线照射时可产生不同强度的衍射现象，它反映了物质的组成、品型、分子内成键方式、分子构型、构象等。

三、纳米技术与中医药

1. **纳米中药的概念** 纳米中药是指运用纳米技术制造的、粒径小于 100nm 的中药有效成分、有效部位、原药及其复方制剂。

2. **纳米中药的制备** ①超细粉碎技术；②固体分散技术；③包合技术。

四、生物芯片技术与中医药

（一）生物芯片的概念

生物芯片是通过微加工技术和微电子技术将生物分子固着于硅片、玻璃片（珠）、塑胶片（珠）、陶瓷等固相介质上形成的微型生物化学分析系统，根据生物分子间特异相互作用的原理，从而实现对 DNA、RNA、多肽、蛋白质以及其他生物成分的高通量快速准确的检测。

（二）生物芯片与中药研究

1. **促进中药药理学的发展** 有些疾病与基因结构、调控和表达异常密切相关，因此，从基因水平上研究中药作用机制是十分必要的。如将生物芯片技术用于中药药理等方面的研究，将会发现中药作用的靶基因，为研究中药的分子机制提供科学依据。

2. **促进中药新药的研制** 利用基因芯片技术，观察中药对基因表达的影响，可发现药物作用的靶点，为中药的高通量筛选提供了可能。

3. **促进中药鉴定学的发展** 在一块芯片上同时点上成千上万个探针，从分子水平对地道药材进行鉴定，具有高效、准确、科学的特点，并为中药复方组分的鉴定提供了新途径。

4. **促进中药毒理学的研究** 采用生物芯片技术，研究药物的致基因突变作用，进行药物的安全性评价，已成为分子毒理学的重要内容，而且为从遗传分子水平阐明中药十八反、十九畏的机理提供了科学手段。

思 考 题

1. 何为生物技术，它包括哪些内容？
2. 生物技术在中医药学中有哪些应用？

第四篇 生命与环境

第十九章 生物与环境

环境（environment）是指生物有机体赖以生存并对其生命活动产生影响和作用的所有外界条件的总和，包括无机因子和有机因子。研究所有生物之间及生物和环境之间相互关系和作用规律的科学称为生态学（ecology）。生态学是研究以种群、群落、生态系统为中心的宏观生物学。

第一节 环境分析

特定的生物构成了环境的主体。环境依主体而定，是一个相对的概念，当主体发生转换时，环境的组成也随之而变。环境有大小之分，大到整个宇宙，小到基本粒子。

一、环境组成

直接或间接作用于生物的所有环境要素统称为生态因子（ecological factor）或环境因子（environmental factor），它们影响着生物的生命活动和生活周期。根据是否具有生命的特征，生态因子分为生物因子和非生物因子。

（一）生物因子

生物因子（biotic factor）主要包括动物、植物和微生物，通过斗争和互助作用直接影响着生物有机体的存活和数量。斗争多发生在生物争夺食物、配偶、生活空间或其他生活资源时；互助多发生在生物共同抵御敌人或恶劣的自然条件中。

1. **种内关系**（intraspecific relationship） 指同种生物个体间的斗争和互助关系。例如：羊群中的羊在觅食时，彼此之间是种内斗争关系，食物越短缺，斗争也就体现得越充分；严寒来临时，羊群中的羊紧挨在一起，以维持体温取暖御寒，彼此之间转变为种内互助。

2. **种间关系**（interspecific relationship） 指不同种生物个体间的斗争和互助关系。种间斗争主要表现为竞争、寄生和捕食；种间互助主要表现为共栖和共生。

（1）竞争（competition） 是指两种生物因共同的食物、空间或水域而发生的斗争关系。在同一地区内，生物的种类越丰富，种间竞争越激烈。

（2）寄生（parasitism） 是指一种动物生活在寄主的体内或体外，从寄主的身体摄取营养物质，并对寄主造成严重危害的关系。例如：蛔虫寄生在人的小肠内，从人体获取物质和能量，可引起儿童面黄肌瘦、发育不良。蛔虫分泌的毒素可使成年人精神不安、失眠、头痛。

（3）捕食（predation） 是指一种生物以另一种生物为食的关系。最典型的捕食是食肉动物捕食食草动物和其他食肉动物。

（4）共栖（symbiosis） 是指两个不同种的生物生活在一起，一方受益却不伤害到另一方。例如：绿毛龟实际是藻类和乌龟的共栖体，藻类附生于乌龟体表，因乌龟的活动而获取更多的阳光和空气，但藻类的生存并不伤害到乌龟。

（5）共生（mutualism） 是指两个不同种的生物个体互相依赖，彼此互利的生活在一起，若一方缺失，则另一方也不能独立生存。例如：在白蚁消化道内生活着一种厌气性鞭毛虫，它能分泌水解纤维素的酶，白蚁借助于这种酶将自己的食物——木材消化掉。如果杀死鞭毛虫，白蚁会因为缺乏食物而随即死亡。所以，白蚁和鞭毛虫之间就构成了共生关系。

（二）非生物因子

非生物因子（abiotic factor）主要包括气候因子（如：光照、温度、大气、水分、气压、风、雪、雷、闪电等），土壤因子（如：土壤的结构、性质及土壤中的生物）和地形因子（如：海拔高度、山脉的走向及坡度等）。

1. 光 从太阳表面以电磁波的形式释放出来的能量称为太阳光，也叫太阳辐射。它是一切生物所需能量的最终来源。红外线（波长大于760nm）、可见光（波长380～760nm）和短波（波长小于380nm）是太阳光谱的主要组成。太阳辐射能分配比例大致为：红外线区占46%、可见光区占5%、短波区占9%（图19－1）。绝大部分生态系统的能量流动始于植物利用光合作用对太阳辐射的同化。地球上所有生态因子中，最具规律性和稳定性变化的就是日照长短的变化。光线影响着生物的热能代谢、生活周期和地理分布。经过长期的进化，生物最终选择了光作为生物节律的信号。生物依日照的长短而呈现规律性变化的反应称为光周期现象。

2. 温度 太阳辐射使地表受热，温度随光的周期性变化而变化，称为节律性变温。温度与生命活动的任一理化过程密切相关，直接影响着生物的生长和发育。这是因为理化过程的催化剂——酶对温度的要求很高，达不到其活性所需的最适温度，理化反应将无法进行。温度对动物的影响尤为显著，它直接影响动物的体温。生物在进化过程中逐渐表现出对环境温度的适应。例如：动物的夏眠和昼伏夜出是对高温的适应；恒温动物的四肢、外耳及尾巴的变小变短可减少散热，是对低温的适应。

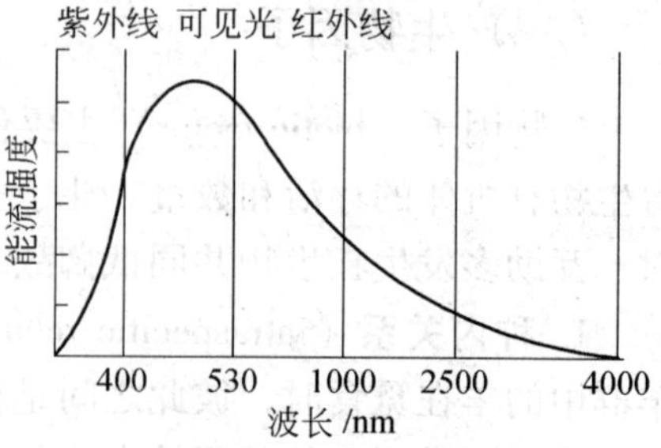

图19－1 地球大气的太阳光谱

3. **水** 作为内部介质，水是原生质的重要组成成分，生物体内的一般含水量为60% ~ 80%，水是生命活动的基础，是良好的溶剂，生物体内各种物质的运输以及新陈代谢都要在水溶液中进行。作为外部介质，降水量的多少直接影响着生物的生长发育与分布。例如：我国从东南到西北可以分为三个等雨量区，植被随之划分为湿润森林带、干旱草原带和荒漠带。

4. **空气** 空气的主要组成为N_2、O_2、CO_2、CH_4、O_3、惰性气体、水蒸气。其中，与生物关系最为密切的是O_2和CO_2。有机物的氧化、动植物的呼吸作用必须依赖O_2，CO_2则是光合作用的主要原料。

5. **土壤** 是一薄层由生物和气候共同改造的地球外壳，位于陆地生态系统的底部。既是水和营养物质的储存场所，又是生物的藏身处和排污处；既是生物的栖息地，又是物质循环和转化的重要基地。除C、H、O、N外，生物所需的元素，绝大部分来自土壤矿物质和有机质的分解。

二、环境因子的相互作用

环境中的各种因子互相联系、互相制约地综合作用于生物，不能孤立存在。在一定条件下，对生物起决定作用的环境因子称为主导因子，它的改变会带动其他因子的变化，最终影响到生物。分析和研究主导因子，有助于定向地控制和改造生物，使其按照人类的意向发展。例如：光照和温度是影响植物开花的主导因子，利用这一点，人为地控制光照和温度，就能使植物反季节开花。直接作用于生物的环境因子（如：光、温度、水分等）称为直接因子，通过影响直接因子而作用于生物的环境因子称为间接因子（如：山脉的坡度）。环境因子间虽然非等价，有直接和间接作用，有主次之分，但它们一个都不能少，任何因子的作用都不能替代。而且，在一定条件下，它们的位置还可相互转化，变主为次，变次为主。这是因为生物对某一极限因子的耐受限度会因其他因子的改变而改变，当某一因子数量不足时，可以通过相近环境因子的加强而得以补充。

第二节 种群与环境

一、种群的概念及其基本特征

（一）种群的概念

种群（population）是指同一时间内占据一定空间和地域的同种生物个体的组合，是物种在自然界存在的基本单位。该定义强调种群是同种生物个体以种内关系形成的生物系统。例如：寄生在同一个病人体内的恶性疟原虫就组成了一个种群。它们具有相同的基因库，栖于共同的生态环境，拥有相同的食物来源。

（二）种群的基本特征

自然种群具有三个基本特征。

1. **空间特征** 种群具有一定的空间分布。

2. **数量特征** 每单位面积（或空间）上的个体数量（即密度）是变动的。

3. **遗传特征** 种群具有一定的基因组成以区别于其他物种。但是，基因组成随生物的进化而变动。

二、种群数量变动及种群调节

（一）种群的密度和分布

1. **种群密度**（population density） 是单位时间或空间内种群的大小，通常以个体数目或生物量（biomass）V 来表示。种群的密度变化很大。如：岩石表面的藤壶密度为 5000 个/m^2而土壤中节肢动物的密度可达几十万只/m^2。种群的绝对密度（absolute density），即单位面积或空间上个体的实际数目，一般难以确定。通常以种群的相对密度（relative density），即表示动物数量的相对指标来代替。如以黄鼠为例，10 只/km^2是绝对密度；而每置百夹，日捕获 10 只，就是相对密度，即 10% 捕获率。动物的洞穴、粪堆都可作为相对密度的指标。

现代人口调查是最完善的种群数量统计方法，能获得有关人口动态的一切重要信息。

2. **种群中个体的分布** 有三种方式。

（1）均匀型（uniform） 各个体在空间上为等距离分布，相等空间上的个体数目相对稳定，且等于平均数。例如：蜂巢中的蛹。均匀型在自然界十分罕见，人工栽培种群多属于此类。

（2）随机型（random） 指每一个体在种群领域中各个点上出现的机会是相等的。随机型仅见于单一环境和不表现任何聚丛倾向的物种上。植物在最初入侵某一区域时，呈随机分布。

（3）成群型（clumped） 指个体成群成团分布，是最常见的分布方式。形成原因有：资源分布的不均匀、动物的聚群行为、植物种子以母株为扩散中心的传播方式、环境因子的块斑状分布等。

（二）种群的数量变动

种群的数量变动是互相矛盾的两组过程（出生和死亡、迁入和迁出）相互作用的综合结果，研究种群数量变动称为种群动态（population dynamic）。种群统计学借助于种群参数研究种群的数量变动。

1. **初级种群参数** 包括出生率、死亡率、迁入和迁出。它们与种群的密度变化密切相关。

（1）出生率（natality） 泛指任何生物产生新个体的能力，以单位时间内出生的新个体数来表示。最大出生率是繁殖潜力（potential rate），即在理想条件下所能产生的后代数目。实际出生率是一段时间内种群每个雌体实际的成功繁殖量。出生率的大小与性成熟的速度、胚胎发育所需的时间、每年繁殖的次数等密切相关，是种群增长的主要因素。

（2）死亡率（mortality）　指单位时间内种群内死亡个体的平均数。最小死亡率只涉及因生理寿命所致的老年个体的死亡。实际死亡率远远超过这个数值，并随种群密度的增大、生存斗争的加剧而上升。死亡率是种群数量减少的主要因素。

（3）迁入　是个体由别的种群进入领地。其结果使领地内的种群数量上升。由于人为因素将某种生物带入其原产地以外的地区而致该种群不断扩大、分布区逐步扩展的过程，称为生态入侵（ecological invasion）。例如：加拿大一枝黄花、墨西哥紫茎泽兰自迁入我国后，大面积疯长蔓延，很快发展成单种优势群落，造成对农田、林木、畜牧的危害。因此，不同地域间的物种引进要慎之又慎。

（4）迁出　是个体离开种群的领地，其结果使原领地的种群数量下降。

2. **次级种群参数**　包括性比、年龄结构和种群增长率。

（1）性比（sex ratio）　指种群中雌雄个体的比例。

（2）年龄结构（age structure）　是种群内各种年龄个体的比例，一般指幼体（繁殖前期）、成体（繁殖期）及老年（繁殖后期）个体的分布。它可以预测种群的数量变动。用不同宽度的横柱从小到大配置而成的表示年龄结构的图称为年龄锥体（age pyramid）（图19－2）。年龄锥体有三种类型：①金字塔型［图19－2（a）］，幼体及成体的比例极多，老年个体极少，种群出生率大于死亡率，代表增长型种群。②钟型［图19－2（b）］，幼体、成体及老年个体数量大致相等。种群出生率和死亡率大致平衡，代表稳定型种群。③壶型［图19－2（c）］，幼体比例较小，老年个体的比例较大，种群出生率小于死亡率，代表下降型（或衰退型）种群。

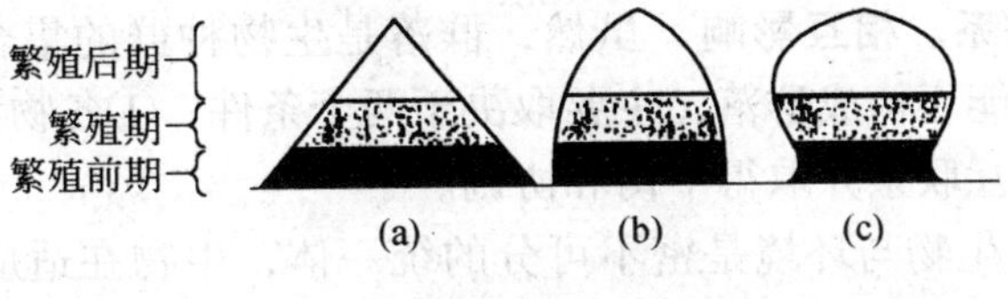

19－2　年龄锥体的3种基本类型

（a）增长型种群；（b）稳定型种群；（c）下降型种群图

（3）种群增长率（rate of increase）　由公式 $r = \ln Ro/T$ 计算得出。

r代表种群增长率；Ro代表世代的净增殖率；T代表世代时间及种群中子代从母体出生到子代再产子的平均时间。

由公式可知，要使r值减小，有两种方法：降低Ro值和提高T值。针对这两点，我国推行了限制每对夫妇子女数量及晚婚晚育政策，有效降低了人口增长率。

（三）种群调节

种群的数量变动主要是密度制约因子（例如：种内关系、种间关系、营养、疾病等）

和非密度制约因子（例如：气候、土壤等非生物因子）共同调节的结果。当种群数量上升时，种群内的个体越来越拥挤，各种因子的综合作用使生存斗争激烈、死亡率上升、出生率下降、迁出增加，起着“负反馈”的调节作用。因而，所有种群的增长曲线均十分相似，形如“S”（图19－3）。即开始时有一段停滞期，然后进入对数期，种群数量呈对数上升，最后降至稳定的平衡期。种群长期维持在几乎相同的水平上，称为种群平衡。当种群长久处于不利条件下，种群数量就会出现持久性下降，导致种群衰落甚至灭亡。人类的过度捕杀、野生生物栖息地的破坏，使种群衰落和灭亡的速度在现代大大加快了。

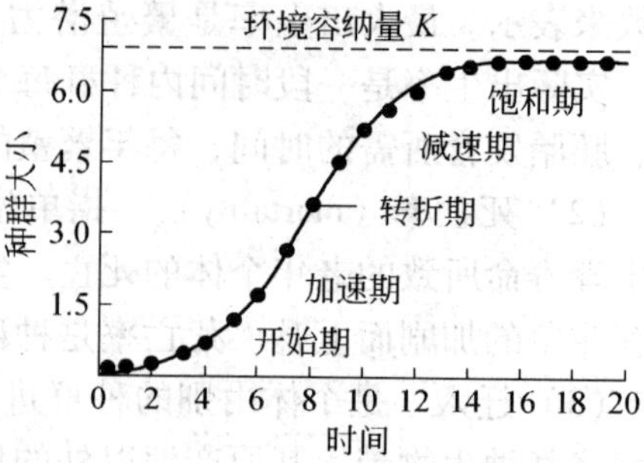

图19－3 种群增长模型图

第三节 群落与环境

一、群落及其基本特征

群落（community）是指在相同时间聚集在相同地区内的各种生物种群的自然组合。一个生态系统中具有生命的部分就是生物群落。它具有以下基本特征。

1. **有一定的种类组成** 群落都是由植物、动物和微生物种群组成的集合体。不同的群落，其植物、动物和微生物的组成也不同，种类组成是区别群落的首要特征，也是度量群落多样性的基础。

2. **不同物种相互联系、相互影响** 虽然，群落是生物种群的集合体，但并不是许多物种任意、简单的组合。能否构成群落，主要取决于两个条件：①各物种必须共同适应它们的环境；②各物种必须相互联系并取得平衡和协调。

3. **形成群落环境** 生物与环境是密不可分的统一体，生物在适应环境的同时也改造着环境，群落环境也就随着群落的产生而产生，随着群落的成熟而成熟。

4. **有一定的外貌** 群落中的植物处于不同的高度和密度，群落的外部形态因之而异。例如：森林群落和草原群落就具有明显不同的外貌特征。群落的外貌决定于群落优势的生活型和层片结构。

5. **群落是动态的** 群落是一个运动着的体系，按照一定的规律有顺序地不停演变，此演变过程叫做群落演替（community succession）。在群落的演替顺序中，最先出现的为先驱群落，最终到达顶极群落。即使是顶极群落也只是暂时的稳定，变化是不可避免的。

6. **有一定的分布范围** 由于地球呈球形并依一定轨道旋转，以致投射到地表各个区域的太阳能不均匀，使自然条件自北向南、自西向东呈现有规律的地带性分布。生物群落适应环境而生，群落就分布于自己的特定地段或生境上。

7. **有边界特征** 群落种类繁多，它们大多数以过渡带的形式完成交替，当环境梯度变化较大或者梯度突然中断时，群落的边界就十分明显。

二、生态系统

生态系统（ecosystem）是生物群落与其生活的环境之间，由于不断进行物质循环和能量流动而形成的统一整体。它是相互作用着的生物与非生物的系统。生态系统是一个功能单位，它强调一定地域内各生物相互之间以及生物与环境之间功能上的统一性。生态系统的范围可大可小，小到一个池塘，大到整个地球，都是生态系统。

（一）生态系统的基本组成（图 19 -4）

1. **非生物环境**（abiotic enviroment）　包括参加物质循环的无机物（如 C、H、O、N 等元素以及无机盐、CO_2、H_2O、N_2、O_2等），有机物（如核酸、蛋白质、糖类、脂类、腐殖质等）以及气候条件或其他物理条件（如光、温度、湿度、气压等）。

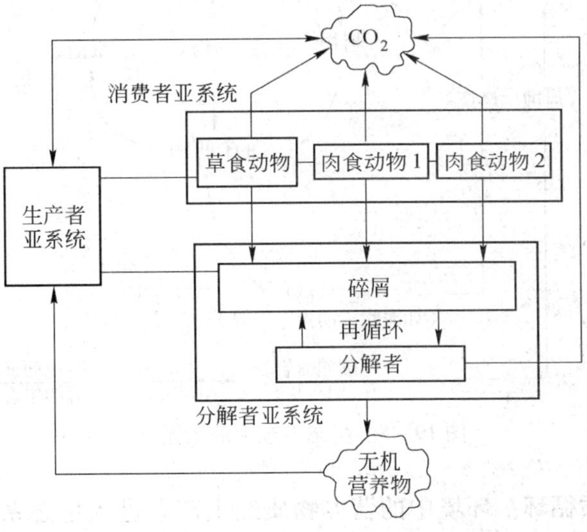

图 19 -4　生态系统结构的一般性模型

注：连线和箭头表示系统成分间物质传递的主要途径。有机物质库以方块表示，无机物质库以圆形表示。

2. **生产者**（producer）　是以简单的无机物制造食物的自养生物（autotroph）。主要是营光合作用的绿色植物，也包括一些光合细菌和营化能合成作用的微生物。太阳光能只有通过生产者才能输入生态系统。

3. **消费者**（consumer）　是不能直接从无机物制造有机物，必须依赖于生产者制造的有机物的异养生物（heterotroph）。根据其在食物链中所占的位置分为初级、次级、三级等消费者。

4. **分解者**（decomposer）　又叫还原者，是把动植物尸体的复杂有机物分解为生产者能重新利用的简单无机物并释放出能量的异养生物。它是生态系统中物质循环不可缺少的组成部分。细菌和真菌是常见的分解者。

（二）生态系统的基本功能

1. **生态系统的能量流动** 生态系统的能量流动开始于绿色植物的光合作用对太阳能的固定，在生态系统中逐次被利用、消耗而最终消失。所以生态系统的能流是单向的，不可逆转的，它只能被有机体或种群利用一次就转化成热并散失了。

生态系统中的能量或物质以食物的形式进行传递，各种生物按其取食和被食的关系而排列成的链状结构，称为食物链（food chain）。食物链上，每一环节上的所有生物为一个营养级。由于各营养级的生物对能量的利用率和同化率不能达到100%。因而，通过各个营养级的能量是递减的，只有约10%的能量能传递到下一营养级，使得能量传递图呈金字塔形。

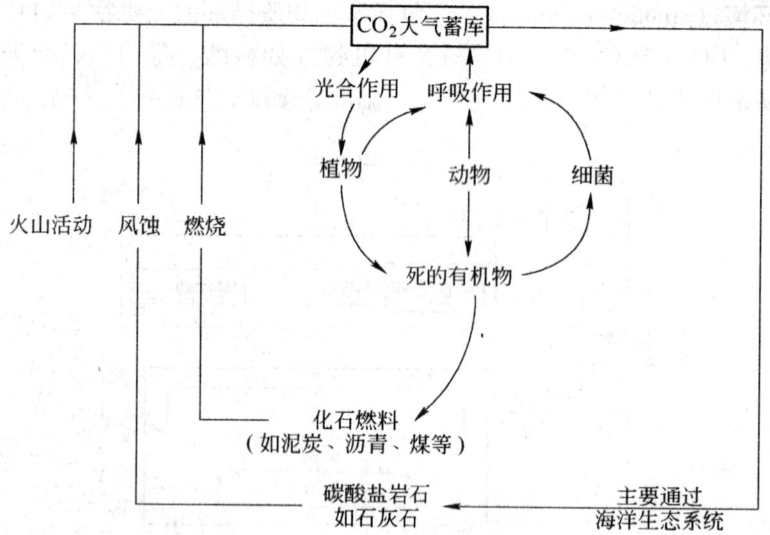

图19－5 生态系统中的碳循环

2. **生态系统的物质循环** 环境中的营养物质经生产者进入生态系统，被其他生物反复利用，最后又归于环境的过程，称为物质循环（cycle of material）。分为三类：水循环（water cycle）、气体型循环（gaseous cycle）和沉积型循环（sedimentary cycle）。其中气体型循环以碳循环（carbon cycle）（图19－5）和氮循环（nitrogen cycle）为主。沉积型循环以磷循环（phosphorus cycle）和硫循环（sulphur cycle）为主。

思 考 题

1. 什么是生态学？
2. 简述环境因子的相互作用。
3. 简述种群的数量变动及调节。
4. 简述群落的基本特征。
5. 简述生态系统的基本功能。

第二十章 人类和环境

人类，作为地球的主人，自从诞生的那天起，就与环境发生着密切的关系。人类在漫长和曲折的进化发展过程中，一方面依赖于环境，受到环境的影响和制约，另一方面又不断地适应环境，直接或间接地改造环境，在与环境之间不断地进行物质、能量、信息交换的同时，形成了一种既对立又统一的特殊关系。

人类的生存活动离不开环境，要保护好人类赖以生存的环境，归根结底是要保护好生态系统，维护生态平衡。任何生态系统都不是孤立的，都会与外界发生直接或间接的联系，会经常遭到干扰。自20世纪以来，科学技术的飞速发展和生产力的不断提高，使人们在享受前所未有的物质文明的时候，忽视了与大自然的和谐共处，导致生态系统受到干扰和破坏，失去平衡。

引起生态失衡的原因有自然因素和人为因素，人为因素是造成生态平衡失调的主要原因，人口急剧增加、环境严重污染、自然资源迅速减少甚至枯竭，这些问题已成为影响生态平衡、威胁人类健康和生存的三大问题。因此，高度重视资源和生态环境问题，增强可持续发展意识，正在逐步成为全人类的共识。

第一节 自然资源的快速衰减

自然资源是指自然环境中与人类社会发展有关的、能被利用来产生使用价值并影响劳动生产率的自然诸要素。自然资源是人类生活和生产资料的来源，是人类社会和经济发展的物质基础，同时也是构成人类生存环境的基本要素。但是，由于人类对自然资源不合理的开发与利用，致使许多资源短缺，甚至趋于枯竭，全球性“资源危机”正威胁着人类的命运。

供人类生存的资源，按其性质可分为生物资源、生态资源和矿物资源三大类。

一、生物资源

生物资源是可再生资源，包括动物、植物和微生物。由于受自身遗传因素和外界客观条件的限制，其再生能力不仅是有限的，而且，如果利用过度，其稳定的结构破坏后就会丧失再生能力，成为非再生性资源。

（一）森林资源

森林是陆地生态系统的主体，对涵养水源、保持水土、减少旱涝灾害具有不可替代的作用。自古以来，森林就扮演着人类卫士的角色，防风固沙，降低噪声，调节气候，增加湿度，净化空气，不仅为人类提供充足的氧气，给人类一个宁静清洁的空间，而且为人类提供木材和各种林业副产品以及食物、药物。

人类文明发展初期，地球陆地的2/3被森林所覆盖，约为76亿公顷，19世纪中期，减少到56亿公顷，进入20世纪80年代，世界森林面积已减少至20亿公顷，森林覆盖率下降到27%。森林面积减少的原因有自然因素，也有人为因素，其中人为因素占主要地位，如今人为破坏森林的速度估计每年达到1680万公顷，被誉为“自然天堂”的原始森林也难逃厄运。据卫星图像显示，世界上的原始森林已经所剩无几，平均每两秒钟就有足球场大小的天然森林从地球上消失。

据我国国家林业局《2005中国森林资源报告》显示，我国现有森林面积1.75亿公顷，人均森林面积和蓄积量分别只占世界的134位和122位；森林覆盖率为18.21%，仅为世界平均水平的61.3%，与世界差距巨大。

森林资源过度消耗，造成了水土流失，土壤沙化，气候干燥。例如：1998年在中国大地上发生的特大洪涝，2005年川渝大地遭遇的历史罕见的特大旱灾，我国北方每年春季的扬沙浮尘天气，都严重影响了人们正常的生产生活秩序。

（二）草原资源

如果说森林是垂直屏障的话，草原则是水平屏障。作为“地球的衣被”，草原具有防风固沙、涵养水源、保持水土、净化空气以及维护生物多样性等重要生态功能，为人类提供各种形式的蛋白质、能源和大量的工业原料。全世界现有草场31.75亿公顷，占陆地面积的20%。我国是一个草原大国，拥有各类天然草原近4亿公顷，草原面积居世界第二位，占全球草原面积的13%。

目前，中国90%以上的可利用天然草原均有不同程度的退化、沙化、盐渍化、石漠化，并以每年26.2万公顷的速度递增。内蒙古是我国第一大牧区，可利用草地面积6359万公顷，其中3867万公顷草地已沙化、退化，约占60%，曾经的“天苍苍、野茫茫，风吹草低见牛羊”的美景再也难觅芳踪。然而更令人担忧的是草场退化趋势还在继续，并且退化速度不断增加：20世纪50年代，全国草场未发现大面积退化，70年代中期退化草场已达15%，80年代中期达到30%。加剧草原退化的主要原因有：气候变暖、干旱、大风、鼠害、虫害等自然灾害，以及草原过度放牧、不合理开垦、工业污染、乱采滥挖等人类不合理的活动。草场退化，使大面积国土气候更加干燥，从而又加速了草地沙化，形成了恶性循环。严重影响人体健康和生命安全的沙尘暴，已成为跨地区、跨国界的大气环境问题源头之一。

（三）动植物资源

目前人类所认识和研究的动植物约200万种，生物的这种多样性不仅提供了人类生存不可缺少的生物资源，构成了人类生存的生物圈环境，同时也为人类的科学研究提供了极为丰富的基因库。自然界中生物物种的形成和灭绝是生物进化过程中的重要组成部分，但自从地球上有了人类，物种的形成和灭绝就受到了很大的影响。20世纪以来，被人类所认识的动植物中大约有20%已经灭绝，世界上已有的593种鸟、400多种兽、209种两栖爬行动物以及20000多种高等植物濒临灭绝。有关资料显示：目前地球上每天有75个物种灭绝，平均每小时就有3个物种被贴上死亡标签。物种的消亡速度比自然速度快了1000倍，预计到2050年物种消亡的速度还将再增加10倍，灭绝速度非常惊人。

生物多样性锐减，生物物种的灭绝，严重地影响人类的生存与发展。

二、生态资源

生态环境是人类赖以生存和社会经济发展的基础。

(一) 水资源

水是地球上一切生命发生和存在的最重要的物质基础，是人类赖以生存的特殊资源，是经济发展和社会进步的生命线。就全球范围来讲，水是充足的，据2006年3月召开的第四届世界水资源论坛公布的数据：全世界水资源总量约14亿立方千米，地球表面积的70.8%为水所覆盖；然而水又是匮乏的，因为地球上全部水资源的97.5%为无法饮用的咸水，只有2.5%是可饮用的淡水，除去冰川和地下水，适于人类享用的仅为0.01%。

联合国2006年3月公布的《世界水资源开发报告》显示，全球用水量在20世纪增加了6倍，其增长速度是人口增速的2倍，许多国家正面临水资源危机：约12亿人用水短缺，全球1/5的人无法获得安全的饮用水，40%的人缺乏基本卫生设施。同时，水污染也进一步蚕食着大量可供消费的水资源，并危害人类的健康，2002年约有310万人因不洁饮用水而死于腹泻和疟疾。水资源危机不仅阻碍了世界可持续发展，而且威胁世界和平，过去50年中，由水引发的冲突共507起。预计到2025年，水危机将蔓延到大约50个国家，全球近35亿人为水所困。

我国是一个干旱缺水严重的国家。淡水资源总量为28000亿立方米，占全球水资源的6%，占全球水资源的6%，列世界第四位，但人均水资源量只有2220立方米，仅为世界平均水平的1/4，是全球人均水资源最贫乏的国家之一。同时，中国又是世界上用水量最多的国家，仅2002年，全国淡水取用量达到5497亿立方米，大约占世界年取用量的13%。据统计，目前按正常需要和不超采地下水，全国660座城市中有400多座缺水，110多座严重缺水，年缺水总量估计为400亿立方米，每年受旱面积200万~260万平方千米，影响粮食产量150亿~200亿千克，影响工业产值2000多亿元，此外还有2000多万农村人口饮水困难。随着我国社会和经济的发展，水的缺口也越来越大。

引起水资源危机的原因是多方面的。首先水资源是有限的，地球上适于人类直接享用的仅有的0.01%淡水，农业灌溉就占了70%。二是全球人口的急速膨胀和经济的不断发展，对淡水资源的需求量不断增加，20世纪以来，世界淡水消费量增加了7倍。三是人类不合理利用，过度开发、用水浪费、水污染和外来侵略性物种造成了湖泊、河流、湿地和地下含水层的淡水系统的破坏，加剧了水资源的短缺。

（二）土壤资源

土壤资源最重要的是作为人类生产粮食的基地。人类对土地的利用程度反映了人类文明的发展，但同时也造成对土地资源的直接破坏，耕地损失巨大、资源面积减少已成为不争的事实，全球土壤资源正面临越来越严重的压力。

据统计，在过去的45年间，全球约有19.65万公顷土壤严重退化，由于土壤退化、人口过度增长及耕地大量被侵占，致使全球每年损失耕地面积达500万～700万公顷。1950年～1990年间，世界人口增加整整1倍，而全球人均耕地却减少一半，在不久的未来，地球将不再有肥沃的土地，食品生产也将无法满足迅速增长的人口的需求。

我国是世界上人口最多的农业大国，虽然幅员辽阔，但仍属于土壤资源严重制约型国家。在我国因水土流失、沙漠化、盐渍化、沼泽化、土壤肥力衰减和土壤污染及酸化等造成的土壤退化总面积约4.6亿公顷，占全国土地总面积的40%，是全球土壤退化总面积的1/4。土壤流失的速度也十分注目，从20世纪50年代到90年代的40年间，仅水土流失一项，就以每年近7000km^{2}的速度发展，据测算，目前黄土高原每年流失的土层就有1cm厚，而在自然状态下，形成1cm厚的土壤需要100～400年的时间。土壤退化面积之大、类型之多、速度之快十分惊人。造成土地退化的主要原因是人类的活动，因而合理开发利用土地、保护地表植被、防止土壤退化已刻不容缓。

（三）矿产资源

矿产资源是国土资源的重要组成部分，是国民经济和社会发展的重要物质基础，是人类生产、生活资料的基本源泉。我国矿产资源法中指出：“矿产资源是指由地质作用形成的，具有利用价值的，呈固态、液态、气态的自然资源。”一般可分为能源、金属矿物、非金属矿物和水气矿物四大类。

中国是世界上疆域辽阔、成矿地质条件优越、矿种齐全配套、资源总量丰富的矿产资源大国。现已发现171种矿产资源，查明资源储量的有158种，2005年国土资源调查及地质勘探新发现大中型矿产地169处。矿产资源是不可再生的自然资源，其储存量是有限的，如果大量地消耗和浪费矿产资源，在不远的将来，矿产资源将会枯竭。

然而，矿产资源开发面临的最大挑战之一是环境问题。在开发矿产资源取得巨大经济和社会效益的同时，引发的环境污染和生态破坏日趋严重，并呈发展趋势。必须采取综合措施，合理开发矿产资源，提高利用效率，减少浪费，充分发挥它们的潜在能量，保护环境，同时积极寻找新能源。

第二节　环境污染

环境污染主要是指由于人类不明智的社会经济活动导致的环境质量下降，对人类及其他生物的生存和发展产生不利影响的现象。在一定范围内，自然因素的污染可以通过大气、水、土壤的扩散、稀释、氧化、还原、生物降解等自净作用得以恢复。在工业革命以前，人类干预自然界的能力较低，那些小规模的、不明显的环境污染可以被自然生态系统自净，但随着生产的发展，人口的增多，人类开发利用自然资源的能力和范围不断扩大，污染物数量、浓度和持续作用时间超过了环境的自净能力，生态系统就遭到破坏，生物和人就可能发生病变或死亡。如发生于 1952 年的伦敦烟雾事件，两个月内就有 12000 多人死亡。1984 年发生在印度的博帕尔毒气事件，造成至少 2500 多人死亡，十几万人受伤的惨剧。1953 年～1956 年日本熊本县水俣市，慢性有机汞中毒造成的水俣病，死亡率达 38%。以及发生于 1986 年前苏联的切尔诺贝利核污染事件，上万人受到辐射伤害，直接死亡 31 人，13 万居民被迫疏散。这些震惊世界的公害事件，充分说明了环境问题的严重性和极大的危害性。令人担忧的是，当今全世界环境污染范围越来越大，危害越来越严重。

一、污染物性质

地理环境污染按污染物性质可分为物理污染、化学污染和生物污染。

（一）化学污染（chemical pollution）

化学物质在创造人类高度文明的同时，也给人类健康带来不可低估的损害。环境中常见的化学污染包括煤、石油等能源在燃烧过程中产生的硫氧化合物、氮氧化合物、碳氧化合物、碳氢化合物、有机溶剂等；生产过程中的原料中间体或废弃物（废水、废气、废渣）；农药；某些食品添加剂；以粉尘形态出现的无机和有机物质及人类的某些治病药物。在这些化学品中，有些是致变剂，相当一部分是致癌剂和致畸剂，导致人类疾病，甚至死亡。

（二）物理污染（physical pollution）

人们在日常生活和生产环境中接触到很多物理因素，如气温、气湿、气压、声波、振动、辐射（电离辐射与非电离辐射）光等。在自然状态下物理因素一般对人体无害，有些还是人体生理活动必需的外界条件，只有超过一定强度和（或）接触时间过长时，才会对机体的不同器官和（或）系统功能产生危害，构成物理污染。如电磁污染，天上有各种各样的卫星，地上有无数的发射台，人们手里有不同的传呼机、手机，他们的联系方式都是靠电磁波来完成，不同频率的电磁波对我们的神经系统、血液循环系统等都有不良的影响。自然界中还存在着一些不稳定的元素，如镭、铀等，他们会放射出不同的射线，在一些特殊场合，如热核反应实验室、核电站、医院等，局部射线强度很大，如果防护措施不当，也会造成环境污染。过量的光辐射（主要指可见光、红外线、紫外线）也对人类健康有影响。强烈的可见光，如雷雨的闪电、高建筑墙面的反射、焊枪产生的强光都可以不同程度伤害人眼；过量的紫外线也会灼伤人的皮肤和眼睛的角膜。各种不同频率和不同强度的声波无规律地组合在一起，构成了噪音污染，据调查，我国城市中有近 65% 的居民在超过城市噪音标准的环境中生活，城市居民所患的神经性疾病中有一半归咎于噪音。此外，人为因素导致的，目前尚未引起人们足够重视的热污染，主要发生在城市，大量的废热聚集在城市的上空，使城市年平均气温比郊区高，形成了“热岛效应”、“城市风”，由于“城市风”干扰了自然界的季风，以至形成恶劣的城市气候，其后果也是很严重的。

（三）生物污染（biological pollution）

对人和生物有害的微生物、寄生虫等病原体和变应原等污染水、气、土壤和食品，影响生物产量和质量，危害人类健康，这种污染称为生物污染。水、气、土壤和食品中的有害生物主要来源于生活污水、医院污水、屠宰、食品加工厂污水、未经无害化处理的垃圾和人畜粪便，以及大气中的飘浮物和气溶胶。其中主要含有危害人与动物消化系统和呼吸系统的病原菌、寄生虫，引起创伤和烧伤等继发性感染的溶血性链球菌、金黄色葡萄球菌等，以及可引起呼吸道、肠道和皮肤病变的花粉、毛虫毒毛、真菌孢子等大气变应原。这些有害生物对人和生物的危害程度主要取决于微生物和寄生虫的病原性、人和生物的感受性以及环境条件三个因素。

二、环境污染的类型

地理环境污染按环境要素可分为大气污染、水体污染和土壤污染。

（一）大气污染（atmospheric pollution）

大气污染是指大气中污染物以及二次污染物的浓度达到了有害程度的现象。大气污染物的种类很多，主要来自矿物燃料燃烧和工业生产。前者产生 SO_2、氮氧化物、碳氧化物、碳氢化合物和烟尘等；后者随所用原料和工艺不同而排出不同的有害气体和固体物质（粉尘），常见的有氟化物和各种金属及其化合物，此外还有漂浮在空气中的有害微生物。大气污染对全球气候的影响很大，如大气中二氧化碳的含量增加，可引发“温室效应”，工业生产中释放的氯氟烃气体造成臭氧层破坏，二氧化硫和氧化氮使降水中酸性成分增加，形成酸雨。不仅如此，大气污染也危及到了人类的生存，受污染的大气进入人体，可导致呼吸、心血管、神经等系统疾病，人如果长时间生活在低浓度的大气污染环境中，也可引起体质下降、精神抑郁等一系列亚健康问题。

（二）水体污染（water body pollution）

水体污染是指由于人类活动排放的污染物进入河流、湖泊、海洋或地下水等水体，使水体的水质和水体底泥的物理、化学性质或生物群落组成发生变化，从而降低了水体的生态功能和使用价值的现象。水在自然界中可以不断循环，从而得到更替和获得自身净化，当排入水体的污染物质超过了水体的自净能力，使水体恶化，达到了影响水体原有用途的程度，这表明水被污染了。水体污染物的来源主要有：工业废水、农田排水、生活污水、工业废渣、矿业开采、大气中污染物、天然污染物等。大量无机和有机污染物进入水体，不仅破坏水生生态系统，而且危害人体健康，造成水质性缺水，使工农业生产和人们生活受到影响。

当前世界上各个国家都面临着不同程度的水污染。据联合国调查统计显示，全世界每年排出的污水总量达 4260 亿立方米，造成了 55000 亿立方米水源的污染，相当于全球年径流总量的14%以上，全世界河流的稳定流量的40%左右已被污染。在我国，水污染也非常严重，全国80%的水域，45%的地下水受到污染，90%以上的城市水源污染严重。我国7大水系的63.1%的河段形成明显污染带，失去了作为饮用水源的功能。

（三）土壤污染（soil pollution）

土壤污染是指向土壤中施用和排放物质，引起土壤质量恶化，降低农作物产量和质量，或通过食物链影响人体健康等现象。造成土壤污染的主要原因是向土壤施肥、施用农药、用污水灌溉、在地面上堆放废物、畜禽粪便，以及大气中的污染物沉降到土壤中来。我国土壤污染的总体形势相当严峻，全国土壤污染状况调查显示：目前我国受污染的耕地面积约1000万公顷，占全国耕地的1/10以上，全国每年因重金属污染的粮食达1200万吨，造成的直接经济损失超过200亿元。

土壤污染危害人体健康。被病原体污染的土壤能传播伤寒、副伤寒、痢疾、病毒性肝炎等传染病；被有机废弃物污染的土壤，在流行病学上被视为特别危险的物质；土壤被有毒化学物污染后，可间接引起人、畜的饮水和食物中毒；土壤被放射性物质污染后，产生的放射线能穿透人体组织，使机体一些组织细胞死亡。

各种人为的或自然的因素已经对环境构成了水体－土壤－生物－大气全方位的立体污染，解决环境问题，已到了刻不容缓的地步，“人类只有一个地球”成为全人类的共同呼声。

第三节 人口快速增长

人口是指在一定地域和社会范围内人口种群的总体，即生活在一定时间、一定地域、一定社会生产方式，具有一定数量和质量的人所组成的社会群体。人口问题是影响人口生存和发展的各种问题的总称，是人口发展与经济和社会各项事业发展的比例关系问题。人口数量的发展，在给经济社会的发展提供了丰富的劳动力资源的同时，也给经济发展、社会进步、资源利用、环境保护等诸多方面带来沉重的压力。

一、世界人口增长及发展趋势

人口数量受自然因素和社会因素的影响，更取决于社会经济规律的作用。

现代人大约出现于5万年前，当时人口增长速度非常缓慢，直到1804年的300万年间，全世界才有10亿人口。此后，世界人口增长速度越来越快，并且每增加10亿人口的间隔越来越短：大约用了126年，人口就增长到20亿（1930年），之后的30年间，从20亿倍增到了30亿（1960年），到了1974年，14年间人口又翻了一番，达到40亿，而人口从50亿（1987年）到60亿（1999年）则只用了12年，预计到21世纪中叶，世界人口将达到90亿至100亿。据统计世界人口正以每秒诞生4.1人、每日增加23万人的速度飞速膨胀，人口学家形象地称这一现象为“人口爆炸”。

从发展趋势来看，世界人口还将持续增长，由于人口基数惯性大因而增长的绝对量依然很大；就其速度看，由于愈来愈多的国家生育率下降，人口增长可能会逐渐放慢，经过一段较长的时间后，可能会稳定在低增长速度上。但随着全球经济的发展和现代科学技术的进步，人类寿命不断延长，人口死亡率不断下降，每增加10亿人口所用的时间会越来越短。当然，这要取决于世界各国，尤其是发展中国家的努力。

中国是世界上人口最多的国家，近几十年来人口增长速度十分惊人：1949年中华人民共和国成立时，全国总人口为5.4亿，1950年~1995年，是增长的高峰期，不到半个世纪，人口从5.5亿增至12亿，净增6.5亿，到2005年，人口总数达到了13亿，预计21世纪中叶，全国人口总数将达到16亿。

人口问题是中国在社会主义初级阶段长期面临的问题，是关系中国经济社会发展的关键性因素。在过去的30年里，由于施行计划生育政策，我国少生了4亿多人，这使“世界60亿人口日”和“中国13亿人口日”的到来各推迟了4年，有力地促进了经济发展和社会进步，也为世界人口与发展作出了贡献。

二、人口增长与环境关系

人口与环境之间存在着错综复杂的关系。人口与环境之间有直接的相关关系，但更多的是间接的相关关系，同时人口与环境之间也是相互影响的。

人口对环境的直接影响，取决于人口的数量、质量、分布、人们的生活方式和生活水平等因素。人口数量多，进入环境的污染物量就会增加，消耗的生产生活资料增多；人口素质差，体现在环保意识薄弱，常常已经意识到会破坏环境仍勇往直前甚至屡教不改；人口分布不均，表现为人口过于集中，资源的开采、污物的排放都超出了环境的承载能力，造成不可恢复的环境破坏，人口过于稀少，自然资源不能得到合理利用，浪费了宝贵的环境资源；生活水平高低不同，环境污染程度就表现出中等、严重和较轻的差别。在某些方面，人口对环境的间接影响起着更为决定性的作用。如人口与就业问题、人口与资源消耗问题、人口与耕地面积短缺问题等。

环境对人类的影响自人类一出现就存在。但由于那时人口数量少，生产力水平有限，人类可以在环境中自由游荡，当人口数量激增，超过地球上环境的承载量时，环境带给人类的生存生产压力就突现出来，如影响人口的分布、人口的质量、人口的迁移、人口的出生率、死亡率、平均预期寿命、人类的生活水平等。在人口环境关系中，人口与环境污染有着特别的相关性。人口众多是造成生态环境恶化及环境污染的根源。人类的生存与发展依赖环境，环境为人类的生存和发展提供了各种资源，同时也要接纳人类生存和发展过程中所产生的各种废弃物，包括废水、废气、废渣、垃圾。

人口的过快增长，将面临诸多困难和挑战：资源消耗倍增、能源紧缺、土地面积减少、粮食供应不足、生活空间拥挤、教育经费短缺、就业压力加大、环境污染严重、人口老龄化。协调好人口与资源、环境的关系，是中国经济社会发展的一项十分重要的艰巨任务，也是中国未来发展的必然选择。

第四节 生物环境与中药资源

中医药资源是我国伟大的医学宝库。过去五千年来中医在为中华民族防病治病、养生保健、繁衍昌盛、保护和增进人民健康方面作出了巨大贡献，现如今，中医药的影响已遍布世界。

随着社会经济迅速发展、人口快速增长，人类对自然资源的需求量不断加大。而作为重要的自然资源之一的中药资源，正面临极其严重的挑战：一是市场需求快速增长导致中药材数量性紧缺，世界人口老龄化、全球医疗体制改革、保健养生以及在“回归自然”、“崇尚天然”的世界潮流影响下，中医药在国际上愈来愈受到重视，国际植物药市场需求量正以10%的年均增长率递增。近10年来我国天然药物的需求也翻了3番，年需求量已高达60万吨，国内中药材需求也以15%的年均增长率强劲递增。二是过度无序开采导致中药材资源质量性紧缺，中药资源产地大面积植被被毁，生态环境日益恶化，野生资源逐年减少，许多珍稀药材物种濒危灭绝，据统计处于濒危状态的近3000种植物中，用于中药或具有药用价值的占60%~70%。大自然的宝贵财富基因、生物物种多样性和生态系统正遭受退化、消失的威胁。

如今，我国的中药材种植面积每年约34万公顷左右，最高年份达45万公顷，然而近年来中药材种植的面积正逐步萎缩，据不完全统计，2003年的种植面积在27万公顷左右，2004年春季不到20万公顷，而我国每年药材的需求量约是34万公顷左右，供求矛盾突出，药材原料严重缺乏直接影响了中药产业的发展。

思考题

1. 为什么说环境恶化已对人类构成威胁？
2. 人类应如何与大自然和谐共处？
3. 生物环境与中药资源有何关系？

附录1 主要参考文献

傅松滨．医学生物学．北京：人民卫生出版社，2004
左伋．医学生物学（第5版）．北京：人民卫生出版社，2002
杨抚华．医学生物学（第5版）．北京：科学出版社，2003
徐莉．医学生物学（第2版）．上海：上海科学技术出版社，2005
万海清．生命科学概论．北京：化学工业出版社，2001
吴庆余．基础生命科学．北京：高等教育出版社，2002
陆瑶华，郭承华．生命科学基础．济南：山东大学出版社，2001
赵宗江．细胞生物学．北京：中国中医药出版社，2004
凌诒萍．细胞生物学．北京：人民卫生出版社，2003
宋今丹．医学细胞生物学（第3版）．北京：人民卫生出版社，2004
汤雪明．医学细胞生物学．北京：科学出版社，2004
阮绪芝．医学细胞生物学．北京：科学出版社，2002
刘艳平．医学细胞生物学．长沙：中南大学出版社，2001
杨抚华．医学细胞生物学（第4版）．北京：科学出版社，2002
胡继鹰．基础医学细胞生物学（第2版）．武汉：武汉大学出版社，2005
汪堃仁．细胞生物学．北京：北京师范大学出版社，1998
吴青峰．医学细胞生物学（第3版）．上海：复旦大学出版社，2004
杨恬．细胞生物学．北京：人民卫生出版社，2005
翟中和．细胞生物学．北京：高等教育出版社，2003
肖小芹．医学细胞生物学和遗传学．北京：高等教育出版社，2006
张忠寿．细胞生物学和医学遗传学（第3版）．北京：人民卫生出版社，2006
王米渠．中医遗传学概论．成都：四川科技出版社，1981
王米渠．中医遗传学．西宁：青海人民出版社，1997
李璞．医学遗传学．北京：北京大学医学出版社，2003
税青林．医学遗传学．北京：科学出版社，2007
赵刚．彭惠民．医学遗传学教程．北京：科学出版社，1998
税青林．医学遗传学．北京：科学出版社，2007
吴勃岩．医学遗传学．哈尔滨：黑龙江科学技术出版社，2000
王望九．医学遗传学．北京：中国中医药出版社，2007
左伋．医学遗传学（第4版）．北京：人民卫生出版社，2004
蔡绍京．医学遗传学．上海：第二军医大学出版社，2004

蔡太升．医学遗传学基础．郑州：郑州大学出版社，2004
陈竺．医学遗传学．北京：人民卫生出版社，2005
傅松滨．医学遗传学．北京：人民卫生出版社，2001
柳家英．医学遗传学．北京：北京大学医学出版社，1998
陆振虞．医学遗传学（第2版）．上海：上海科学技术文献出版社，2001
罗深秋．医学遗传学．上海：第二军医大学出版社，2000
王培林．医学遗传学．北京：科学出版社，2001
张飞雄．普通遗传学．北京：科学出版社，2004
徐晋麟．现代遗传学原理．北京：科学出版社，2001
董银兰．人口学概论（第1版）．北京：科学出版社，2004
谷志远．现代医学分子生物学．北京：人民军医出版社，2001
李博．生态学（第1版）．北京：高等教育出版社，2000
李振刚．分子遗传学．北京：科学出版社，2004
宋后燕．医用分子遗传学（第2版）．上海：复旦大学出版社，2003
孙儒泳．基础生态学（第1版）．北京：高等教育出版社，2002
童普德．医学分子遗传学．上海：上海中医药大学出版社，2001
王米渠，杨丽萍，丁维俊，等．一个寒证家系中发现15个差异表达基因的报告．中医杂志，2006；47（2）：131～133
王米渠．议创“中医遗传学”新学科．美国中医科学，1996；（6）：3～4
Enger ED. Concepts in Biology. Tenth Edition. 北京：科学出版社，2004
George H，Sack JR. Medical Genetics. Mcgraw－Hill Book CO，1999
Nussbaum RL，et a1. Genetics in Medicine. 6th ed，WB Saunders Company，2001
P. C，Winter. Genetics. 北京：科学出版社，1999
Vogel Motulsky主编，罗会元主译．人类遗传学·问题与方法．北京：人民卫生出版社，1999
Zhang Tianbao．Gene chip and its significance in medical research．Acad J Sec Mil Med Univ，2000；21（1）：91～94，98

附录2 英中文对照索引

A

B

C

D

E

F

G

H

I

K

L

M

N

O

P

Q

R

S

T

U

V

W

X

Y

Z

附录3 光镜电镜照片

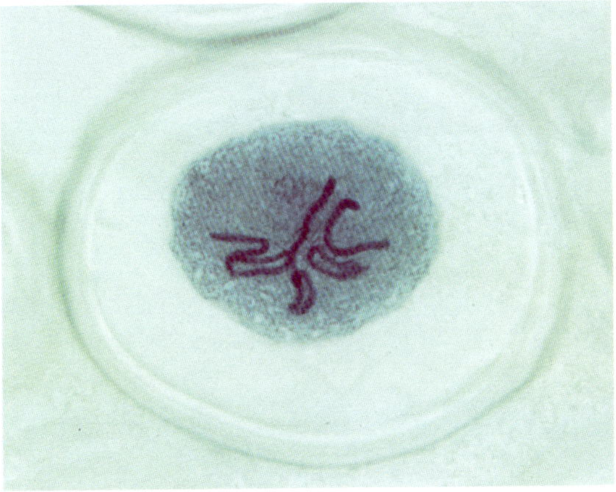

彩图3－1　马蛔虫卵
（细胞大而圆，铁苏木精染色，油镜）

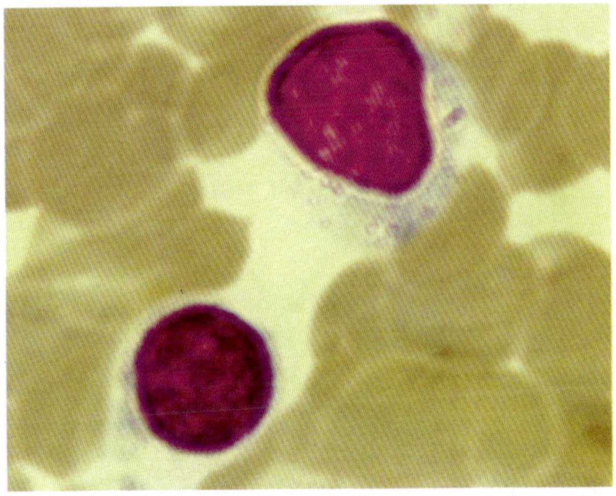

彩图3－2　人血液白细胞
（细胞球形，瑞氏染色，油镜）

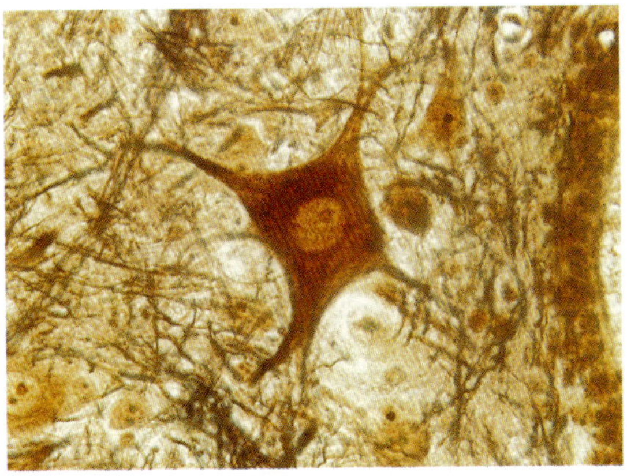

彩图3－3　脊髓前角运动神经元
（细胞体大，突起多个　硝酸银染色，高倍镜）

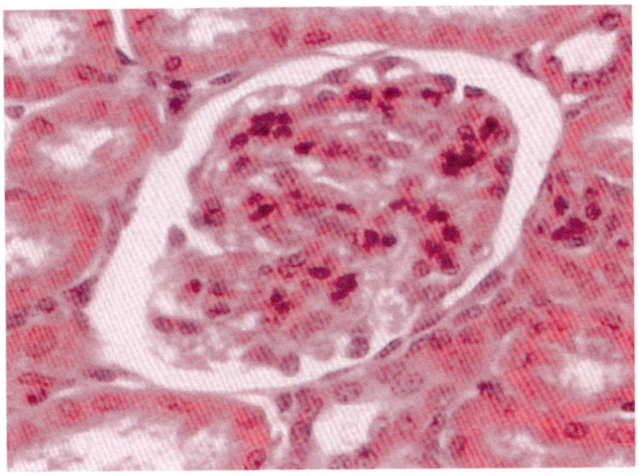

彩图3－4　肾小体肾小囊壁层细胞为
扁平细胞（侧面观）HE染色，油镜

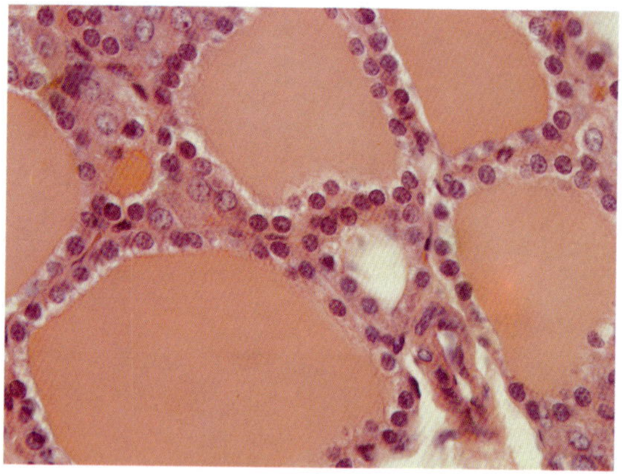

彩图 3－5　甲状腺滤泡
（甲状腺细胞为立方形细胞，HE 染色，油镜）

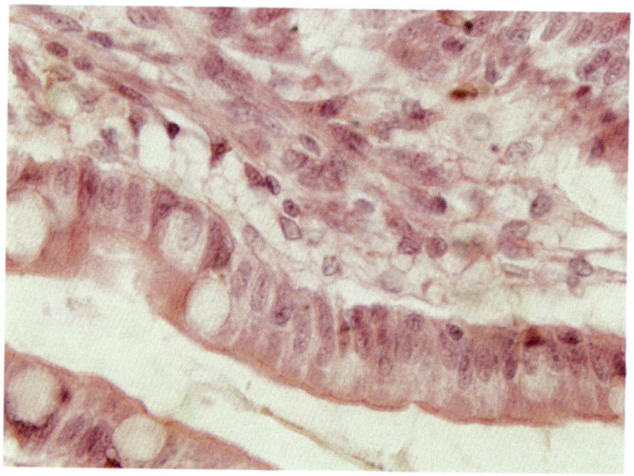

彩图 3－6　小肠单层柱状上皮
（吸收细胞为柱状，杯状细胞为高脚杯状，HE 染色，油镜）

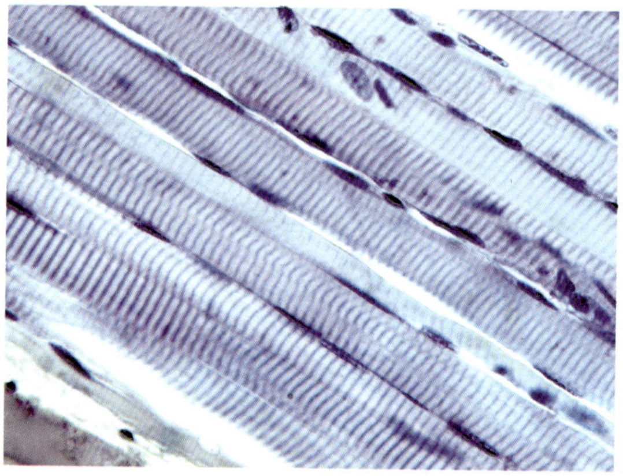

彩图 3－7　骨骼肌细胞
（细胞为长圆柱状，铁苏木精染色，油镜）

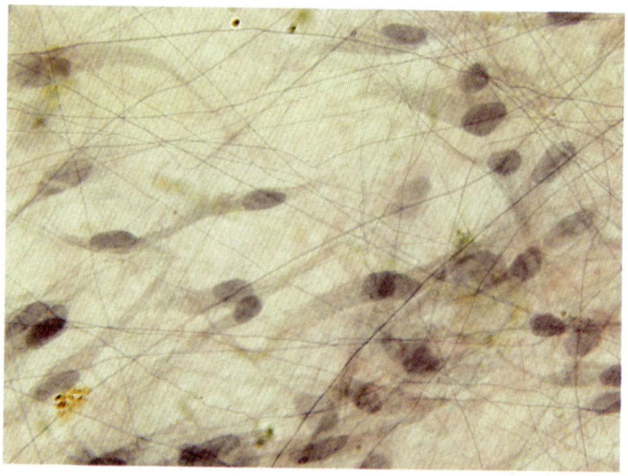

彩图 3－8　疏松结缔组织成纤维细胞
（细胞扁平多突起，特殊染色，油镜）

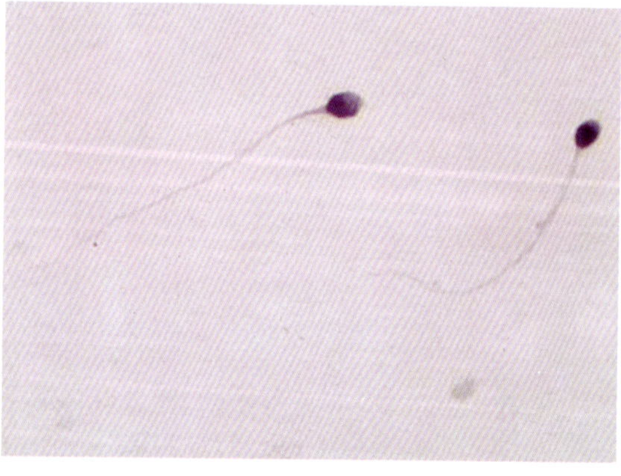

彩图 3－9　人精子蝌蚪状
（改良巴氏染色，油镜）

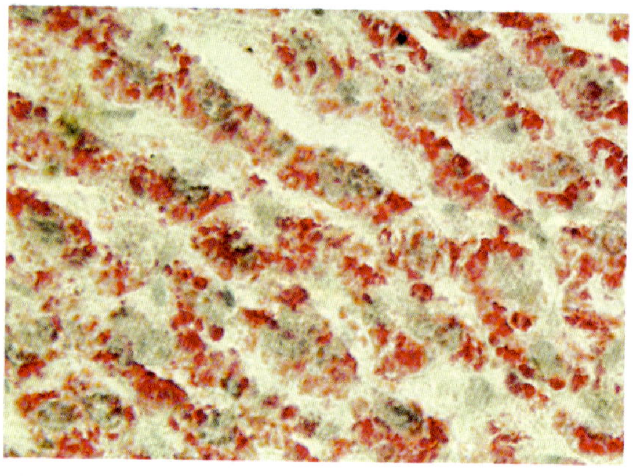

彩图 5－1　肝脏肝细胞糖元
（PAS 染色，油镜）

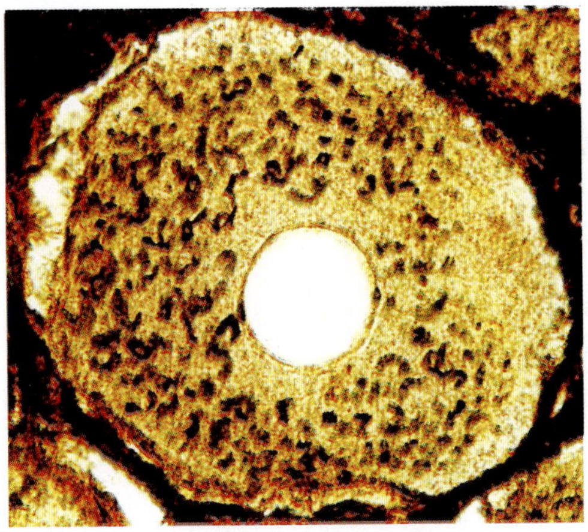

彩图 5－2　高尔基体
（脊神经节切片，硝酸银染色，油镜）

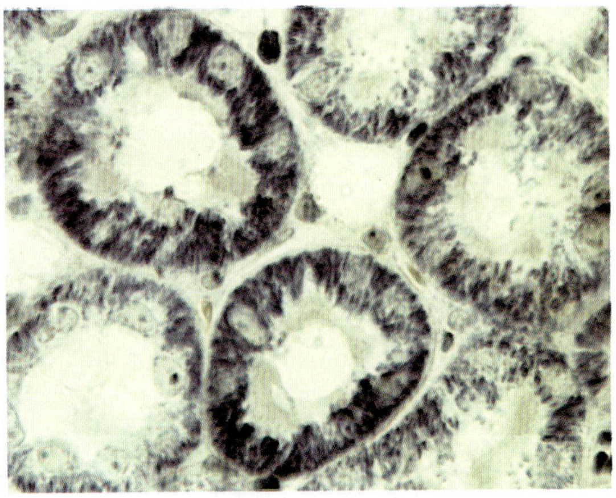

彩图 5－3　线粒体
（蛙肾脏肾小管切片，铁苏木精染色，油镜）

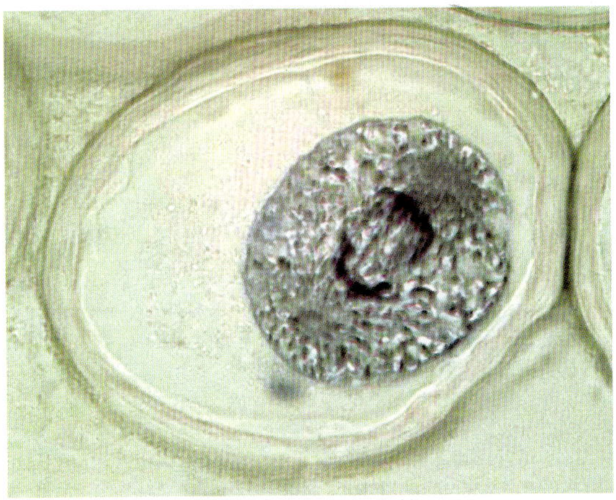

彩图 5－4　中心体
（马蛔虫卵有丝分裂后期可见细胞
两侧中心体，铁苏木精染色，油镜）

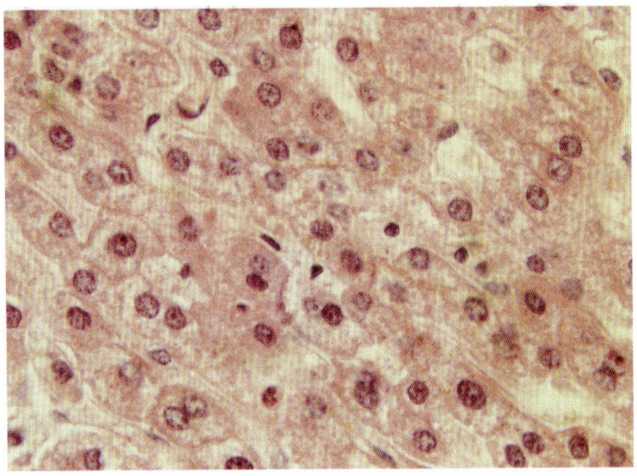

彩图 6－1　肝脏肝细胞
（细胞核圆形，铁苏木精染色，油镜）

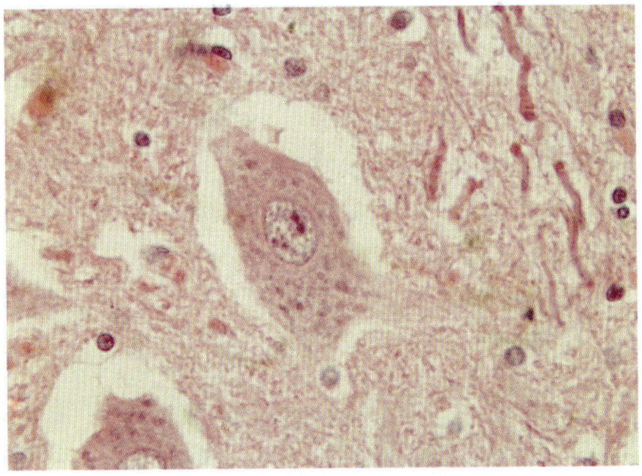

彩图 6－2　脊髓前角运动神经元
（细胞核大而圆，
核仁明显，核内可见常染色质和异染色质，油镜）

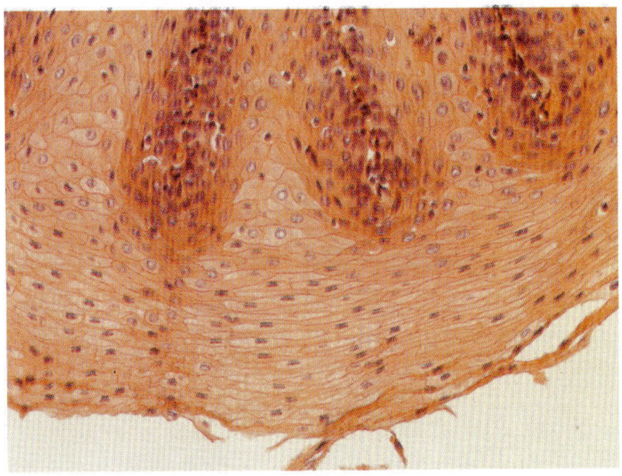

彩图 6－3　食道复层扁平上皮
（表层数层细胞为扁平细胞，核为椭圆形，HE 染色，高倍镜）

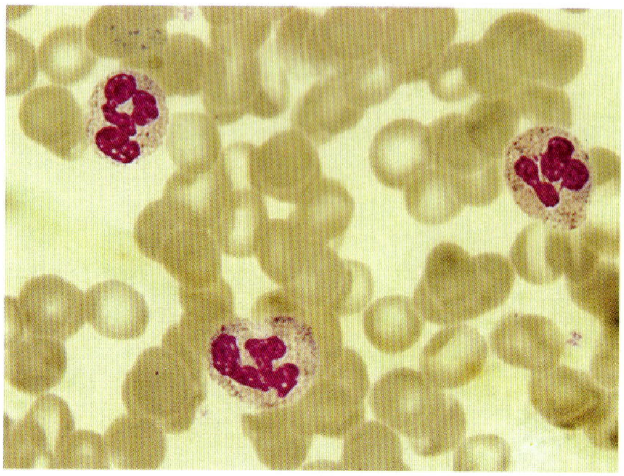

彩图 6－4　人血液中性粒细胞

（细胞核分叶状，成熟红细胞无细胞核，瑞氏染色，油镜）

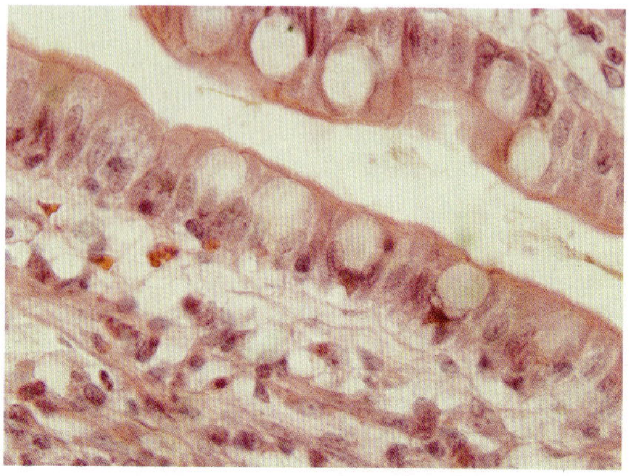

彩图 6－5　小肠单层柱状上皮

（吸收细胞为柱状，其细胞核为椭圆形，HE 染色，油镜）

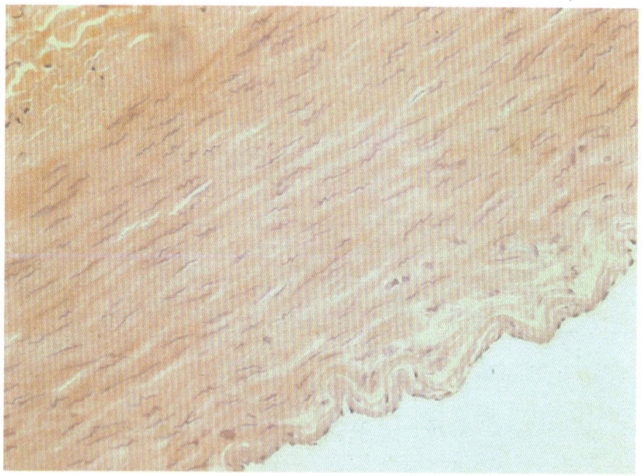

彩图 6－6　中动脉中膜平滑肌细胞

（核长杆状，HE 染色，油镜）

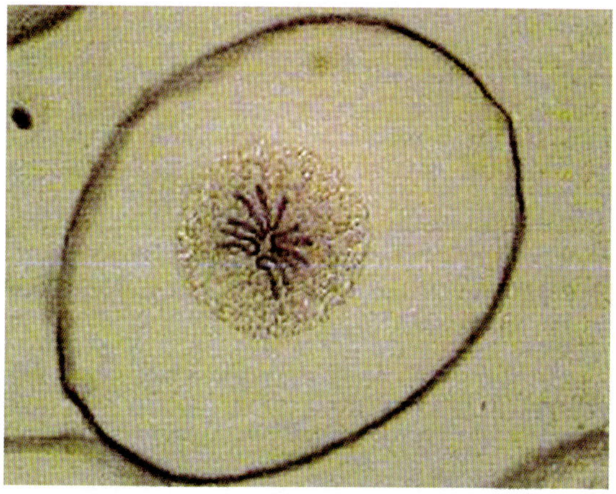

彩图 6－7　马蛔虫卵细胞

（细胞核内可见棒状染色体，铁苏木精染色，油镜）

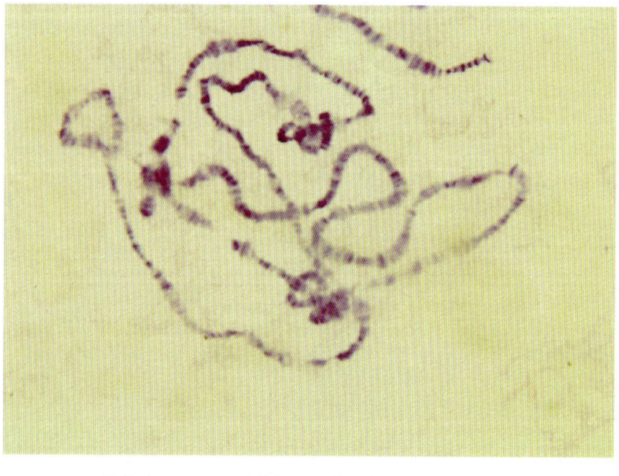

彩图 6－8　果蝇唾液腺巨大染色体

（铁苏木精染色，油镜）

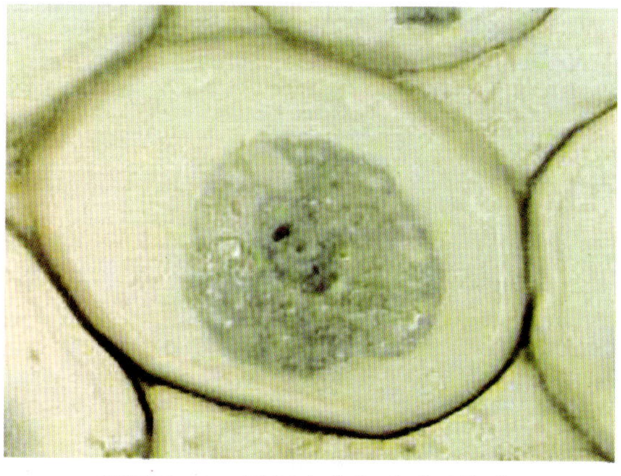

彩图 7－1　马蛔虫卵细胞分裂间期

（铁苏木精染色，油镜）

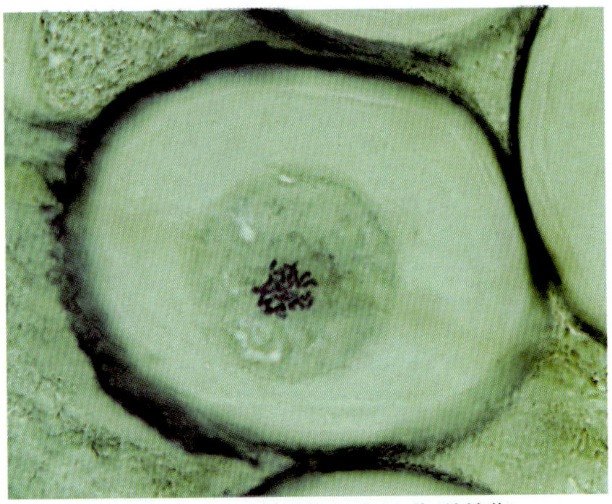

彩图 7－2　马蛔虫卵有丝分裂前期

（铁苏木精染色，油镜）

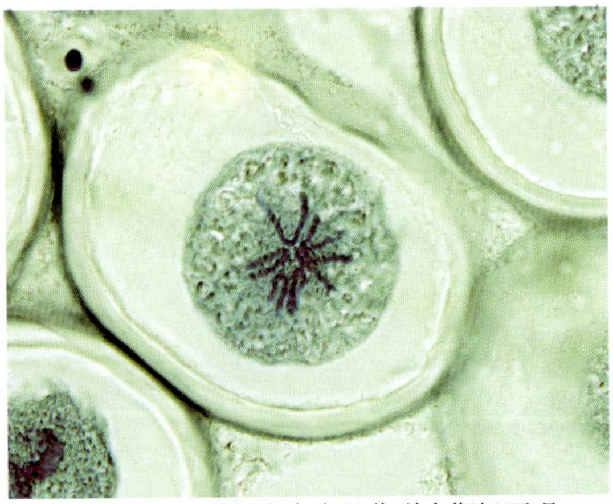

彩图 7－3　马蛔虫卵有丝分裂中期极面观

（铁苏木精染色，油镜）

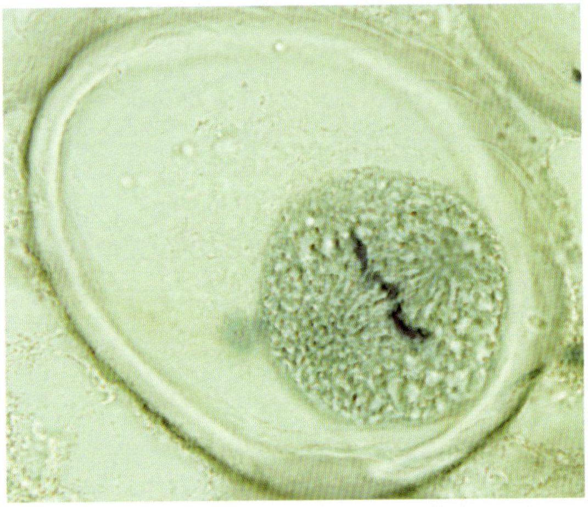

彩图 7－4　马蛔虫卵有丝分裂中期侧面观

（铁苏木精染色，油镜）

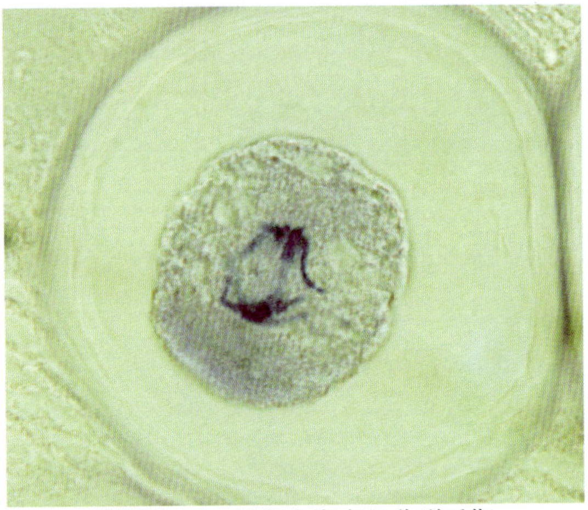

彩图 7－5　马蛔虫卵有丝分裂后期

（铁苏木精染色，油镜）

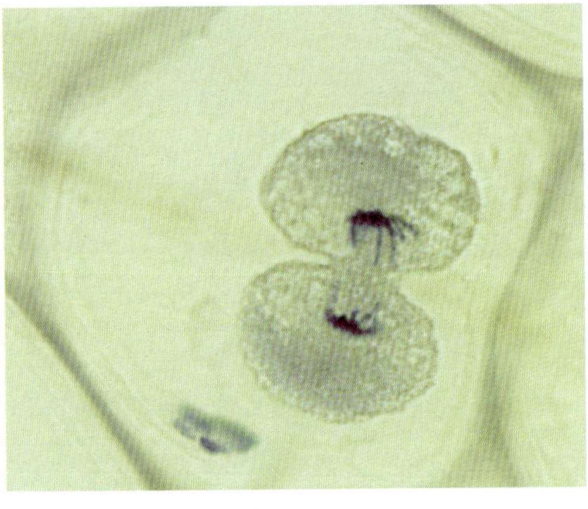

彩图 7－6　马蛔虫卵有丝分裂末期

（铁苏木精染色，油镜）

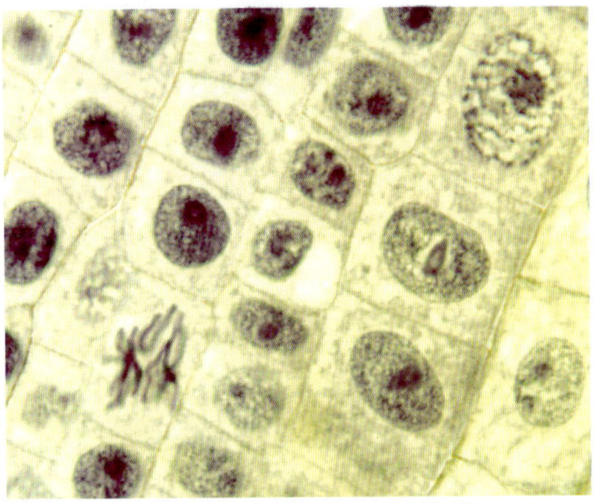

彩图 7－7　洋葱根尖细胞分裂间期、有丝分裂前期、中期极面观

（铁苏木精染色，油镜）

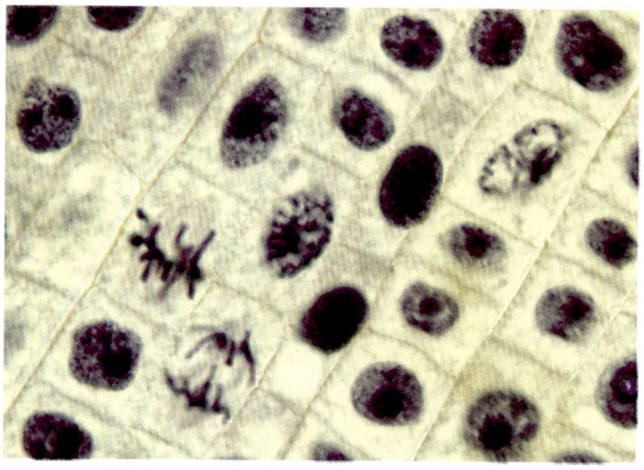

彩图 7 – 8　洋葱根尖细胞分裂间期、
有丝分裂前期、中期侧面观、后期
（铁苏木精染色，油镜）

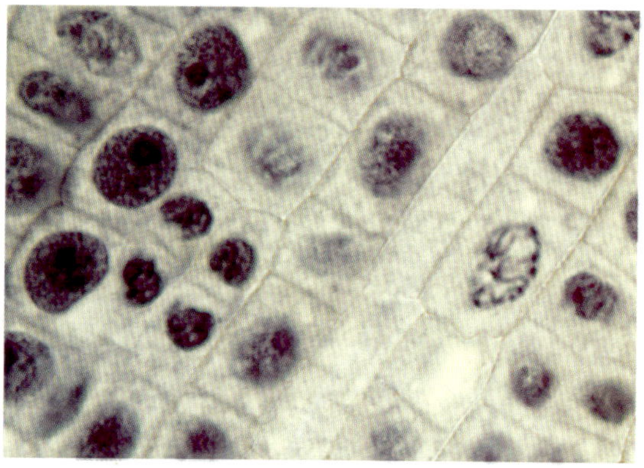

彩图 7 – 9　洋葱根尖有丝分裂末期
（2 个子细胞，铁苏木精染色，油镜）

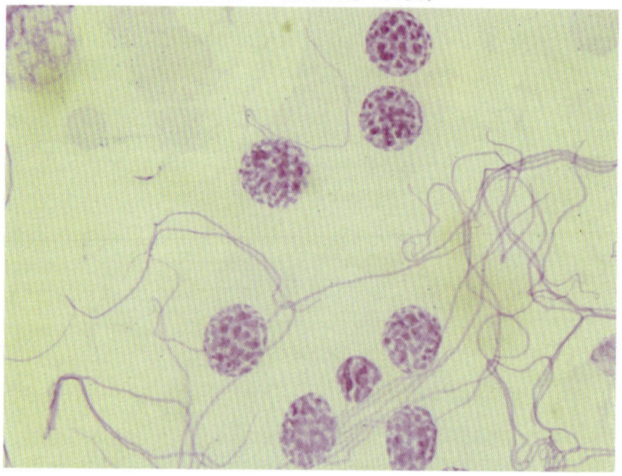

彩图 7 – 10　精原细胞　蝗虫精巢减数分裂装片
（苯酚品红染色，油镜）

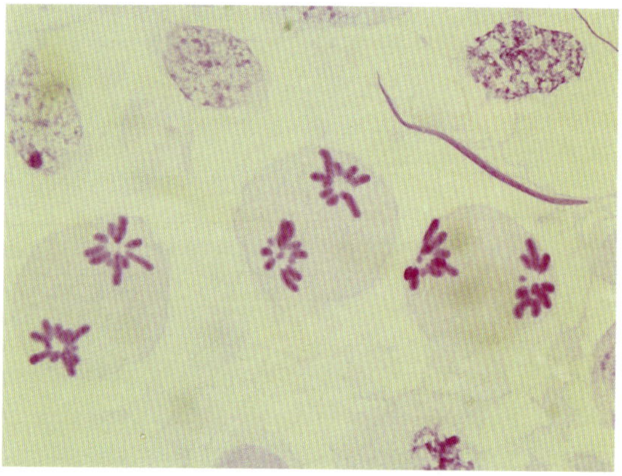

彩图 7 – 11　减数分裂前期 I 细线期、
后期 I 极面观　蝗虫精巢减数分裂装片
（苯酚品红染色，油镜）

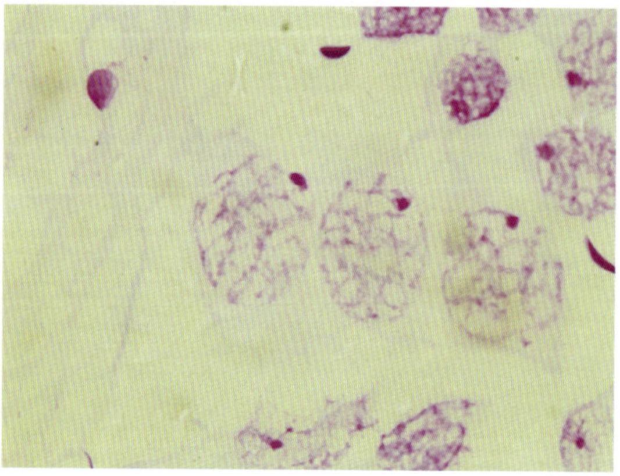

彩图 7 – 12　减数分裂前期 I 偶线期
蝗虫精巢减数分裂装片
（苯酚品红染色，油镜）

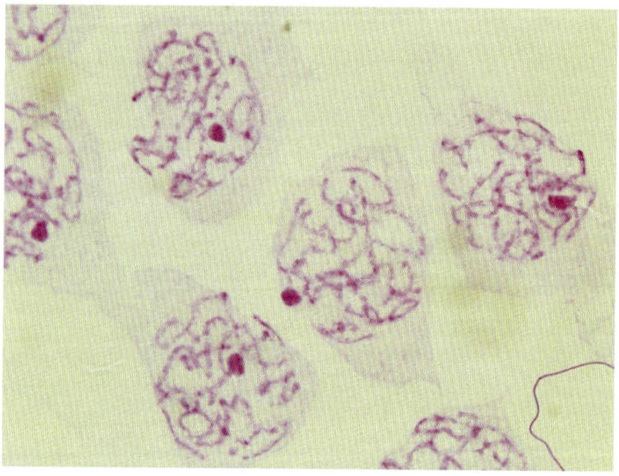

彩图 7 – 13　减数分裂前期 I 粗线期
蝗虫精巢减数分裂装片
（苯酚品红染色，油镜）

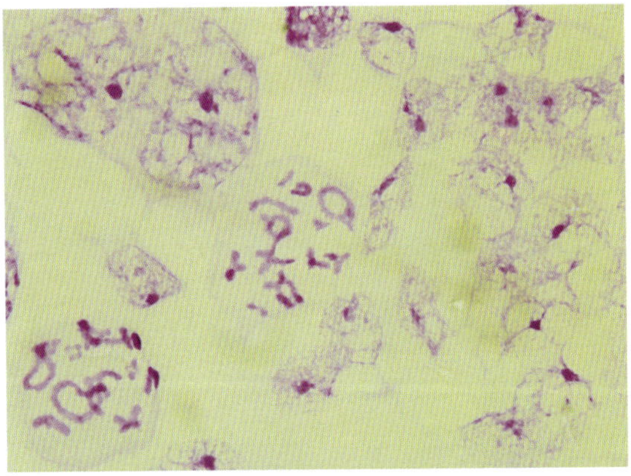

彩图 7－14　减数分裂前期Ⅰ双线期
蝗虫精巢减数分裂装片
（苯酚品红染色，油镜）

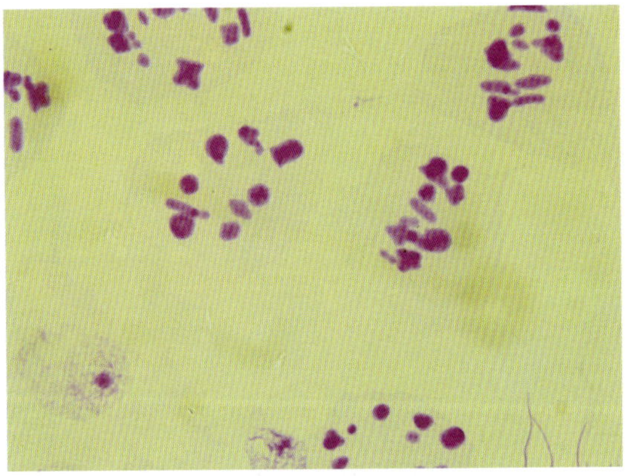

彩图 7－15　减数分裂前期Ⅰ终变期
蝗虫精巢减数分裂装片
（苯酚品红染色，油镜）

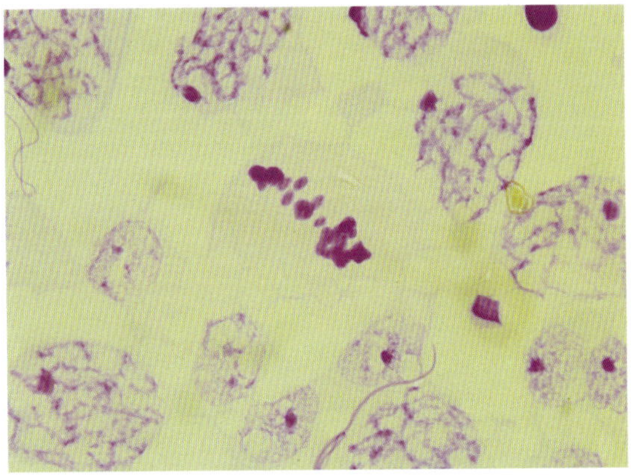

彩图 7－16　减数分裂中期Ⅰ侧面观
蝗虫精巢减数分裂装片
（苯酚品红染色，油镜）

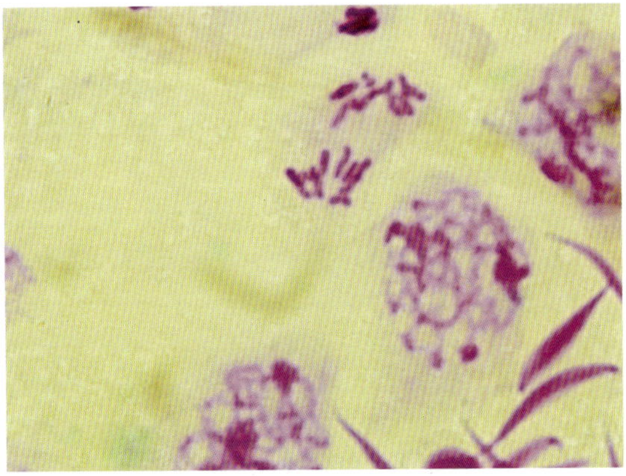

彩图 7－17　减数分裂后期Ⅰ
蝗虫精巢减数分裂装片
（苯酚品红染色，油镜）

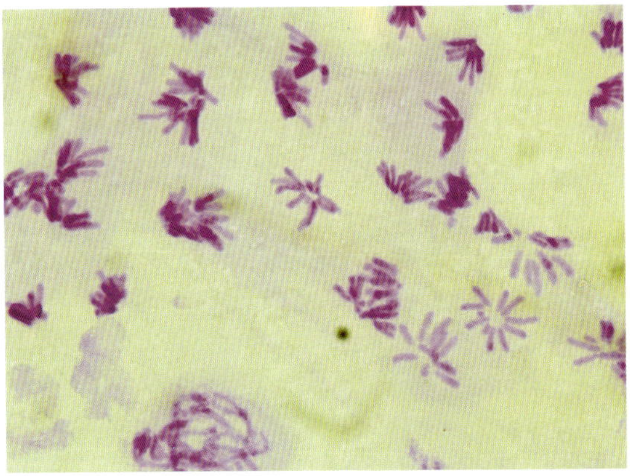

彩图 7－18　减数分裂末期Ⅰ
蝗虫精巢减数分裂装片
（苯酚品红染色，油镜）

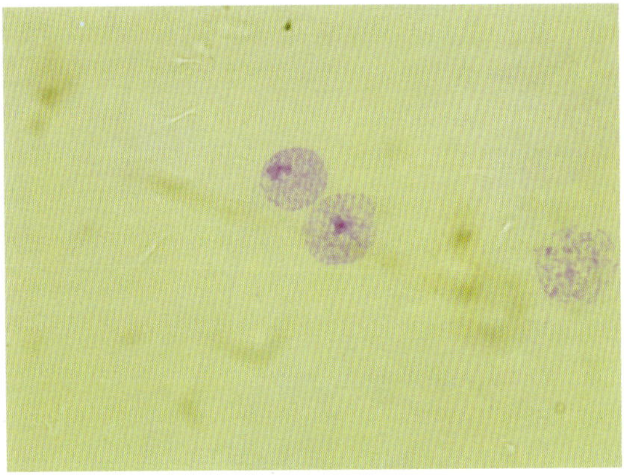

彩图 7－19　减数分裂间期次级精母细胞
蝗虫精巢减数分裂装片
（苯酚品红染色，油镜）

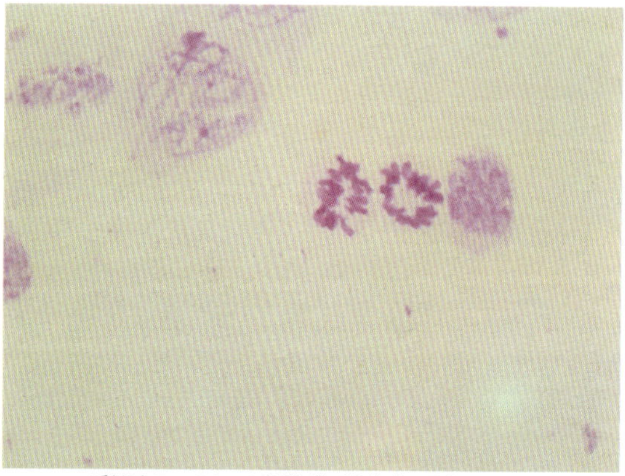

彩图 7－20　减数分裂中期Ⅱ极面观
蝗虫精巢减数分裂装片
（苯酚品红染色，油镜）

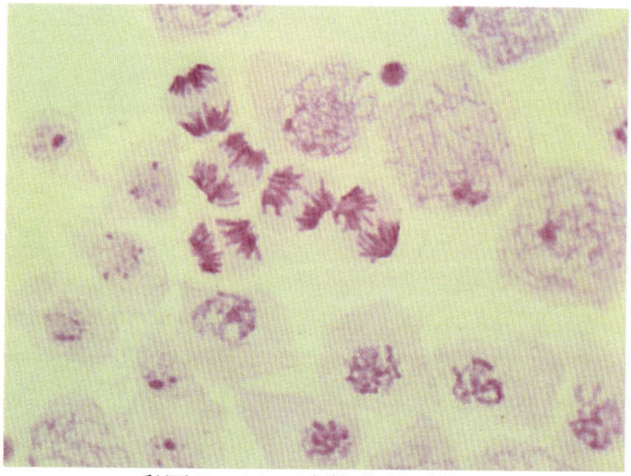

彩图 7－21　减数分裂后期Ⅱ
蝗虫精巢减数分裂装片
（苯酚品红染色，油镜）

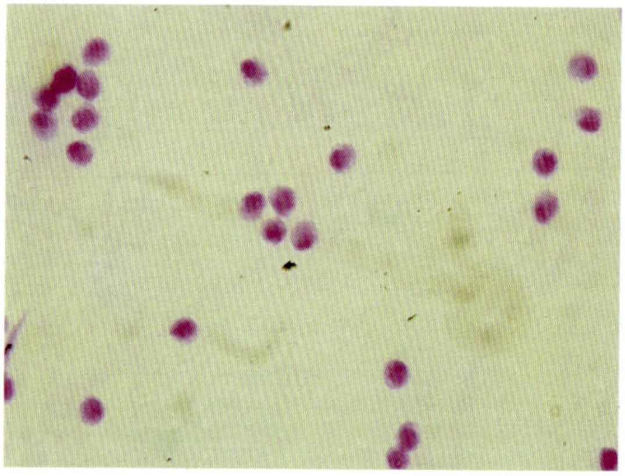

彩图 7－22　圆形精子细胞
蝗虫精巢减数分裂装片
（苯酚品红染色，油镜）

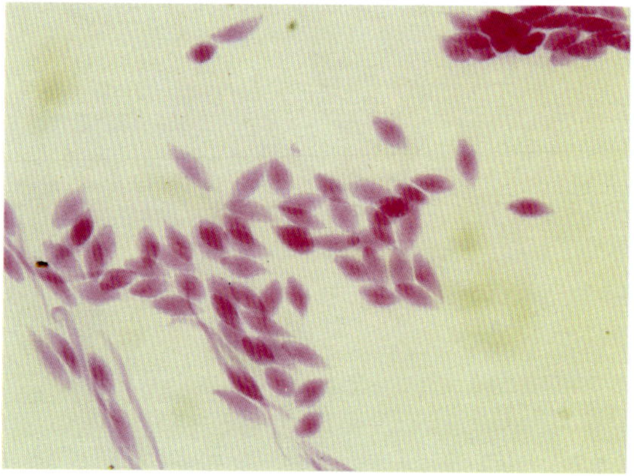

彩图 7－23　变态反应中的精子细胞
蝗虫精巢减数分裂装片
（苯酚品红染色，油镜）

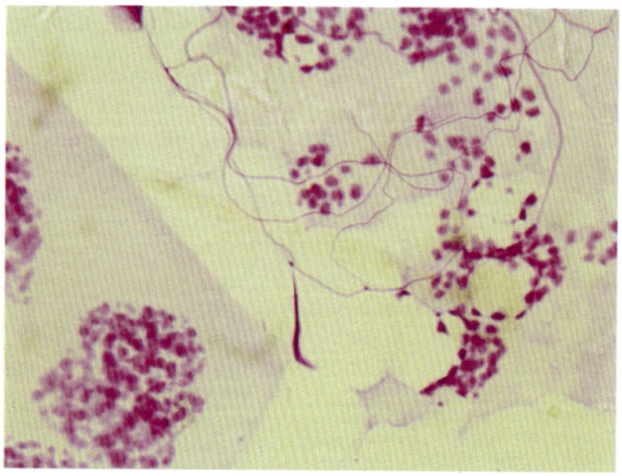

彩图 7－24　精子　蝗虫精巢减数分裂装片
（苯酚品红染色，油镜）

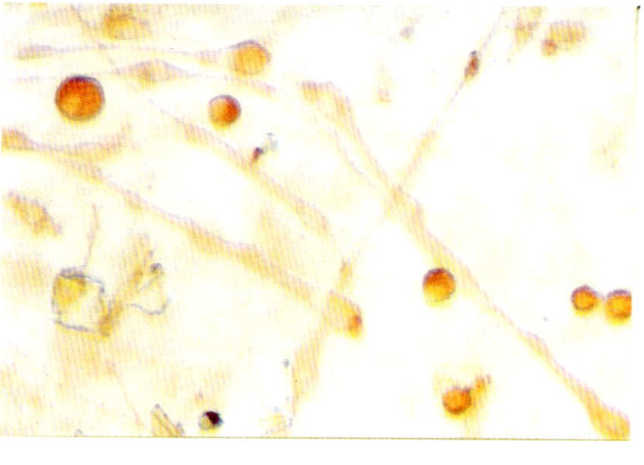

彩图 8－1　体外培养的乳鼠骨骼肌卫星细胞
（倒置显微镜观察，高倍）

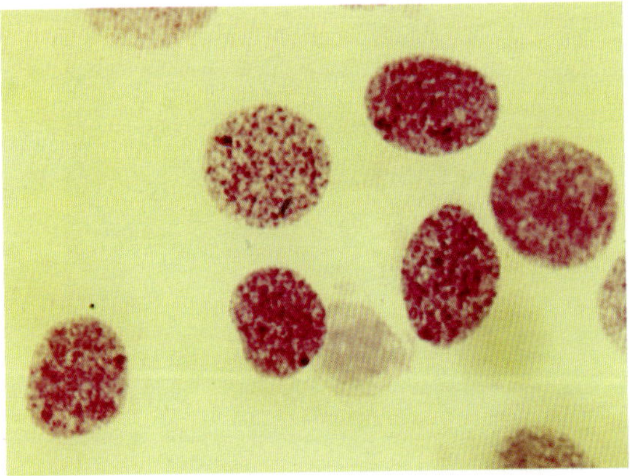

彩图 13－1　X 染色质（人口腔黏膜上皮细胞，Giemsa 染色，油镜）

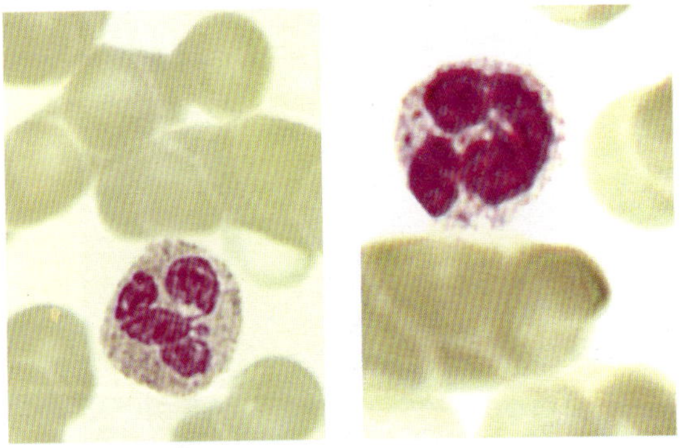

彩图 13－2　性染色质（鼓槌）（人血涂片，中性粒细胞，wright 染色，油镜）

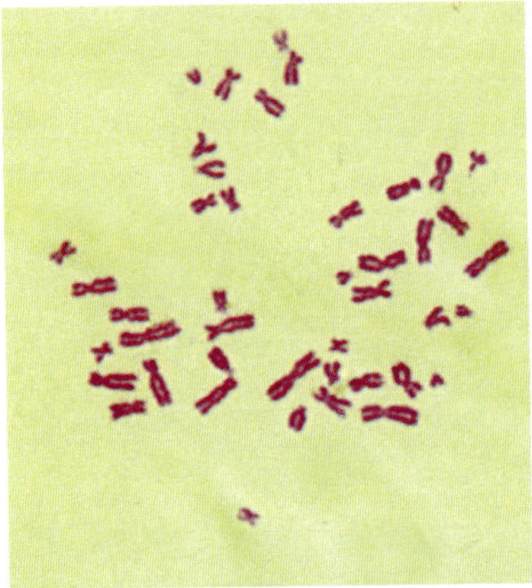

彩图 13－3　人类染色体（外周血淋巴细胞培养，Giemsa 染色，油镜）

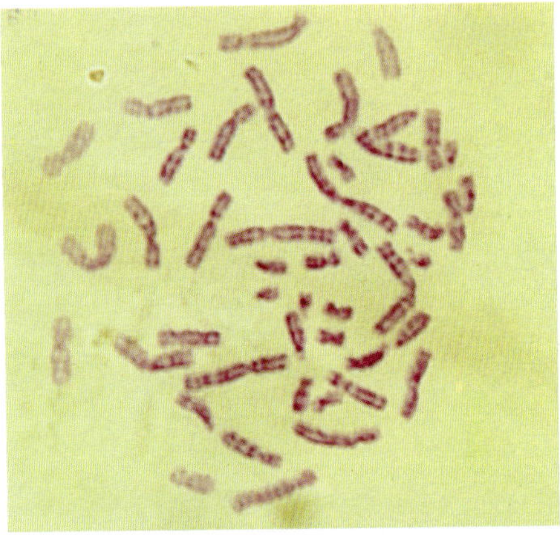

彩图 13－4　人 G 显带
（人外周血淋巴细胞 G 分带染色，油镜）

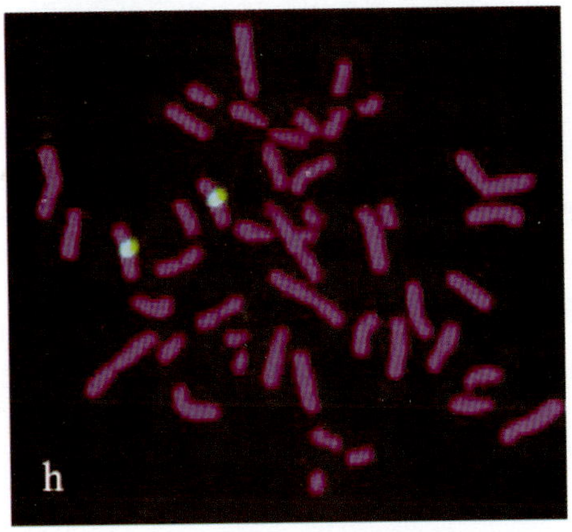

彩图 13－5　正常人外周血淋巴细胞中期 11 号染色体正常图像（荧光原位杂交 FISH，油镜）

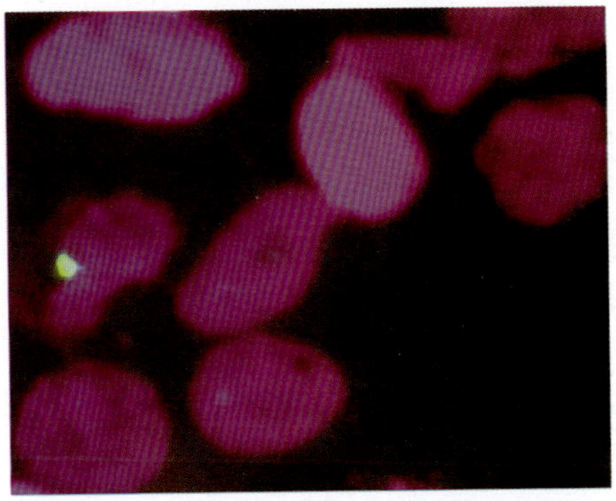

彩图 13－6　人食管癌细胞间期 11 号染色体单体图像（荧光原位杂交 FISH，油镜）

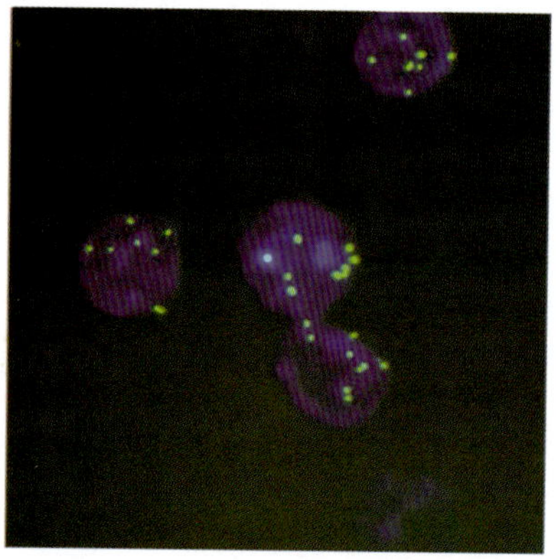

彩图 13－7　人食管癌细胞间期 11 号染色体多体图像（荧光原位杂交 FISH，油镜）

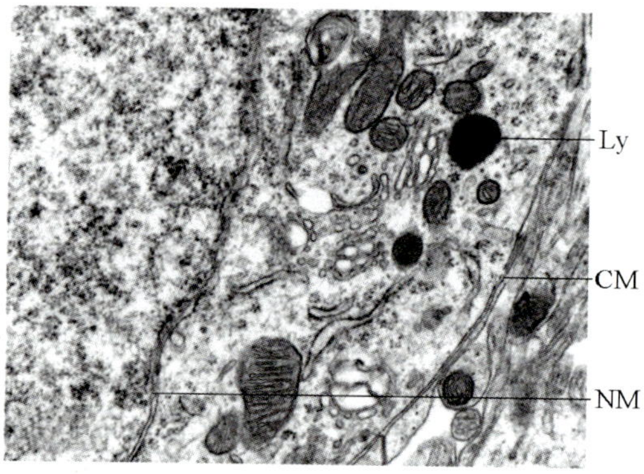

电镜图 1　大鼠大脑神经细胞，细胞膜（CM）、溶酶体（Ly）、细胞核膜（NM），×20500

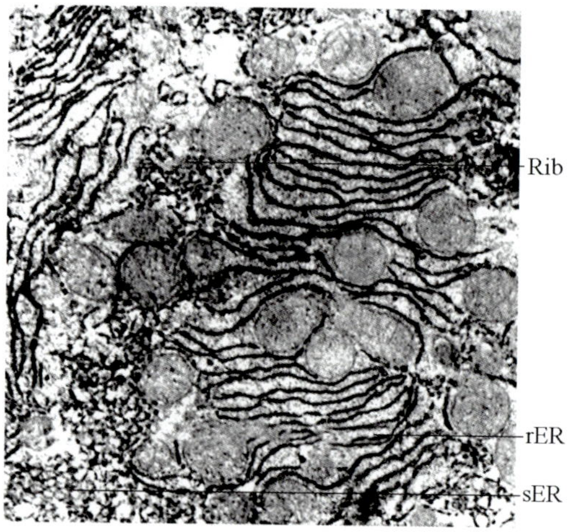

电镜图 2　肝细胞，粗面内质网（rER）、滑面内质网（sER）和核糖体（Rib），×28000

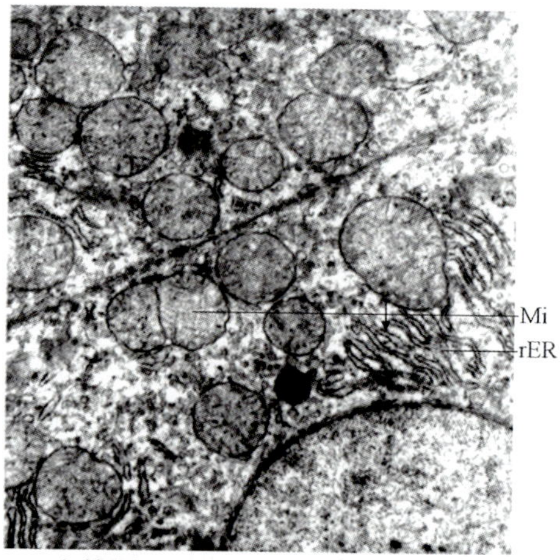

电镜图 3　肝细胞，粗面内质网（rER）和正在分裂的线粒体（Mi），×20000。
↓：示位于粗面内质网表面的附着核糖体

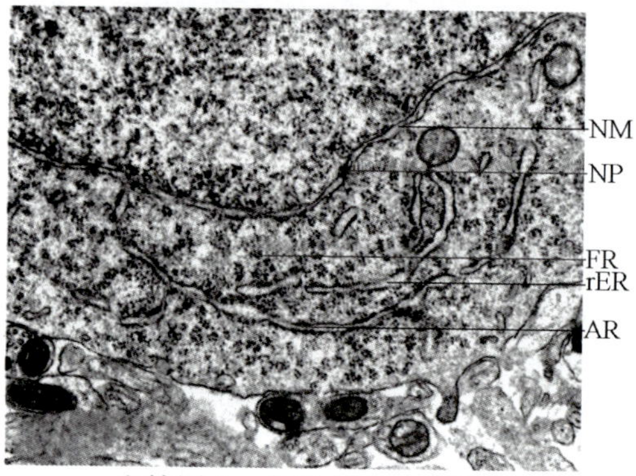

电镜图 4　大鼠大脑神经细胞，粗面内质网（rER）、游离核糖体（FR）、附着核糖体（AR）、细胞核膜（NM）核孔（NP）×20500

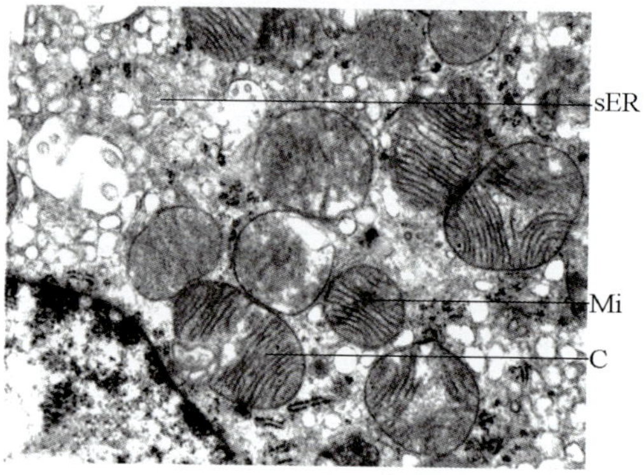

电镜图 5　大鼠胃壁细胞，滑面内质网（sER）、线粒体（Mi）内板层状嵴（C），×16500

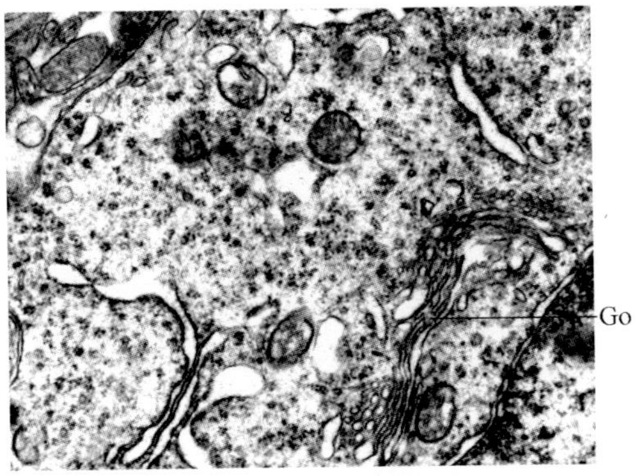

电镜图6　大鼠大脑神经细胞，高尔基复合体（Go），×20500

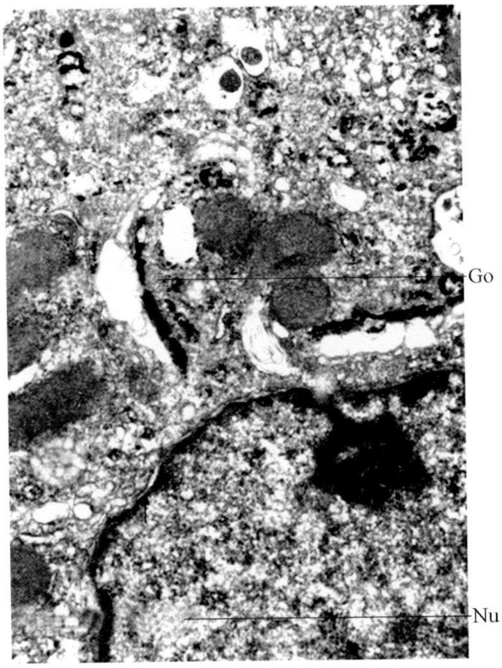

电镜图7　肝细胞，高尔基复合体（Go）和细胞核（Nu）（TPP染色），×28000 可见核膜为内外双层膜，内膜内侧附着有核纤层（↑）；TPP染色和特异性显示高尔基复合体的成熟面（深染）

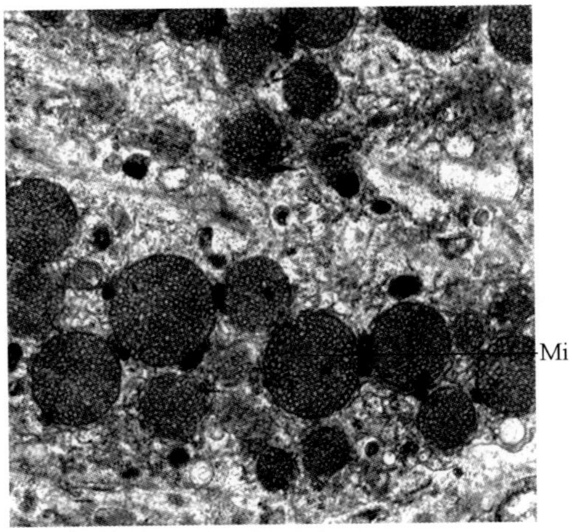

电镜图8　肾上腺细胞，密集分布的线粒体中的管状嵴，×20000

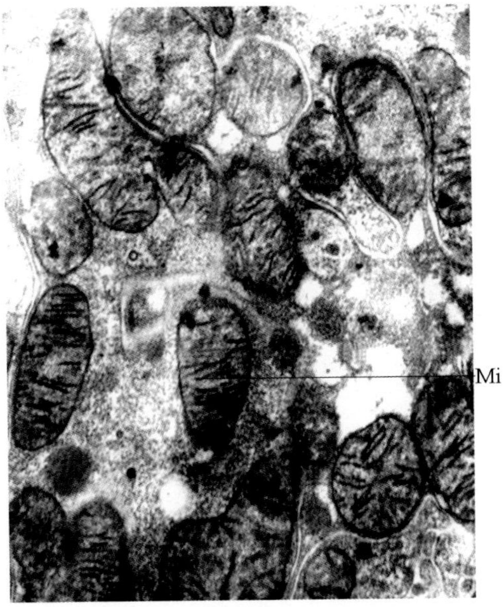

电镜图9　肾近曲小管细胞，密集分布的线粒体中的板层状嵴，×32000

教材与教学配套用书

新世纪全国高等中医药院校规划教材

注：凡标○号者为“普通高等教育‘十五’国家级规划教材”；凡标★号者为“普通高等教育‘十一五’国家级规划教材”

（一）中医学类专业

1 中国医学史（常存库主编）○★
2 医古文（段逸山主编）○★
3 中医各家学说（严世芸主编）○★
4 中医基础理论（孙广仁主编）○★
5 中医诊断学（朱文锋主编）○★
6 内经选读（王庆其主编）○★
7 伤寒学（熊曼琪主编）○★
8 金匮要略（范永升主编）★
9 温病学（林培政主编）○★
10 中药学（高学敏主编）○★
11 方剂学（邓中甲主编）○★
12 中医内科学（周仲瑛主编）○★
13 中医外科学（李曰庆主编）★
14 中医妇科学（张玉珍主编）○★
15 中医儿科学（汪受传主编）○★
16 中医骨伤科学（王和鸣主编）○★
17 中医耳鼻咽喉科学（王士贞主编）○★
18 中医眼科学（曾庆华主编）○★
19 中医急诊学（姜良铎主编）○★
20 针灸学（石学敏主编）○★
21 推拿学（严隽陶主编）○★
22 正常人体解剖学（严振国　杨茂有主编）★
23 组织学与胚胎学（蔡玉文主编）○★
24 生理学（施雪筠主编）○★
生理学实验指导（施雪筠主编）
25 病理学（黄玉芳主编）○★
病理学实验指导（黄玉芳主编）
26 药理学（吕圭源主编）
27 生物化学（王继峰主编）○★
28 免疫学基础与病原生物学（杨黎青主编）○★
免疫学基础与病原生物学实验指导(杨黎青主编)
29 诊断学基础（戴万亨主编）★
诊断学基础实习指导（戴万亨主编）
30 西医外科学（李乃卿主编）★
31 内科学（徐蓉娟主编）○

（二）针灸推拿学专业（与中医学专业相同的课程未列）

1 经络腧穴学（沈雪勇主编）○★
2 刺法灸法学（陆寿康主编）★
3 针灸治疗学（王启才主编）
4 实验针灸学（李忠仁主编）○★
5 推拿手法学（王国才主编）○★
6 针灸医籍选读（吴富东主编）★
7 推拿治疗学（王国才）

（三）中药学类专业

1 药用植物学（姚振生主编）○★
药用植物学实验指导（姚振生主编）
2 中医学基础（张登本主编）
3 中药药理学（侯家玉　方泰惠主编）○★
4 中药化学（匡海学主编）○★
5 中药炮制学（龚千锋主编）○★
中药炮制学实验（龚千锋主编）
6 中药鉴定学（康廷国主编）★
中药鉴定学实验指导（吴德康主编）
7 中药药剂学（张兆旺主编）○★
中药药剂学实验
8 中药制剂分析（梁生旺主编）○
9 中药制药工程原理与设备（刘落宪主编）★
10 高等数学（周　喆主编）
11 中医药统计学（周仁郁主编）
12 物理学（余国建主编）
13 无机化学（铁步荣　贾桂芝主编）★
无机化学实验（铁步荣　贾桂芝主编）
14 有机化学（洪筱坤主编）★
有机化学实验（彭松　林辉主编）
15 物理化学（刘幸平主编）
16 分析化学（黄世德　梁生旺主编）
分析化学实验（黄世德　梁生旺主编）
17 医用物理学（余国建主编）

（四）中西医结合专业

1 中外医学史（张大庆　和中浚主编）
2 中西医结合医学导论（陈士奎主编）★
3 中西医结合内科学（蔡光先　赵玉庸主编）★
4 中西医结合外科学（李乃卿主编）★
5 中西医结合儿科学（王雪峰主编）★
6 中西医结合耳鼻咽喉科学（田道法主编）★
7 中西医结合口腔科学（李元聪主编）
8 中西医结合眼科学（段俊国主编）★
9 中西医结合传染病学（刘金星主编）
10 中西医结合肿瘤病学（刘亚娴主编）
11 中西医结合皮肤性病学（陈德宇主编）
12 中西医结合精神病学（张宏耕主编）★
13 中西医结合妇科学（尤昭玲主编）★
14 中西医结合骨伤科学（石印玉主编）★
15 中西医结合危重病学（熊旭东主编）★
16 中西医结合肛肠病学（陆金根主编）★
17 系统解剖学（杨茂有主编）
18 组织学与胚胎学（刘黎青主编）
19 生理学（张志雄主编）
20 生物化学（温进坤主编）
21 免疫学与病原生物学（刘燕明主编）
22 病理学（唐建武主编）
23 病理生理学（张立克主编）
24 医学生物学（王望九主编）
25 药理学（苏云明主编）
26 诊断学（戴万亨主编）
27 局部解剖学（聂绪发主编）
28 中医基础理论（王键主编）
29 中医诊断学（陈家旭主编）
30 中药学（陈蔚文主编）
31 方剂学（谢鸣主编）
32 针灸推拿学（梁繁荣主编）
33 中医经典选读（周安方主编）

（五）护理专业

1 护理学导论（韩丽沙　吴　瑛主编）★
2 护理学基础（吕淑琴　尚少梅主编）
3 中医护理学基础（刘　虹主编）★
4 健康评估（吕探云　王　琦主编）
5 护理科研（肖顺贞　申杰主编）
6 护理心理学（胡永年　刘晓虹主编）
7 护理管理学（关永杰　宫玉花主编）
8 护理教育（孙宏玉　简福爱主编）
9 护理美学（林俊华　刘　宇主编）★
10 内科护理学（徐桂华主编）上册★
11 内科护理学（姚景鹏主编）下册★
12 外科护理学（张燕生　路　潜主编）
13 妇产科护理学（郑修霞　李京枝主编）
14 儿科护理学（汪受传　洪黛玲主编）★
15 骨伤科护理学（陆静波主编）
16 五官科护理学（丁淑华　席淑新主编）
17 急救护理学（牛德群主编）
18 养生康复学（马烈光　李英华主编）★
19 社区护理学（冯正仪　王　珏主编）
20 营养与食疗学（吴翠珍主编）★
21 护理专业英语（黄嘉陵主编）
22 护理伦理学（马家忠　张晨主编）★

（六）七年制

1 中医儿科学（汪受传主编）★
2 临床中药学（张廷模主编）○★
3 中医诊断学（王忆勤主编）○★
4 内经学（王洪图主编）○★
5 中医妇科学（马宝璋主编）○★
6 温病学（杨　进主编）★
7 金匮要略（张家礼主编）○★
8 中医基础理论（曹洪欣主编）○★
9 伤寒论（姜建国主编）★
10 中医养生康复学（王旭东主编）
11 中医哲学基础（张其成主编）★
12 中医古汉语基础（邵冠勇主编）★
13 针灸学（梁繁荣主编）○★
14 中医骨伤科学（施　杞主编）○★
15 中医医家学说及学术思想史（严世芸主编）○★
16 中医外科学（陈红风主编）○★
17 中医内科学（田德禄主编）○★
18 方剂学（李　冀主编）○★

（七）计算机教材

1 SAS 统计软件（周仁郁主编）
2 SPSS 统计软件（刘仁权主编）
3 多媒体技术与应用（蔡逸仪主编）
4 计算机基础教程（陈素主编）
5 计算机技术在医疗仪器中的应用（潘礼庆主编）
6 计算机网络基础与应用（鲍剑洋主编）
7 计算机医学信息检索（李永强主编）
8 计算机应用教程（李玲娟主编）

9 网页制作（李书珍主编）
10 医学数据仓库与数据挖掘（张承江主编）
11 医学图形图像处理（章新友主编）
12 医院信息系统教程（施诚主编）

新世纪全国高等中医药院校创新教材（含五、七年制）

1 中医文献学（严季澜主编）★
2 中医临床基础学（熊曼琪主编）
3 中医内科急症学（周仲瑛　金妙文主编）★
4 中医临床护理学（杨少雄主编）★
5 中医临床概论（金国梁主编）
6 中医食疗学（倪世美主编）
7 中医药膳学（谭兴贵主编）
8 中医统计诊断（张启明主编）★
9 中医医院管理学（赵丽娟主编）
10 针刀医学（朱汉章主编）
11 杵针学（钟枢才主编）
12 解剖生理学（严振国　施雪筠主编）★
13 神经解剖学（白丽敏主编）
14 医学免疫学与微生物学（顾立刚主编）
15 人体形态学（李伊为主编）★
人体形态学实验指导（李伊为主编）
16 细胞生物学（赵宗江主编）★
17 神经系统疾病定位诊断学（高玲主编）
18 西医诊断学基础（凌锡森主编）
19 医学分子生物学（唐炳华　王继峰主编）★
20 中西医结合康复医学（高根德主编）
21 人体机能学（张克纯主编）
人体机能学实验指导（李斌主编）
22 病原生物学（伍参荣主编）
病原生物学实验指导（伍参荣主编）
23 生命科学基础（王曼莹主编）
生命科学基础实验指导（洪振丰主编）
24 应用药理学（田育望主编）
25 药事管理学（江海燕主编）
26 卫生管理学（景　琳主编）
27 卫生法学概论（郭进玉主编）
28 中药成分分析（郭　玫主编）
29 中药材鉴定学（李成义主编）
30 中药材加工学（龙全江主编）★
31 中药调剂与养护学（杨梓懿主编）
32 中药药效质量学（张秋菊主编）
33 中药拉丁语（刘春生主编）
34 针灸处方学（李志道主编）
35 中医气功学（刘天君主编）
36 微生物学（袁嘉丽　罗　晶主编）★
37 络病学（吴以岭主编）
38 中医美容学（王海棠主编）
39 线性代数（周仁郁主编）
40 伤寒论思维与辨析（张国骏主编）
41 药用植物生态学（王德群主编）
42 方剂学（顿宝生　周永学主编）
43 中医药统计学与软件应用（刘明芝　周仁郁主编）
44 局部解剖学（严振国主编）
45 中医药数学模型（周仁郁主编）
46 药用植物栽培学（徐　良主编）★
47 中西医学比较概论（张明雪主编）★
48 中药资源学（王文全主编）★
49 中医学概论（樊巧玲主编）★
50 中药化学成分波谱学（张宏桂主编）★
51 中药炮制学（蔡宝昌主编）★
52 人体解剖学（严振国主编）（英文教材）
53 中医内科学（高天舒主编）（英文教材）
54 方剂学（都广礼主编）（英文教材）
55 中医基础理论（张庆荣主编）（英文教材）
56 中医诊断学（张庆宏主编）（英文教材）
57 中药学（赵爱秋主编）（英文教材）
58 组织细胞分子学实验原理与方法
（赵宗江主编）★
59 药理学实验教程（洪　缨主编）
60 医学美学教程（李红阳主编）
61 中医美容学（刘　宁主编）
62 中药化妆品学（刘华钢主编）
63 中药养护学（张西玲主编）
64 医学遗传学（王望九主编）

新世纪全国高等中医药院校规划教材配套教学用书

（一）习题集

1 医古文习题集（许敬生主编）
2 中医基础理论习题集（孙广仁主编）
3 中医诊断学习题集（朱文锋主编）
4 中药学习题集（高学敏主编）

5　中医外科学习题集（李曰庆主编）
6　中医妇科学习题集（张玉珍主编）
7　中医儿科学习题集（汪受传主编）
8　中医骨伤科学习题集（王和鸣主编）
9　针灸学习题集（石学敏主编）
10　方剂学习题集（邓中甲主编）
11　中医内科学习题集（周仲瑛主编）
12　中国医学史习题集（常存库主编）
13　内经选读习题集（王庆其主编）
14　伤寒学习题集（熊曼琪主编）
15　金匮要略选读习题集（范永升主编）
16　温病学习题集（林培政主编）
17　中医耳鼻咽喉科学习题集（王士贞主编）
18　中医眼科学习题集（曾庆华主编）
19　中医急诊学习题集（姜良铎主编）
20　正常人体解剖学习题集（严振国主编）
21　组织学与胚胎学习题集（蔡玉文主编）
22　生理学习题集（施雪筠主编）
23　病理学习题集（黄玉芳主编）
24　药理学习题集（吕圭源主编）
25　生物化学习题集（王继峰主编）
26　免疫学基础与病原生物学习题集（杨黎青主编）
27　诊断学基础习题集（戴万亨主编）
28　内科学习题集（徐蓉娟主编）
29　西医外科学习题集（李乃卿主编）
30　中医各家学说习题集（严世芸主编）
31　中药药理学习题集（黄国钧主编）
32　药用植物学习题集（姚振生主编）
33　中药炮制学习题集（龚千锋主编）
34　中药药剂学习题集（张兆旺主编）
35　中药制剂分析习题集（梁生旺主编）
36　中药化学习题集（匡海学主编）
37　中医学基础习题集（张登本主编）
38　中药制药工程原理与设备习题集（刘落宪主编）
39　经络腧穴学习题集（沈雪勇主编）
40　刺法灸法学习题集（陆寿康主编）
41　针灸治疗学习题集（王启才主编）
42　实验针灸学习题集（李忠仁主编）
43　针灸医籍选读习题集（吴富东主编）
44　推拿学习题集（严隽陶主编）
45　推拿手法学习题集（王国才主编）
46　中医药统计学习题集（周仁郁主编）
47　医用物理学习题集（邵建华　侯俊玲主编）
48　有机化学习题集（洪筱坤主编）
49　物理学习题集（章新友　顾柏平主编）
50　无机化学习题集（铁步荣　贾桂芝主编）
51　高等数学习题集（周　喆主编）
52　物理化学习题集（刘幸平主编）
53　中西医结合危重病学习题集（熊旭东主编）

（二）易学助考口袋丛书

1　中医基础理论（姜　惟主编）
2　中医诊断学（吴承玉主编）
3　中药学（马　红主编）
4　方剂学（倪　诚主编）
5　内经选读（唐雪梅主编）
6　伤寒学（周春祥主编）
7　金匮要略（蒋　明主编）
8　温病学（刘　涛主编）
9　中医内科学（薛博瑜主编）
10　中医外科学（何清湖主编）
11　中医妇科学（谈　勇主编）
12　中医儿科学（郁晓维主编）
13　中药制剂分析（张　梅主编）
14　病理学（黄玉芳主编）
15　中药化学（王　栋主编）
16　中药炮制学（丁安伟主编）
17　生物化学（唐炳华主编）
18　中药药剂学（倪　健主编）
19　药用植物学（刘合刚主编）
20　内科学（徐蓉娟主编）
21　诊断学基础（戴万亨主编）
22　针灸学（方剑乔主编）
23　免疫学基础与病原生物学（袁嘉丽　罗　晶主编）
24　西医外科学（曹　羽　刘家放主编）
25　正常人体解剖学（严振国主编）
26　中药药理学（方泰惠主编）

中医执业医师资格考试用书

1　中医执业医师医师资格考试大纲
2　中医执业医师医师资格考试复习指南
3　中医执业医师医师资格考试习题集